W0263776

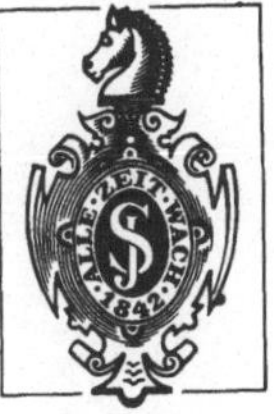
ALLE ZEIT WACH
1842

Präkanzerosen und Papillomatosen der Haut

Herausgegeben von J. Petres und R. Müller

Mit 156 Abbildungen

Springer-Verlag
Berlin Heidelberg New York 1981

Prof. Dr. med. Johannes Petres, Chefarzt der Hautklinik, Städt. Kliniken, Mönchebergstr. 41–43, D-3500 Kassel
Dr. med. Roland Müller, Oberarzt der Hautklinik der Städt. Kliniken, Mönchebergstr. 41–43, D-3500 Kassel

ISBN-13: 978-3-540-10726-2 e-ISBN-13: 978-3-642-68065-6
DOI: 10.1007/978-3-642-68065-6

CIP-Kurztitelaufnahme der Deutschen Bibliothek
Präkanzerosen und Papillomatosen der Haut, hrsg. von J. Petres u. R. Müller. – Berlin; Heidelberg; New York: Springer, 1981. – (Beiträge der 2. Jahrestagung der Vereinigung für Operative Dermatologie, VOD; 2)

[Hrsg.]; Vereinigung für Operative Dermatologie: 2. Jahrestagung der Vereinigung für Operative Dermatologie, VOD

Satz: Schreibsatz-Service Weihrauch, Würzburg

2127/3321-543210

Inhaltsverzeichnis

Kapitel III: Papillomatosen

Kapitel IV: Grenzgebiete

Mitarbeiterverzeichnis

Alexander, W., Dr. med., Universitäts-Hautklinik, von-Siebold-Straße, 3400 Göttingen

Bailer, P., Prof. Dr. med., Frauenklinik vom Roten Kreuz, Taxisstraße 3, 8000 München 19

Bloch, P.H., Dr. med., Universitäts-Hautklinik, Jos.-Stelzmann-Straße 9, 5000 Köln 41

Bönniger, F., Dr. med., Derm. Klinik und Poliklinik der Universität München, Frauenlobstraße 9–11, 8000 München 2

Born, W., Prof. Dr. med., Universitäts-Hautklinik, Hauptstraße 7, 7800 Freiburg i. Br.

Breitbart, E.W., Dr. med., Derm. Klinik und Poliklinik der Universitäts-Klinik Eppendorf, Martinistraße 52, 2000 Hamburg 20

Burg, G., Prof. Dr. med., Derm. Klinik und Poliklinik der Universität München, Frauenlobstr. 9–11, 8000 München 2

Ehring, F., Prof. Dr. med., Fachklinik Hornheide, Derbaum 48, 4400 Münster-Handorf

Ewers, R., Dr. med. Dr. med. dent., Zahn-, Mund- und Kieferklinik, Chr.-Alberts-Universität, Arnold-Heller-Straße, 2300 Kiel

Friederich, H.C., Prof. Dr. med., Dermatologische Universitätsklinik, Deutschhausstr. 9, 3550 Marburg/Lahn

Fritsch, P., Dr. med., Universitäts-Hautklinik Innsbruck, Anichstraße 35, A-6200 Innsbruck

Goerttler, E., Dr. med., Universitäts-Hautklinik Freiburg, Hauptstraße 7, 7800 Freiburg i. Br.

Grimmer, H., Prof. Dr. med., Derm. Klinik der Kliniken Wiesbaden, Schwalbacher Str. 81, 6200 Wiesbaden

Gross, G., Dr. med., Universitäts-Hautklinik, Hauptstraße 7, 7800 Freiburg i. Br.

Härle, F., Prof. Dr. med. Dr. med. dent., Zahn-, Mund- und Kieferklinik, Chr.-Alberts-Universität, Arnold-Heller-Straße, 2300 Kiel

Hagedorn, M., Prof. Dr. med., Universitäts-Hautklinik, Hauptstraße 7, 7800 Freiburg i. Br.

Haneke, E., Prof. Dr. med., Derm. Universitätsklinik, Hartmannstraße 4, 8520 Erlangen zur Hausen, H., Prof. Dr. med., Hygiene-Institut Univ. Freiburg, Hermann-Herder-Straße, 7800 Freiburg i. Br.

Hartmann, M., Dr. med., Universitäts-Hautklinik, Hauptstraße 7, 7800 Freiburg i. Br.

Hundeiker, M., Prof. Dr. med., Derm. Klinik der Justus-Liebig-Universität. Gaffkystr. 14, 6300 Lahn-Gießen

Jung, E. G., Prof. Dr. med., Hautklinik der Fak. für Klin. Medizin. Theodor-Kutzer-Ufer, 6800 Mannheim

Konz, B., Dr. med., Derm. Universitätsklinik, Frauenlobstraße 9, 8000 München 2

Krieger, G., Dr. jur., Uhlandstraße 9, 7800 Freiburg i. Br.

Kunze, J., Dr. med., Hautklinik, Städt. Kliniken, Mönchebergstraße 41–43, 3500 Kassel

Landes, E., Prof. Dr. med., Hautklinik, Heidelberger Landstraße 379, 6100 Darmstadt-Eberstadt

Mahrle, G., Prof. Dr. med., Universitäts-Hautklinik, Von-Siebold-Straße, 3400 Göttingen

Mittermayer, Ch., Prof. Dr. med., Abteilung Pathologie der Med. Fakultät, Goethestraße 27–29, 5100 Aachen

Müller, R., Dr. med., Hautklinik, Städt. Kliniken, Mönchebergstraße 41–43, 3500 Kassel

Nasemann, Th., Prof. Dr. med., Haut- und Poliklinik der Universitätskliniken, Martinistraße 52, 2000 Hamburg 20

Nikolowski, W., Prof. Dr. med., Krankenhauszweckverband Augsburg, Hautklinik, Langemarckstraße 11, 8900 Augsburg

Petres, J., Prof. Dr. med., Hautklinik, Städt. Kliniken, Mönchebergstraße 41–43, 3500 Kassel

Pfister, R., Prof. Dr. med., Hautklinik der Städt. Krankenanstalten, Moltkestraße 18, 7500 Karlsruhe

Reichenberger, M., Prof. Dr. med., Derm. Klinik der Gesamthochschule Essen, Hufelandstraße, 4300 Essen 1

Richter, M., Dr. med., Derm. Klinik der Gesamthochschule Essen, Hufelandstraße, 4300 Essen 1

Riede, U., Prof. Dr. med., Pathologisches Institut der Universität, Albertstraße 19, 7800 Freiburg i. Br.

Runne, U., Priv.-Doz. Dr. med., Zentrum für Dermatologie und Venerologie, Univ.-Klinikum, Theodor-Stern-Kai 7, 6000 Frankfurt a.M. 70

Salfeld, K., Prof. Dr. med., Hautklinik, Portastraße 7–9, 4950 Minden/Westf.

Schnyder, U.W., Prof. Dr. med., Hautklinik des Kantonspitals, CH-8000 Zürich

Tritsch, H., Prof. Dr. med., Universitäts-Hautklinik, Jos.-Stelzmann-Straße 9, 5000 Köln 41

Vakilzadeh, F., Prof. Dr. med., Universitäts-Hautklinik, Von-Esmarch-Straße 56, 4400 Münster

Voss, B., Dr. med., Fachklinik Hornheide, Derbaum 48, 4400 Münster-Handorf

Walter, C., Prof. Dr. med., Klinik für plastische und Wiederherstellungschirurgie, Kreuzbergstraße 9, 4000 Düsseldorf 31

Wassilew, S., Dr. med., Haut- und Polikliniken der Universitätskliniken, Martinistraße 52, 2000 Hamburg 20

Weissmann, I., Dr. med., Derm. Klinik und Poliklinik der Universität München, Frauenlobstraße 9–11, 8000 München 2

Welge-Lüssen, L., Prof. Dr. med., Augenklinik des St.-Marien-Krankenhaus, R.-Wagner-Straße 14, 6000 Frankfurt a.M. 1

Vorwort

Die Haut stellt ein „inderdisziplinäres“ Organ dar. Mit ihrer Behandlung befassen sich gerade im onkologischen Bereich somit nicht nur Dermatologen, sondern auch Radiologen, Chirurgen, Ophthalmologen, Otorhinolaryngologen und Kiefer- und Gesichtschirurgen; deshalb sind Vertreter dieser Disziplinen anläßlich der diesem Buch zugrundeliegenden Tagung der Vereinigung für operative Dermatologie in Hinterzarten zu Wort gekommen. Die Darlegungen der klinischen, der pathologisch-anatomischen, der virologischen und der davon abgeleiteten therapeutischen Gesichtspunkte vermitteln den aktuellen Stand unserer Kenntnisse in diesem wichtigen Teilgebiet der Dermatologie.

Es ist allgemein bekannt, daß sich das spinozelluläre Karzinom der Haut in der Regel auf dem Boden präkanzeröser Läsionen entwickelt. Da sich aber der präneoplastische Zustand ebensowenig wie das manifeste Karzinom auf einen einzigen kausalen Faktor zurückführen lassen, erschien es sinnvoll – im Rahmen dieses Buches – die für eine fundierte Kenntnis der epidermalen Karzinogenese erforderlichen ätiopathogenetischen Daten zu erarbeiten. Erst die Berücksichtigung des klinischen Befundes in Verbindung mit der Kenntnis und Wertung der verantwortlichen Ursache erlauben dem behandelnden Arzt eine optimale krankheitsspezifische Therapie.

Die Autoren zeigen, neben den Möglichkeiten der operativen Therapie, die Indikationen und Chancen alternativer Behandlungsmöglichkeiten wie Röntgen-, Zytostatika- und Kryotherapie auf. Hierbei scheint die nicht immer eindeutige Abgrenzung von Präkanzerose, Pseudokanzerose und virusbedingter benigner Papillomatose gerade unter dem Blickpunkt der virogenen Onkogenität besonders wichtig zu sein.

Der Dank der Herausgeber gilt deshalb in besonderem Maße den Referenten, die zum Erfolg der Jahrestagung der Vereinigung für operative Dermatologie und zum Gelingen dieses Buches beigetragen haben. Darüber hinaus danken wir dem Springer-Verlag für die verlegerische Betreuung und die hervorragende Ausstattung des Werkes.

J. Petres R. Müller

Kapitel I: Präkanzerosen

Lichtinduzierte Präkanzerosen, Klinik – Differentialdiagnose – Morphologie

U.W. Schnyder

Der Begriff „Präkanzerose" beinhaltet klinische Zustandsbilder, auf deren Boden sich erfahrungsgemäß überdurchschnittlich häufig früher oder später Neoplasien entwickeln. Mit G. Miescher [12] unterscheiden wir Präkanzerosen im engeren und weiteren Sinne. Zu den letzteren gehören u.a.

- chronische lichtatrophische Haut (Landmannshaut, Seemannshaut)
- chronische Teer-, Röntgen- und Arsenhaut
- Craurosis vulvae/Balanitis xerotica obliterans.

Pathologisch-anatomisch sind die Präkanzerosen im weiteren Sinne charakterisiert durch atrophisierende und degenerative Veränderungen. Zellulär fehlen Zeichen von Entdifferenzierung, wie sie für die Präkanzerosen im engeren Sinne charakteristisch sind. Bei letzteren kommt es an umschriebenen Stellen intraepidermal oberhalb der elektronenmikroskopischen Basalmembran zu einer zellulären Entdifferenzierung, der jedoch im Gegensatz zum Karzinom noch die Potenz zur Metastasierung fehlt.

Im folgenden sollen nur die aktinischen Präkanzerosen angesprochen werden. Da wir heute über die Pathogenese der hereditären aktinischen Präkanzerosen präzise Kenntnisse haben, die für die erworbenen Präkanzerosen Modellcharakter aufweisen, möchte ich die Besprechung der hereditären Formen an den Anfang stellen.

Dazu gehört das *Xeroderma pigmentosum.* An den lichtexponierten Stellen kommt es vorerst meist schon in früher Kindheit zu Hautveränderungen, die dem Bild der chronischen Lichthaut entsprechen. Je schwerer die Krankheit, desto mehr sind die Hautveränderungen mit neurologischen Symptomen assoziiert. Extremfälle mit Idiotie nennt man auch De-Sanctis-Caccione-Syndrom. Auf dem Boden einer genetisch bedingten Lichthaut kommt es schon oft in jugendlichem Alter vorerst zu aktinischen Keratosen und schließlich zu Neoplasien, vor allem vom Typ des Spinalioms und Basalioms. Die Lebenserwartung solcher Menschen ist eindeutig reduziert. Dank den grundlegenden Untersuchungen von Cleaver [4], die seither weltweit bestätigt wurden, weiß man heute, daß beim Xeroderma pigmentosum der Dark-Repair-Mechanismus geschädigt ist. Je nachdem, ob die Reparatur der Lichtschäden total oder nur partiell nicht mehr erfolgt, unterscheidet man mindestens 4 Typen von Xeroderma pigmentosum. Je größer der Ausfall der DNA-Reparatur, desto früher werden in der Regel auch die Hautschäden manifest und desto häufiger sind sie mit neurologischen Symptomen vergesellschaftet.

Neben dem Xeroderma pigmentosum gibt es aber auch Fälle, die erst im höheren Alter manifest werden und die Jung *„Pigmentiertes Xerodermoid"* genannt hat [9]. Die Lebenserwartung ist nicht herabgesetzt und neurologische Begleitsymptome fehlen. Klinisch kommt es nicht nur zu Spinaliomen und Basaliomen, sondern auch zu Neoplasien des melanozytären Systems. Der Erbgang des Pigmentierten Xerodermoids ist ebenfalls autosomal-rezessiv [7]. Wahrscheinlich ist bei dieser Krankheit der Post-Replikations-Mechanismus gestört. Die seltenen hereditären aktinischen Präkanzerosen lehren uns somit, daß sowohl ein Defekt des Repair- als auch des Post-Repair-Mechanismus zu Präkanzerosen und Neoplasien führen kann.

Zu den *nicht-hereditären aktinischen Präkanzerosen* gehören die Cheilopathia praecancerosa, das Cornu cutaneum, die Lentigo maligna und die Keratosis actinica.

1. Cheilopathia praecancerosa

Die präkanzeröse Cheilopathie ist im Bereich des lichtexponierten Unterlippensaums lokalisiert. Zuerst kommt es zu einer chronischen Cheilitis, die als Präkanzerose im weiteren Sinne aufzufassen ist, während die daraus hervorgehende Cheilitis abrasiva praecancerosa Manganotti zu den Präkanzerosen im engeren Sinne gehört [11]. Bei letzterer findet man histopathologisch eine Dysplasie der Epithelzapfen, die von einem entzündlichen Infiltrat untermauert werden. Über den Papillenspitzen kann das Epithel fehlen, so daß dann erosive mit dysplastischen Epithelabschnitten abwechseln. Letztere verhornen meist unregelmäßig parakeratotisch [8]. Auf Grund der Anamnese, des klinischen Bilds und der Histologie kann zur Frage der Dignität meist eindeutig Stellung genommen werden. Schwierig ist manchmal, ob die Epitheldysplasie noch rein intraepidermal d.h. präkanzerös ist oder ob sie schon durch die Basalmembran in die Submukosa eingebrochen ist, was bedeutet, daß bereits ein Karzinom vorliegt.

2. Cornu cutaneum

Das Hauthorn ist ein zapfenartiges, steinhartes Gebilde, das mehrere Zentimeter aus der Haut herausragen kann. Prädilektionsstellen sind außer der Schläfengegend die Galea und der Helixrand. An der Basis zeigt das zapfenartig verhornende Epithel Zeichen von Entdifferenzierung. Schließlich entsteht an der Basis ein Carcinoma spino-cellulare. Auch hier kann nicht immer mit Sicherheit entschieden werden, ob noch eine Präkanzerose oder schon ein Karzinom vorliegt. Die Therapie der Wahl ist die Exzision im Gesunden. Nach neueren Untersuchungen sind nur etwa die Hälfte aller Cornea cutanea präkanzerös.

3. **Lentigo maligna** (Synonyma: Mélanose circonscrite précancéreuse Dubreuilh; Melanotic freckles Hutchinson; Melanosis circumscripta praeblastomatosa Gartmann)

Im Gegensatz zur meist transitorischen pagetoiden Melanose, welche das prämaligne Stadium des Superficial spreading melanoma darstellt, ist die Lentigo maligna viel häufiger und fast ausschließlich an lichtexponierten Hautstellen lokalisiert. Sie ist die Vorstufe des Lentigo maligna melanoma (LMM). Clark et al. [3] sowie Elde et al. [6] grenzen sie eindeutig vom LMM ab, da sie noch keine Potenz zur Metastasierung hat. Klinisch entstehen meist im höheren, seltener schon im mittleren Alter – vor allem im Gesicht –

scharf begrenzte, oft bizarr konfigurierte dunkelbraune bis braunschwarze Flecken, die sich über Jahre langsam peripherwärts vergrößern. Die Oberflächentextur der Epidermis bleibt unverändert, bis schließlich am Rand oder in einer solchen Effloreszenz ein knotiges Gebilde entsteht (LMM). Histologisch findet man initial lediglich eine Hyperpigmentierung der basalen und suprabasalen Epidermisabschnitte, weshalb Duperrat [5] von einem „Ephelidenstadium“ gesprochen hat. Nur elektronenoptisch erkennt man bereits in diesem Stadium, daß in der Basalzellschicht die Melanozyten vermehrt und atypisch sind [1]. Erst in fortgeschritteneren Stadien wird der präkanzeröse Charakter der Lentigo maligna auch lichtmikroskopisch sichtbar. Atypische Melanozyten durchsetzen dann die Basalzellschicht und breiten sich epidermotrop aus. Im Gegensatz zur pagetoiden Melanose reagiert das Epithel auf die atypische Epithelproliferation bei der Lentigo maligna nicht. Sogar die Verhornung bleibt im epidermotropen Stadium noch ungestört. Die Stromareaktion ist eher unauffällig. Wenn die atypische Melanozytenproliferation jedoch dermotrop wird und die Basalmembran durchbricht, ist das Lentigo-maligna-Melanom (LMM) realisiert. Je nach Tiefenausdehnung kann es wie bei den anderen Melanomtypen Level II–V nach Clark erreichen.

4. Keratoma actinicum (senile)

Die aktinische Keratose ist die häufigste Präkanzerose. Sie tritt eher multipel denn solitär auf. An chronisch lichtexponierten Hautstellen (z. B. Stirne, Nasenrücken, Wangen, Handrücken) kommt es vorwiegend bei älteren Leuten an umschriebenen Stellen zu einer festhaftenden, meist graubraunen Schuppenbildung. Wird eine solche Schuppe mit einer Brocq'schen Curette entfernt, ist die darunterliegende Haut meist erosiv-blutend und leicht infiltriert.

Histologisch kann man einen *hypertrophischen,* einen *atrophischen* und einen *bowenoiden* Typ unterscheiden [8]. Gelegentlich kommt es suprabasal sogar zu einer spaltförmigen Akantholyse. Ob die von Lumpkin und Helwig [10] bzw. Shapiro und Ackerman [13] beschriebene *lichenoide Keratose* und die *aktinische Porokeratose* [2] zu den Präkanzerosen im engeren oder weiteren Sinne gehören, muß noch durch Längsuntersuchungen geklärt werden.

Zusammenfassung

Das klinische Spektrum der aktinischen Präkanzerosen ist außerordentlich vielfältig. Die verschiedenen Vorstufen der Hautkrebse frühzeitig zu erkennen, gehört integral zur Krebsprophylaxe. Da die Präkanzerosen meist keine Beschwerden verursachen, werden sie oft beiläufig erkannt. Ihre Früherkennung gehört nicht nur zum Aufgabenkreis der Hautärzte, sondern jeder Arzt, der mit älteren Leuten zu tun hat, muß die verschiedenen Präkanzerosen der Haut kennen.

Literatur

1. Anton-Lamprecht I, Schnyder UW, Tilgen W (1971) Das „Stade éphélide" der melanotischen Praecancerose. Eine vergleichende histopathologisch-elektronenmikroskopische Studie. Arch Derm Forsch 240:61–78
2. Chernosky ME, Freeman RG (1967) Disseminated superficial actinic porokeratosis. Arch Derm Syph (Chicago) 96:611–624
3. Clark WH, Ainsworth AM, Mihm MC (1979) The clinical manifestations of primary cutaneous malignant melanomas. In: Clark WH, Goldman LI, Mastrangelo MJ (ed) Human malignant melanoma. Clinical oncology monographs. Grune & Stratton, New York San Francisco London
4. Cleaver JE (1972) Xeroderma pigmentosum: Variants with normal DNA-Repair. J Invest Derm 58:124–128
5. Dupperat B (1962) La mélanose circonscrite précancéreuse de Dubreuilh. Etude histologique. Ann Derm Syph (Paris) 89:319–332
6. Elde DE, Ainsworth AM, Clark WH (1979) The surgical pathology of cutaneous malignant melanoma. In: Clark WH, Goldman LI, Mastrangelo MJ (ed) Human malignant melanoma. Clinical oncology monographs. Grune & Stratton, New York San Francisco London
7. Hofmann H, Jung EG, Schnyder UW (1978) Pigmented xerodermoid: First report of a family Bull Cancer 65:347–350
8. Hornstein O, Weidner F (1979) Tumoren der Haut. In: Doerr W, Seifert G, Uehlinger E (Hrsg) Spezielle pathologische Anatomie, 2. Aufl., VII/2: Spezielle Histopathologie der Haut Springer, Berlin Heidelberg New York
9. Jung EG (1971) Das pigmentierte Xerodermoid. Arch Derm Forsch 241:33–43
10. Lumpkin LR, Helwig EB (1966) Solitary lichen planus. Arch Derm Syph (Chicago) 93:54–56
11. Manganotti G (1934) Cheilite abrasiva parecancerosa. Arch Ital Derm 10:25–67
12. Miescher G (1943) Die Praekanzerosen der Haut und der angrenzenden Schleimhäute. Schweiz Med Wochenschr 24:1072–1082
13. Shapiro L, Ackerman AB (1966) Solitary lichen planus – like keratosis. Dermatologica (Basel) 132:386–392

Biologische Grundlagen des UV-Schadens

E.G. Jung

Präkanzerosen und Karzinome der Haut sind größtenteils lichtlokalisiert, abhängig von der Lichtexposition des Trägers und umgekehrt abhängig von dessen Pigmentschutz. Dies legt einen ursächlichen Zusammenhang zwischen der Sonneneinstrahlung auf die Haut und der Entstehung sowie der Lokalisation maligner epidermaler Zellkloni nahe. Somatische Mutationen im Genom von germinativen Zellen sind als Produkte einer Reihe noch unvollständig bekannter Reaktionen zu erwarten, die ihren Ausgangspunkt in den lichtinduzierten DNA-Veränderungen der Zellkerne nehmen. Zum Studium solcher initialer Vorgänge sind zunächst die primären physikalischen und photochemischen Vorgänge sowie die unmittelbar darauf anschließenden reparativen Prozesse von besonderer Bedeutung.

Primäre Strahlungsvorgänge an der DNA

Durch die Absorption der eingestrahlten Photonen kommt es an verschiedenen, aber doch immer wieder typischen Stellen des DNA zur Energieabsorption und damit zu einer Anregung von Elektronen. Durch Rückführung der angeregten Zustände in den Grundzustand wird die Energie für photochemische Reaktionen verfügbar. Mehrere solche Übergänge sind möglich, die unterschiedlich häufig auftreten (Abb. 1):

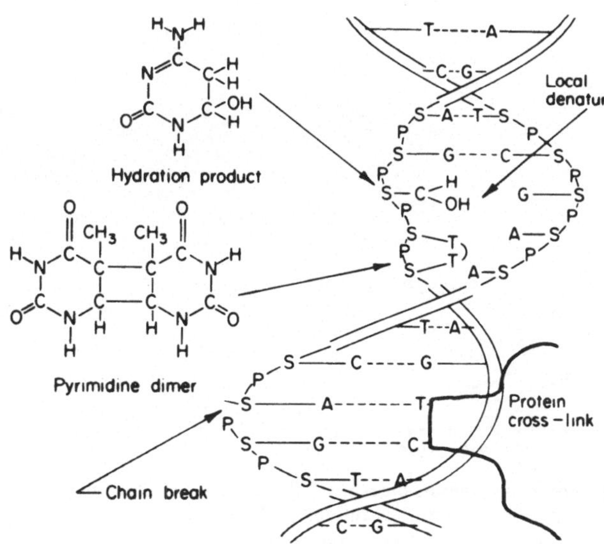

Abb. 1. Schematische Darstellung der verschiedenen DNA-Schäden durch UV-Bestrahlung: Pyrimidin-Dimere (T⌒T). Cytosinhydration (lokale Denaturierung, instabil). Einzelstrangbruch (chain break). Protein-(Aminosäuren-)Vernetzung (Protein crosslink)

a) Dimerisierung von zwei benachbarten Pyrimidinen (Thymin, Cytosin) desselben DNA-Stranges. Dies ist die häufigste photochemische Reaktion. Thymindimere (T⌢T) sind wiederum die häufigsten Dimere. Im gesamten macht diese Reaktion über 70% der photochemisch induzierten DNA-Veränderungen aus. Pyrimidin-Dimere sind stabil und zerfallen nicht spontan.
b) Cytosin-Hydradation, eine instabile, nur kurzfristig nachweisbare Veränderung am Cytosin eines DNA-Stranges. Wegen der Instabilität ist der Nachweis und damit auch die Festlegung der Häufigkeit schwierig.
c) Aminosäuren (Protein-) Querverbindungen mit der DNA sowie Einzelstrangbrüche der DNA kommen vor, sind stabil, jedoch in der Häufigkeit gegenüber den vorgenannten Reaktionen wesentlich seltener.

Aktionsspektrum der DNA-Schäden

Das Aktionsspektrum der DNA-Schäden zeigt in vitro ein Maximum im UCV und kurzwelligen UVB, während die Sonnenbestrahlung an der Erdoberfläche nur langwelliges UVB und UVA enthält. (> 297 nm). Diese Diskrepanz zwischen Aktionsspektrum der DNA-Schäden und verfügbarem Sonnenlicht auf der Haut kann durch biologische Versuche geklärt werden, da in vivo im Hautorgan das Aktionsspektrum der DNA-Schäden deutlich breiter ist als in vitro und praktisch das ganze UVB bis über 300 nm umfaßt. Dies ist an Mäusehaut, an Meerschweinchen und in Stichproben auch an menschlicher Haut dargestellt worden, wobei die Pyrimidin-Dimere als relevante Meßgröße verwendet wurden [2, 3]. Abb. 2 zeigt das Aktionsspektrum von UV-induzierten DNA-Schäden an

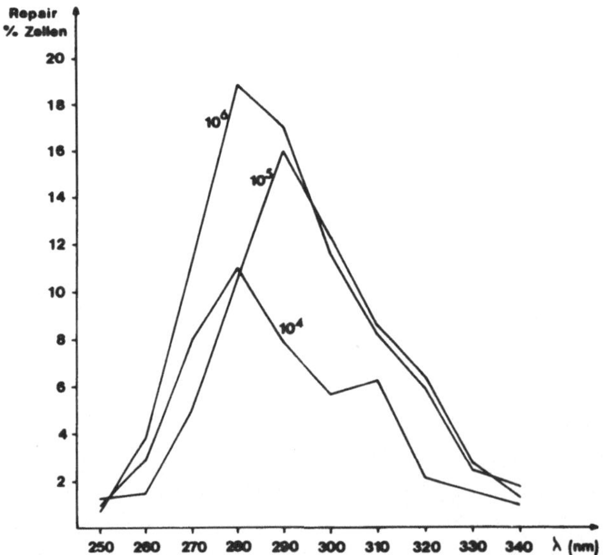

Abb. 2. Aktionsspektrum der Repair-Aktivität an Mäuse-Epidermis [3]. Abszisse: Wellenlänge (nm) der monochromatischen Bestrahlung (Bandbreite ± 5 nm). Ordinate: % Zellen mit Repair-Aktivität (3–10 Silberkörner/Kernfläche). 3 Kurven für verschiedene Dosen (erg cm^{-2}, n=8)

Mäusehaut. Bei diesen Messungen wurden einerseits die Pyrimidin-Dimere direkt gemessen, andererseits an deren Reparatur indirekt nachgewiesen.

Schäden an der DNA in lebenden Zellen sind zu einem großen Teil irreversibel und zerfallen nicht spontan. Sie führen demnach zu einer funktionellen Schädigung der DNA, des Zellkerns und damit der Zellen. Dies zu verhindern, ist jede Zelle mit einer Reihe von Reparatur- oder Erholungsmechanismen ausgestattet, die es erlaubt, UV-induzierte Schäden vor der nächsten Zellteilung (DNA-Replikation) zu beheben.

Zelluläre Reparaturmechnismen

a) Exzisionsreparatur (dark repair)

Es handelt sich um einen mehrschrittigen enzymatischen Vorgang, der ohne zusätzliche Bestrahlung im Dunkeln während der ersten Stunden nach der UV-induzierten Schadensbildung die Pyrimidin-Dimere erkennt, herausschneidet und durch neue, intakte ersetzt. Dabei dient der komplementäre DNA-Strang als Vorlage zur Wiederherstellung der ursprünglichen Basensequenz, die fehlerfrei erfolgt. Diese unprogrammierte DNA-Synthese läuft während der G_1- und G_2-Phase ab. Pro Schaden werden zwischen 80 und 100 Basen ausgewechselt. Der Vorgang kann nur eine bestimmte Zahl Schäden pro Zeiteinheit reparieren und ist deshalb bei einer starken Bestrahlung zu überfordern. In diesem Fall persistieren Schäden, die in der nächstfolgenden Replikation verdoppelt werden und damit irreversibel in den DNA-Strang eingehen.

b) Photoreaktivierung (light repair)

Es handelt sich um einen zweischrittigen enzymatischen Vorgang, bei dem in situ die Pyrimidin-Dimere durch ein energieabhängiges Enzym gelöst werden. Die Energie wird durch langwelliges UV und sichtbares Licht verfügbar. Die Photoreaktivierung ist fehlerfrei. Sie ist an menschlichen Fibroblasten nachzuweisen [11].

c) Reparatur von Einzelstrangbrüchen (rejoining, gap filling)

Dieser Reparaturvorgang spielt vor allem bei den Einzelstrangbrüchen nach ionisierender Bestrahlung eine Rolle. Er läuft in 30 Minuten nach der Schadenssetzung ab und wechselt pro Bruch 3–4 Basen aus. Dieser Vorgang spielt bei UV-induzierten Schäden eine geringe Rolle.

d) Reparatur durch genetische Rekombination (post replicational repair, bypass repair)

Unmittelbar nach der semikonservativen Replikation oder noch während derselben vermag eine Zelle durch Rekombination geschädigte Abschnitte eines Stranges auszumerzen

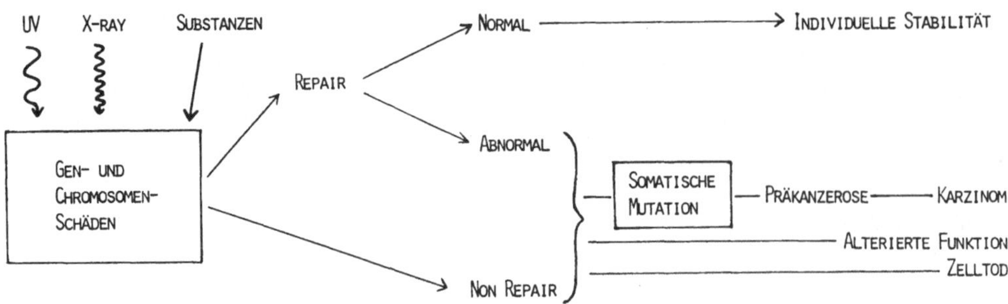

Abb. 3. Schematische Darstellung der Reparatur- und Schadensabläufe, die sich an einen exogenen Gen- oder Chromosomenschaden anschließen

und damit zu „überlesen". Ein mehrschichtiges Bruch- und Reunionsmodell wird angenommen. Dieser Reparaturvorgang erscheint ausgesprochen fehleranfällig zu sein.

Betrachtet man die Vielfalt der UV-induzierten DNA-Schäden und die Vielfalt der Reparaturvorgänge, so ist es verständlich, daß auch bei einem hohen Anteil korrekter Reparatur und damit Wiederherstellung der ursprünglichen DNA-Information und DNA-Funktion immer wieder Fehler entstehen und persistieren. In Abb. 3 ist dies schematisch dargestellt. Dabei ist zu beachten, daß die Folgen auf zellulärer Ebene, die sich an Nichtreparatur oder Falschreparatur anschließen, vielfältig sein können. Bei fehlender oder ungenügender Reparatur ist deutlich, daß die primär gesetzten Schäden zu einem gewissen Ausmaß persistieren und sich bei der nachfolgenden Replikation auswirken:

a) Persistieren *Pyrimidin-Dimere*, so ist die DNA an dieser Stelle nicht ablesbar und damit die Replikation dieses Abschnitts unterbrochen. Es kommt zu einem Informationsverlust größeren Ausmaßes, der in der Regel zu einem Stopp der gesamten Replikation und zu einer Verhinderung weiterer Zellteilungen führt. Sind funktionell wichtige Bereiche betroffen, stirbt die Zelle rasch ab. Pyrimidin-Dimere stellen keine geeignete Erklärungsmöglichkeit für somatische Mutationen oder alterierte Funktionen der Zellen dar [4].

b) Erfolgt die Replikation mit *hydrierten Cytosinen*, so werden diese als Uracil und damit als Thyminhomologe erkannt und paaren nicht mit einem Guanin, sondern mit einem Adenin. In der Folge kommt es an dieser Stelle zu einem Paaraustausch; anstelle von G-C steht A-T, das Modell einer Punktmutation. Auf diese Weise läßt sich eine alterierte Funktion erklären oder eine somatische Mutation, die schrittweise zur Kranzerisierung führt. Da aber die hydrierten Cytosine nicht lange persistieren und die UV-Bestrahlung auf zellulärer Ebene die nachfolgende S-Phase maßgeblich verzögert, kann man annehmen, daß die meisten hydrierten Cytosine wieder dehydriert werden, so daß der Zelle zur nächsten Replikation eine intakte Information zur Verfügung steht.

Werden irreversible DNA-Schäden in der Latenzzeit bis zur nächsten S-Phase nicht repariert, so führen sie zur Inaktivierung und zum Tod der Zelle. Eine Tatsache, welche die Vielzahl der somatischen Mutationen und der Zellen mit alterierten Funktionen nicht oder nur ungenügend erklärt. Nachgewiesen ist aber, daß Zellen mit schwachen Reparaturmöglichkeiten (Xeroderma pigmentosum) und Zellen, die bei Normalreparatur ständig mit Schäden überfordert werden, zu einer Vielzahl von Lichtkarzinomen und zu einer vorzeitigen und betonten aktinischen Elastose als Ausdruck gestörter Fibroblastenfunktion kommen. XP-Fibroblasten zeigen zwar unter UV-Bestrahlung eine erhöhte Absterberate, aber auch eine Vermehrung von Mutationen [7]. Zur Erklärung dieser Diskrepanz hat man angenommen, daß ein weiterer Reparaturmechnismus gefunden werden könnte, der persistente DNA-Schäden repariert. Dieser Vorgang erscheint im Normalzustand inaktiv und ist nur durch persistente Schäden, vor allem durch Pyrimidin-Dimere zu aktivieren. Er ist fehleranfällig und führt zu Punktmutationen oder Leseraster-Mutationen (frame-shift mutations), die nicht zwangsläufig zum Absterben der Zelle führen, sondern die Möglichkeit einer somatischen Mutation eröffnen. Dieser Reparaturmechnismus wird SOS-repair genannt und erscheint nicht nur bei Prokaryonten, sondern auch bei eukaryotischen Zellen nachweisbar zu sein [10].

Als gesichert kann demnach angenommen werden, daß eine UV-Bestrahlung – abhängig von der Zahl und der Energie der Lichtquanten – Schäden an der DNA entstehen. Verdickung der Hornschicht und Pigmentschutz können diese DNA-Schäden vermindern oder verhindern [5]. Andererseits ist an der Modellkrankheit Xeroderma pigmentosum klar ersichtlich, daß Zahl und Zeitpunkt der lichtbedingten Hautkarzinome auch abhängig sind vom Ausmaß des Reparaturdefekts und insbesondere von der Qualität der Exzisionsreparatur [4, 5]. Es fragt sich deshalb, ob lichtempfindliche Menschen, die erfahrungsgemäß früh und vielfältig Lichtkarzinome bekommen, nur definiert werden durch ihr fehlendes oder inhomogen verteiltes Pigmentkleid, oder ob sich zusätzlich ein Zustand verminderter Reparaturfähigkeit nachweisen läßt. In dieser Richtung sind Befunde erhoben worden, die zwar nicht im Einzelfall, jedoch in den statistischen Vergleichen von kleinen Gruppen zeigen, daß Lymphozyten und Fibrolasten von Patienten, die früh aktinische Keratosen und Plattenepithelkarzinome an lichtexponierten Hautstellen bekommen haben, eine im Vergleich zu den entsprechenden Kontrollgruppen [1, 6, 9] nachweisbar erniedrigte Exzisionsreparatur aufweisen. Die Weiterführung dieser Arbeitsrichtung in Kombination mit einer exakten Erfassung des Pigmentkleides – unter Herbeiziehung weiterer Kriterien – könnte in absehbarer Zeit zu einer Beschreibung und prospektiven Bestimmung des Risikos für lichtbedingte Hautkrebse bei Einzelpersonen führen.

Zusammenfassung

Der größte Teil der Präkanzerosen und Plattenepithelkarzinome der Haut ist auf wiederholte oder chronische Expositionen durch äußere karzinogene Einflüsse zurückzuführen. Neben chemischen Karzinogenen spielt das Sonnenlicht eine wesentliche Rolle (UVB: 295–320 nm). Experimentell und klinisch weiß man, daß durch diese, auf die Erdoberfläche durchdringenden Wellenlängen primär physikalische Effekte (angeregte Elektronen) entstehen, die sekundär zu chemischen Veränderungen führen. Diese wiederum lassen sich an der DNA am deutlichsten nachweisen. Es gibt mehrere Arten von chemischen Defekten, die zu Fehlern oder zur Inaktivierung der DNA führen. Die menschlichen Zellen verfügen über 4 oder 5 Reparaturmechanismen, um solche Schäden zu eliminieren. Bei Ausfall oder Überforderung der Reparaturmechanismen kommt es zur Persistenz von Fehlern oder zur fehlerhaften Reparatur; beides Vorgänge, die die Funktion der Zelle wesentlich verändern. Eine mögliche Auswirkung ist die maligne Umwandlung.

Literatur

1. Abo-Darub JM, Mackie R, Pitts JD (1978) DNA repair deficiency in lymphocytes from patients with actinic keratosis. Bull Cancer 65:357–362
2. Johnson BE (1978) Formation of thymine containing dimers in skin exposed to ultraviolet radiation. Bull Cancer 65:283–298
3. Jung EG, Bohnert E, Erbs G, v Knobloch G, Müller S (1971) Wavelength dependence of UV induced alterations of epidermal cells in hairless albino mice. Arch Derm Forsch 241:284–291
4. Jung EG (1978) Xeroderma pigmentosum; heterogenous syndrome and model for UV carcinogenes is. Bull Cancer 65:315–322
5. Jung EG, Bohnert E (1979) Lichtbiologie der Haut. In: Jadaschuf (Hrsg) Handbuch der Haut- und Geschlechtskrankheiten, Ergänz. Bd I/4. Springer, Berlin Heidelberg New York
6. Lambert B, Ringborg U, Swanbeck G (1976) Ultraviolet-induced DNA repair. Synthesis in lymphocytes from patients with actinic keratosis. J inves Dermatol 67:549–598
7. Maher VM, Quelette L, Curren R, McCormick J (1976) Frequency of ultraviolet light mutation is higher in xeroderma pigmentosum variant cells than in normal human cells. Nature (London) 261:593–594
8. Radman M (1975) SOS repair hypothesis: phenomenology of an inducible DNA repair which is accompanied by mutagenesis. Plenum Press, New York London p 355–367
9. Sbano E, Andreassi L, Fimiani M, Valentino A, Baiocchi R (1978) DNA-repair after UV-irratiation in skin fibroblasts from patients with actinic keratosis. Arch Derm Res 262:55–61
10. Setlow R (1979) Pers. Mitteilung
11. Sutherland M, Rice M, Wagner EK (1975) Xeroderma pigmentosum cells contain low levels of photoreactivating enzyme. Proc Natl Acad Sci (USA) 72:103–107
12. Witkin EM (1976) Ultraviolet mutagenesis and inducible DNS repair. Ann Rev 3:525–552

Radiogene Präkanzerosen

W. Born

Chronische Reaktionen der Haut auf vorausgegangene Einwirkung ionisierender Strahlen aus Röntgengeräten, Beschleunigungsanlagen und aus dem Zerfall radioaktiver Isotope können unter dem klinischen Bild einer Radiodermie unterschiedlichen Schweregrads Präkanzerosen sein. Zugleich ist es möglich und auch erforderlich, verschiedene Radiodermieformen mit klar voneinander abgrenzbarer Dignität anhand ihrer Genese und Morphologie zu unterscheiden. Hiernach vor allem hat sich die Indikationsstellung zu etwaigen weitergehenden therapeutischen Maßnahmen zu richten.

Als Präkanzerose im engeren Sinne wird man dabei nur solche Radiodermieformen aufzufassen haben, auf deren Boden im Laufe von Jahren oder Jahrzehnten tatsächlich gehäuft und nicht nur ausnahmsweise einmal Neoplasien entstehen.

Wesentliche Merkmale für eine prognostisch ungünstige Beurteilung von Radiodermien sind therapieresistente persistierende oder schnell rezidivierende Entzündungen, nicht abheilende oder in rascher Folge immer wieder auftretende Ulzerationen, auch das Entstehen von zusätzlichen Indurationen und Adhäsionen, vor allem aber von Hyperkeratosen. Das gemeinsame Vorkommen mehrerer derartiger Symptome läßt auf eine obligate Präkanzerose mit baldiger Realisation schließen.

Einzelsymptome solcher Art sind dagegen weitaus vorsichtiger zu bewerten. So kommt es nicht selten vor, daß die Ursache hartnäckig bestehenbleibender Entzündungserscheinungen eine Allergie gegen verwendete Lokaltherapeutika ist, und somit eine etwa gravierende Teilsymptomatik der Radiodermie nur vorgetäuscht wird. Irritationen dieser und anderer Art können auf dem besonderen, vermehrt empfindlichen Terrain des strahlenbelasteten Hautbezirks auch zur Ulkusbildung führen, die dann ebenfalls unterbleibt, sobald die zusätzliche Noxe erkannt und beseitigt ist. Konkrete Beobachtungen hierzu wurden von Drepper et al. [4] mitgeteilt.

Zur Ulzeration im Radiodermiebereich können ferner banale Gelegenheitstraumatisierungen vorwiegend mechanischer, auch chemischer Art führen. Die dann festzustellende Tatsache einer über Wochen und Monate nicht, schließlich unter fortgesetzter Palliativbehandlung aber doch wieder zur Abheilung kommenden Läsion (Abb. 1a, b) ist ebenfalls in der prognostischen Wertigkeit unbedingt vom eigentlichen Strahlenulkus zu unterscheiden [5] und ergibt für sich allein – selbst bei zusätzlicher Adhärenz auf unterliegendem Gewebe – noch keinen zwingenden Grund zu weitergehendem Eingreifen.

Hyperkeratosen in Radiodermie-Arealen sind demgegenüber, selbst bei sonst auffallend geringer Radiodermiesymptomatik (Abb. 2), stets als obligate Präkanzerosen anzusehen. Die Zeitdauer bis zu ihrer weitergehenden Umwandlung kann indessen – ähnlich wie bei solaren und senilen Keratosen – viele Jahre betragen. Es ist daher unter Berücksichtigung der individuellen Anamnese und Gesamtsituation abzuwägen, ob und in welchem Zeitpunkt man die Indikation zu einer operativen Sanierung des gefährdeten Terrains stellt.

Die erwähnte mögliche Kombination von Hyperkeratosen mit einer im übrigen wenig ausgeprägten Radiodermiesymptomatik (Abb. 2) stellt einen Sonderfall dar, wie er nach therapeutischer Strahlenanwendung seltener vorkommt. Die hierfür eher typische Strahlenanamnese ist charakterisiert durch langjährig fortgesetzte, einzeln niedrig dosierte, nie mit akuten Reaktionen verbundene Strahleneinwirkung, beispielsweise als Folge zu häufiger und zu langer Durchleuchtungen derselben Körperstelle bei einzelnen Kranken, nach zu oft wiederholten, einzeln niedrig dosierten Entzündungsbestrahlungen etwa chronischer Dermatosen infolge falscher Strahlenanamnese bei häufigem Arztwechsel, ferner durch berufliche Strahlenexpositionen, und auch nach jahrelanger Benutzung von Radiumkissen (Abb. 2), welche in früheren Jahren zum Hausgebrauch gegen eine Vielzahl von Beschwerden frei erhältlich waren.

Unter entsprechend stark fraktionierter, protrahierter und prolongierter [6] Strahleneinwirkung kann mit der Zeit und ganz unmerklich eine besonders hohe Gesamtdosis zustandekommen, die weit über das Dosismaß hinausgeht, welches für therapeutische Bestrahlungen in Betracht kommt [7].

Während die Strahlentherapie von Tumoren kurzfristig zum lokalen Untergang nicht nur des Zielgewebes, sondern dosisabhängig auch eines Teils der normalen Strukturen führt, werden bei der in typischer Weise niedrig dosierten Behandlung von Dermatosen mit ionisierenden Strahlen solche Effekte – auch über längere Zeiträume – möglichst vermieden. So bleiben Zellen mit strahleninduzierten somatischen Mutationen erhalten, die bei stärkerer Strahlenbelastung zugrundegegangen und damit ungefährlich geworden wären. Die einzeln niedrig dosierte, über längere Zeit fraktioniert verabfolgte Strahlentherapie hat daher auch in der Gesamtdosis über Jahrzehnte niedriger zu bleiben als eine kurzfristige Tumortherapie. Werden die hierbei zu beachtenden Grenzen überschritten, dann ist mit einer im Laufe der Zeit dosisabhängig starken Vermehrung somatischer Mutationen zu rechnen, welche in Vielzahl unausweichlich zur Karzinombildung führen.

Gibt die Strahlenanamnese entsprechende Hinweise, dann sollte das gesamte Terrain so schnell wie möglich großzügig operativ saniert werden, da schon bei einer klinisch noch nicht erkennbaren Umwandlung in multizentrische Stachelzellkarzinome mit deren frühzeitiger Metastasierung zu rechnen ist. Hierin liegt insbesondere die Lebensgefährlichkeit der Summierung zahlreicher kleiner Einzeldosen zu besonders hohen Gesamtstrahlendosen, etwa bei jahrelang fortgesetzter unkontrollierter Heimbehandlung mit radioaktiven Hausmitteln.

Von den durch typische Umstände einer mißbräuchlichen und fehlerhaften Einwirkung ionisierender Strahlen in hohen Dosen zustandegekommenen Radiodermien *biologisch und damit prognostisch zu unterscheiden sind dem äußerlichen Bild nach vergleichbare, teilweise auch zum Verwechseln ähnlich erscheinende* Bestrahlungsfolgen an der Haut nach planmäßiger Strahlentherapie. Hierbei können 4 Abstufungen unterschiedlicher Spätveränderungen vorgenommen werden:

1. Bei einem Großteil dermatologischer und anderer Bestrahlungsindikationen kommt es selbst auf lange Sicht niemals zu äußerlich erkennbaren Bestrahlungsfolgen an der Haut. Desgleichen führt dermatoradiologische Tumortherapie oft zu Ergebnissen, die auch kosmetisch sehr zufriedenstellend sind (Abb. 4a, b).

2. Unterschiedliche individuelle und topographische Reaktionsbereitschaft, oder zusätzliche anderweitige Belastungen der Haut (etwa Scheuerstellen, Druckstellen, Ultra-

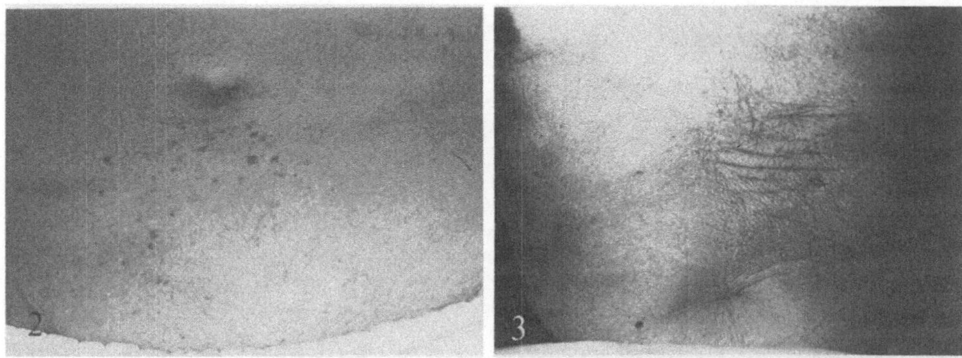

Abb. 1a, b. Radioderm (Arch. BW 1710/9938) parietal links bei 68jährigem Mann. **a** Etwa 15 Jahre nach Röntgen-Nahbestrahlung eines Hautkarzinoms (a.a.O., Dosis und sonstige Einzelheiten nicht feststellbar); **b** Zustand nach weiteren 20, insgesamt 35 Jahren Nachbeobachtungszeit. Vor 1 Jahr bestand zentral etwa 5 Monate lang ein wie ausgestanzt rundes, scharf begrenztes flaches Ulkus von 7 mm ϕ mit allseits 2 mm weit unterminierten Rändern und schmierig belegtem Grund, welches unter antibakterieller und granulationsfördernder Salbenbehandlung sowie durchblutungsfördernder Massage abheilte. Trotz partieller Adhärenz kein Grund zu chirurgischer Intervention. Im Verlauf der 20 Jahre zwischen Abb. a und b wechselnde Umbildungserscheinungen insgesamt ohne Hinweis auf eine Veränderung der Krankheitswertigkeit dieses Zustands bei gleichzeitig innerhalb dieser Zeitspanne deutlich fortgeschrittenen behandlungsunabhängigen Hautalterungsphänomenen in der weiteren Umgebung

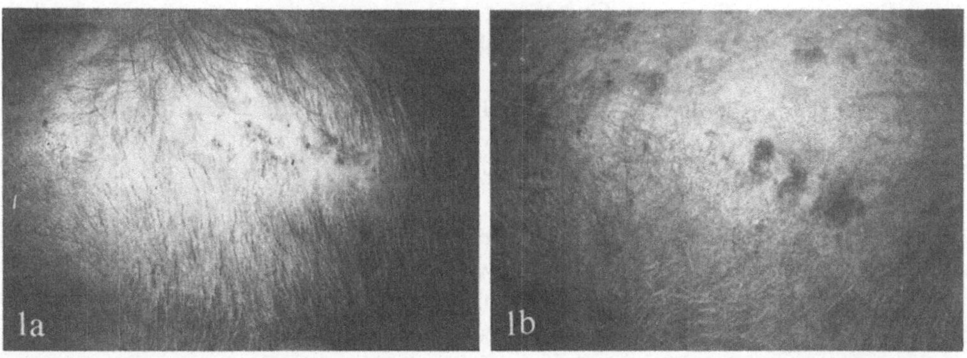

Abb. 2. Diskrete Zeichen einer fast nur mit vereinzelten Hyperkeratosen klinisch gering ausgeprägten Radiodermie auf handflächengroßem Bezirk in der Unterbauchmitte (Arch. VW 66–BN 175). Die Haut ist mit einer hohen Gesamtdosis stark strahlenbelastet infolge täglich mehrstündiger Auflage eines Radiumkissens während mehrerer Jahre. Wegen geradezu unausweichlich bevorstehender, wenn nicht schon erfolgter Umwandlung in metastasierende Hautkarzinome absolute Indikation zur operativen Beseitigung des gefährdeten Gewebevolumens

Abb. 3. Vom gewohnten Bild des durch eine mehr oder weniger voll ausgeprägte Poikilodermie gekennzeichneten Radioderms weicht die Radiodermieform der (oft alleinigen) subkutanen Verschwielung ab (Arch. X Y 61–3069). Sie ist zumindest teilweise reversibel und kommt durch Therapie mit hochenergetischen Strahlen zustande, deren nach der Tiefe hin gerichtete Streuung zu einem Elektronenaufbaueffekt mit Dosismaximum unterhalb der Gewebeoberfläche führt. Auf diese Weise wird die Haut des Strahleneinfallfeldes geschont, die Unterhaut jedoch stärker belastet. Weitere Farbabbildungen und Erläuterungen bei Birkner und Hoffmann [1, 2] sowie Born [3]

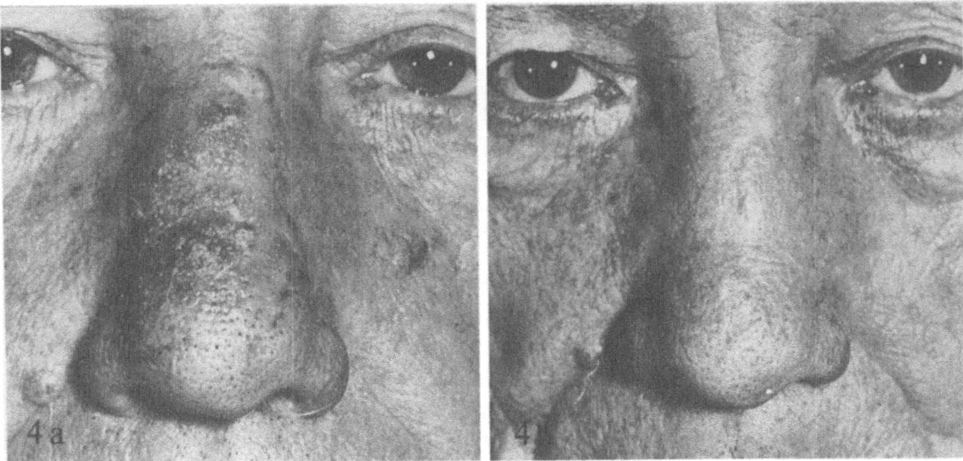

Abb. 4a, b. Bowen-Karzinom (Arch. O H 75–1212) vor Beginn und 3 Monate nach Abschluß der fraktionierten Röntgenweichstrahltherapie mit 15 × 3 Gy = 45 Gy (29 kV; 3 mm Al-Filter; FHA 30 cm; außerhalb der eingezeichneten Röntgenfeldgrenzen strahlenschützende Bleiabdeckung). Abheilung ohne sichtbare Atrophie oder sonstige Radiodermie-Zeichen zu diesem Zeitpunkt sowie bei Nachuntersuchungen 1 1/2 Jahre und 4 Jahre später

violett-Expositionen) führen in Einzelfällen auch da zu andeutungsweise bis deutlich ausgeprägten Radiodermiezeichen, wo solche im übrigen nicht zu erwarten gewesen wären.

3. In der Tumortherapie stellt die Strahlenbelastbarkeit der Haut oft einen dosislimitierenden Faktor dar. Hierbei wird von vornherein mit dem Auftreten umschriebener Radiodermien unterschiedlicher Ausprägung gerechnet, dies aber in Kenntnis der Tatsache, daß innerhalb empirisch bekannter Strahlenbelastungsgrenzen auch im Laufe von nachfolgenden Jahrzehnten über den Befund einer mehr oder weniger ausgeprägten Radiodermie hinaus nur ausnahmsweise mit weitergehenden Folgen zu rechnen ist.

4. In der Tumortherapie kann es zweckmäßig sein, geplant auch über gerade noch erträgliche Gewebebelastungsgrenzen hinaus zu gehen. Dann ist entweder in gemeinsamer radiologisch-chirurgischer Planung eine nachfolgende operative Entfernung des gesamten, stark durchstrahlten Volumens vorgesehen, oder bei Inoperabilität kommt ein solches Vorgehen als zunächst etwa lebensrettende Maßnahme in Betracht, in deren Folge eine Radiodermie auch mit dauernder Ulzeration und lokaler Pflegebedürftigkeit selbst angesichts früher oder später bevorstehender Weiterung noch als das kleinere Übel erscheint.

Zusammenfassend kann festgestellt werden, daß nur in dieser selten vorkommenden 4. Stufe therapeutisch veranlaßter chronischer Radiodermie *ebenso* wie aus Gründen anderweitiger, nicht medizinisch indizierter Überbelastung mit ionisierenden Strahlen grundsätzlich und alsbald eine chirurgische Intervention angebracht ist. Dagegen sind strahlentherapeutisch verursachte Radiodermien im allgemeinen nur sehr bedingt zu tumoröser Entartung neigende, also nicht etwa grundsätzlich weiter sanierungsbedürftige Schwachstellen, die lediglich zweckmäßigerweise vor zusätzlichen Belastungen geschützt, teilweise auch medikamentös gepflegt werden sollten.

Dennoch kommen in Einzelfällen überraschend ausgeprägte Spätmanifestationen aufgrund der gegebenen Variationsbreite individueller Reaktionsmöglichkeiten zur Beobachtung. In solchen Situationen wird die Indikation zu vorsorglichen operativen Maßnahmen vom Befund und Verlauf abhängig sein, wobei auch das Lebensalter des Betroffenen sowie kosmetische Belange mit in die Entscheidung über eine optimale ärztliche Weiterversorgung einzugehen haben.

Bei schwerpunktmäßig operativ tätigen Dermatologen sammeln sich derartige Behandlungsfälle. Durch eine solche Auswahl kann der Eindruck entstehen, chirurgisch behandlungsbedürftige Radiodermien seien typische Ergebnisse strahlentherapeutischer Tätigkeit. Die Mehrzahl strahlentherapiebedingter Radiodermien – soweit es zu solchen überhaupt kommt – stellt indessen mit ihrer Dignität als „Präkanzerosen nur im weitesten Sinne" keine oder höchstens eine relative Indikation zur operativen Korrektur dar.

Zusammenfassung

Der Diagnosebegriff „Chronische Radiodermie" ist auch bei zusätzlicher Angabe eines Ausprägungsgrads nicht eindeutig. Zusammen mit dem jeweiligen klinischen Erscheinungsbild gibt erst eine individuelle Detailanamnese unter Einschluß der Strahlenanamnese Auskunft über die ebenfalls mögliche anderweitige Genese äußerlich zum Verwechseln ähnlicher krankhafter Hautveränderungen, über den Anteil der Mitverursachung bei Kombinationsbildern, schließlich über die vorliegende Form eines *Radioderma chronicum* (R.c.), sowie genauere Anhaltspunkte zur Beurteilung der etwaigen präkanzerösen Dignität. In ihrer Genese und Wertigkeit qualitativ zu unterscheidende, klinisch voneinander abgrenzbare Grundformen sind das aggressive, das torpide und das *reversible R.c.* (Tabelle 1).

Kombinationen untereinander, sowie mit strahlenunabhängig entstandenen Atrophien, Teleangiektasien, Pigmentanomalien, Ulzerationen, Indurationen, Adhäsionen und Keratosen unterschiedlich eindrucksvoller Ausprägung führen zu einer großen Fülle von Gestaltungsmöglichkeiten. Die Differentialdiagnose und prognostische Wertung im Einzelfall ist oftmals nicht einfach.

Tabelle 1. Differentialsymptomatik chronischer Radiodermien. In Abhängigkeit von der jeweiligen Genese des Radioderms und von individuellen sowie topographischen Einflüssen können die Grundelemente kombiniert miteinander vor allem auch auf dem Boden eines anderweitig bereits pathologisch veränderten Terrains zu einer großen Fülle von Gestaltungsmöglichkeiten des Radioderma chronicum (R.c.) führen

Radiodermie-ausprägung Radiodermieformen	a) Schwach ausgeprägte Hautveränderungen	b) Mittelstark ausgeprägte Hautveränderungen	c) Stark ausgeprägte Hautveränderungen
1. Aggressives R.c. Hautveränderungen als Folge der Summierung zahlreicher, einzelner kleiner Strahlendosen aus Generatoren oder dem Zerfall radioaktiver Stubstanzen über längere Zeit bis zu einer sehr hohen Gesamtdosis	Bildung von festhaftenden Hyperkeratosen auf sonst unverändert aussehender Haut. Bereits in diesem Stadium vereinzelt Übergang in Karzinom möglich	Mäßige bis stärkere Atrophie der Haut. Hyperkeratosen auf mäßig entzündlich verändertem Grund. Vereinzelt Teleangiektasien und leichte Pigmentscheckigkeit. An den Schwerpunkten Übergang in Karzinom	Erosive Flächen und Ulzerationen bei immer noch nicht unbedingt sehr ausgeprägter Poikilodermie. Zahlreiche Hyperkeratosen, dazwischen exophytisches Karzinomwachstum. Regionäre und Fernmetastasen
2. Torpides R.c. Hautveränderungen als Folge fraktionierter (oder einzeitiger) Röntgen- und Isotopentherapie mit adäquaten Einzeldosen und Intervallen wie auch nach etwaigen Überdosierungen	Pigmentaufhellung im Bereich des Strahleneintrittfeldes. Atrophie noch kaum sicht- oder tastbar. Hier und da vereinzelt eine Teleangiektasie	Poikilodermie mit Atrophie und mäßiger, fallweise straffer Sklerosierung, teilweise beeinträchtigter Verschieblichkeit gegen die Unterlage. Gelegentlich Ulzerationen von wochen- oder monatelanger Bestandsdauer mit dann plötzlich einsetzender, zügig fortschreitender Abheilung	Poikilodermie mit zahlreichen Einzelelementen, stärkere Atrophie und Sklerose, chronische Entzündung, immer wieder neue oder einzeln auch auf lange Sicht nicht zur Abheilung kommende Ulzera. Fallweise tiefe, adhärente Indurationen. Neigung zur karzinomatösen Entartung
3. Reversibles R.c. Hautveränderungen als Folge von perkutaner Hochvolt- und Telecurie-Tiefentherapie in durchschnittlicher Gesamtdosis und bei üblicher Fraktionierung	Dauerepilation bei sonst unverändert erscheinendem Hautoberflächenrelief, und ohne tast- oder sichtbare Konsistenzveränderungen des Haut-Unterhautgewebes	Glänzende, glatt gespannte Hautoberfläche mit verstrichenem Relief, geht über in eine vergröberte und runzelige Struktur ohne Poikilodermie. Tiefkutan-subkutane Induration und Adhäsionen (Abb. 3)	Straffe, flächige Adhäsionen an der knöchernen Unterlage ohne Verschieblichkeit, aber immer noch überwiegend ohne Poikilodermiezeichen. Keine entzündlichen Veränderungen im Bereich der oberen Hautschichten, keine Ulkusbildung, keine Entartung zu erwarten

Literatur

1. Birkner R, Hoffmann B (1961) Unterhautindurationen nach Telekobalttherapie. Strahlentherapie 116:463–477
2. Birkner R, Hoffmann B (1962) Zur Therapie von Unterhautfibrosen nach Telekobaltbestrahlung. Med Bild-Dienst Roche 2:24–27
3. Born W (1980) Radioaktive Isotope. In: Korting GW (Hrsg) Dermatologie in Klinik und Praxis, Bd I. Thieme, Stuttgart, S 750–765
4. Drepper H, Ehring F, Vojtech D (1971) Die Radionekrose der Haut. Med Welt 22:155–162
5. Flaskamp W (1930) Über Röntgenschäden und Schäden durch radioaktive Substanzen. I: Die Strahlenschädigung der Körperoberfläche. In: Meyer H (Hrsg) Strahlentherapie, Sonderband XII. Urban & Schwarzenberg, Berlin Wien, S 7–126
6. Knierer W (1957) Dermatologie. In: Knierer W (Hrsg) Praktische Strahlentherapie. Röntgen, Radium, Isotope. Medica, Stuttgart, S 288–349
7. Rudolph RI, Goldschmidt H (1978) Radiodermatitis and other adverse sequelae of cutaneous irradiation. In: Goldschmidt H (Hrsg) Physical modalities in dermatologic therapy. Radiotherapy, electrosurgery, phototherapy, cryosurgery. Springer, New York Heidelberg Berlin p 49–64

Arseninduzierte Präkanzerosen und Kanzerosen

J. Petres

Einleitung

Die Onkogenität anorganischer Arsenverbindungen ist schon seit langem bekannt. Von Paris [39] stammt aus dem Jahre 1820 die Erstbeschreibung sogenannter Arsen-Karzinome sowohl beim Menschen als auch beim Tier. Ihm waren bei Arbeitern und Zugpferden in den Zinngießereien und Kupferschmelzhütten von Cornwall/England, in denen arsenhaltiges Erz verarbeitet wurde, schwere, teilweise ulzeröse, zerfallende Hautveränderungen aufgefallen. Er erkannte, daß die bei der Verhüttung auftretenden Arsendämpfe für die Entstehung dieser Läsionen verantwortlich waren.

Auf einen ursächlichen Zusammenhang zwischen einer medikamentösen Therapie mit anorganischen Arsenderivaten und der dadurch verursachten Karzinomentstehung machte zuerst Hutchinson aufmerksam. Von ihm stammt auch aus dem Jahre 1887 [23] die bereits detaillierte Erstbeschreibung der typischen als Präkanzerosen zu wertenden arsenbedingten palmo-plantaren Hyperkeratosen. Ferner wies er darauf hin, daß zu deren Manifestation ein zusätzlicher Hautreiz erforderlich ist, wie z.B. der Handinnenflächen durch die tägliche Arbeit, der Fußsohlen beim Gehen und des Stammes durch den Druck der Kleidung. In der Medizin fanden therapeutisch häufig Salze und das Anhydrit der arsenigen Säure Anwendung, als Solutio Fowleri (1%ige As_2O_3-Lösung) oder als Pillulae asiaticae (Acidum arsenicosum). Trotz der zwischenzeitlich bekannten karzinogenen Nebenwirkungen dieser Verbindungen wurden sie zur Behandlung verschiedener Dermatosen bis in die 60er Jahre dieses Jahrhunderts breit eingesetzt [26, 28, 33, 35, 49, 52]. Bemerkenswert ist in diesem Zusammenhang, daß die Verwendung arsenhaltiger Insektizide in Deutschland bereits 1942 konsequenterweise verboten wurde, da als Folge einer chronischen berufsbedingten Arsenvergiftung bei Winzern präkanzeröse und kanzeröse Organveränderungen an Haut, Leber und Bronchien beobachtet wurden [5, 14, 29, 30, 31, 41, 50, 51].

Das Problem einer chronischen Arsenintoxikation besteht in unserer industriellen Gesellschaft aber unverändert fort, da Arsen zu jenen Stoffen zählt, die jeder Mensch täglich in kleinen Mengen sowohl durch die Nahrung als auch über die Atemluft aufnimmt [3, 16, 58]. Gefährdet sind besonders Anwohner und Beschäftigte von Bergwerken und Hüttenbetrieben [27, 40, 56]. Die regelmäßige Einnahme auch kleinster subtoxischer Mengen anorganischen Arsens über Monate und Jahre hinweg kann zu einer chronischen Arsenvergiftung mit ihren fatalen Spätfolgen führen. Dabei ist aber die Manifestation epidermaler Präkanzerosen nicht obligat.

Klinik

Als Zeichen der chronischen Arsenintoxikation [6, 19, 53, 59] finden sich am Hautorgan in erster Linie eine an Stamm und Hals beginnende durch Melaninablagerungen verursachte Hyperpigmentierung, ferner bleibende Hautatrophien, die vor allem im Bereich der Füße und Unterschenkel lokalisiert sind (Abb. 1). Desgleichen sind gehäuft Extremitätengangräne beschrieben worden [7, 18, 55]. Im Vordergrund der klinischen Symptomatik stehen aber die charakteristischen palmo-plantaren Hyperkeratosen (Abb. 2a-d), die mit einer Hyperhidrosis einhergehen können. Histologisch handelt es sich dabei um eine teils ortho-, teils parakeratotische Hyperkeratose, bei akanthotisch verbreiterter Epidermis. Subkorneal finden sich vermehrt unregelmäßig gelagerte, teils atypische vakuolisierte Stachelzellen bei intakter Basalzellschicht (Abb. 6a).

Der arsenbedingte Morbus Bowen [22, 60] ist gekennzeichnet durch teils atrophische, teils erythrosquamöse Hautbezirke (Abb. 3). Er kann aber auch als reine Hyperkeratose imponieren. Pathologisch-anatomisch ist die als Carcinoma in situ anzusehende Veränderung durch den Nachweis bowenoider Zellen innerhalb der Epidermis (Abb. 6b) charakterisiert.

Sowohl multipel als auch solitär können spinozelluläre Karzinome auf dem Boden von Arsenhyperkeratosen oder eines arseninduzierten Morbus Bowen auftreten (Abb. 4). Histologisch findet sich ein invasives Wachstum von pleomorphen Stachelzellen, begleitet von einem entzündlichen lymphohistozytären Infiltrat (Abb. 6c).

Die Multiplizität von Basaliomen – besonders im Thoraxbereich (Abb. 5) – kann nahezu als typisch für eine Arsengenese angesehen werden [10, 32]. Feingeweblich bestehen keine Unterschiede zu Basaliomen anderer Genese (Abb. 6d).

Pathogenese

Außer der Beobachtung, daß erst nach Einführung arsenhaltiger Insektizide die Neoplasierate bei deutschen Weinbauern stark zugenommen hat [47] und der relativ häufigen Manifestation maligner Neubildungen der Haut und innerer Organe nach therapeutischer Anwendung anorganischer Arsenverbindungen, besonders in der Dermatologie [12, 28, 34, 37, 52, 54], existieren noch weitere Hinweise dafür, daß anorganisch gebundenes Arsen tatsächlich eine krebserzeugende Wirkung besitzt:

a) Das überdurchschnittlich hohe Vorkommen von Zweitkrebsen bei Arsenexponierten. Denk et al. [9] fanden bei arsenbelasteten Winzern in 29% der Fälle maligne Neubildungen an mehr als einem Organsystem, während die entsprechende Zahl im allgemeinen Obduktionsgut lediglich etwa 1% beträgt.

b) Die auch in anderen arsenexponierten Berufsgruppen gegenüber der Normalbevölkerung überdurchschnittlich erhöhte Häufigkeit von Neoplasien des Respirationstraktes, z.B. bei Minenarbeitern [21, 27, 40].

c) Experimentelle Untersuchungen zur Pathogenese des Arsenkrebses haben gezeigt, daß anorganisches Arsen in der Lage ist, das genetische Material der Zelle irreversibel zu schädigen. Noch Jahrzehnte nach dem letzten Arsenkontakt konnten wir in Lymphozyten von Winzern aus dem Kaiserstuhl und von arsenbehandelten Psoriatikern, verglichen mit den von Court Brown et al. [8] für die Normalbevölkerung angegebenen Werten, vermehrt Chromosomenaberrationen feststellen [48]. Dieser Befund wurde zwischenzeitlich von Beckman et al. [2] bestätigt. Jung et al. [24, 25] kamen aufgrund ihrer Untersuchungen an lebenden menschlichen Epidermiszellen zu dem Ergebnis, daß sowohl die zytostatische als auch die kanzerogene Wirkung der anorganischen Arsenverbindungen auf einer primären Veränderung im DNA-Bereich beruhen. Da anorganisches Arsen eine starke Affinität zu Sulfhydrilgruppen besitzt – eine Hypothese, die bereits 1909 von Ehrlich [11] aufgestellt wurde –, ist es in der Lage über deren Blockierung zentrale Enzymsysteme der Zelle zu hemmen [1, 4, 13, 14, 15, 17, 20, 36, 38, 42, 57]. Dabei ist die Inhibition der DNA-Polymerase von besonderer Wichtigkeit, da sie eine Reduktion der DNA-Replikation und somit auch der Mitoseaktivität zur Folge hat. Es kommt unter Arseneinfluß zu einer Blockierung der Zellteilung in der G2- und Synthesephase [43, 44], zum anderen aber auch zu einer Unterbrechung des enzymatischen „dark-repair-Systems" der Einzelzelle [24, 25]. Dadurch ist die Zelle verschiedenen kanzerogenen Noxen (z.B. chemischen Agentien, UV-Strahlen und onkogenen Viren) schutzlos ausgesetzt. Die von diesen im Bereich der DNA-Stränge gesetzten Läsionen können nicht ersetzt werden und persistieren.

Ist die Zelle nicht letal geschädigt, ist es denkbar, daß solche Schäden, wie sie von uns in vitro in Gestalt von Chromosomenbrüchen, Verklebungen einzelner Chromosomen oder Endoreduplikationen festgestellt wurden [46], als somatische Punktmutationen wiederum Ausgangspunkt mutierter bzw. neoplastischer Zellsysteme sind.

Da der Gesamtorganismus durch eine chronische Arsenintoxikation betroffen ist, prämaligne und maligne Neoplasien aber im Bereich des Hautorgans, der Leber und der Lungen gehäuft beobachtet werden, muß für die Zellen der einzelnen Organsysteme eine unterschiedliche Empfindlichkeit auf das mutagene Agens Arsen angenommen werden.

In Anbetracht der genannten Faktoren scheint es sicher zu sein, daß es sich bei Arsen um ein echtes Karzinogen handelt. Gerade die experimentellen Befunde können als Indikator für die mutagene Wirkung anorganischer Arsenverbindungen auch auf das Hautorgan gewertet werden.

Abb. 1. Hautatrophie und Hyperpigmentierung des linken Fußes bei einem 67jährigen Winzer nach chronischer berufsbedingter Arsenintoxikation

Abb. 2. a-b Typische Arsenkeratosen im Bereich der Palmae und Plantae eines 57jährigen arsenbehandelten Psoriatikers. **c-d** Detailaufnahmen von Arsenkeratosen bei einem 61jährigen Kaiserstuhl-Winzer

Abb. 3. Multiple Morbus-Bowen-Herde auf dem Handrücken eines chronisch arsenintoxikierten 63jährigen Weinbauern – teilweise mit histologisch nachgewiesenem Übergang in spinozelluläres Karzinomwachstum

Abb. 4. Spinozelluläres Karzinom im Bereich der Fußsohle eines 63jährigen, das sich auf dem Boden einer Arsenkeratose entwickelte

Abb. 5. Multiple arseninduzierte Basaliome am Stamm eines 56jährigen Psoriatikers. Als Nebenbefund bestehen multiple seborrhoische Warzen

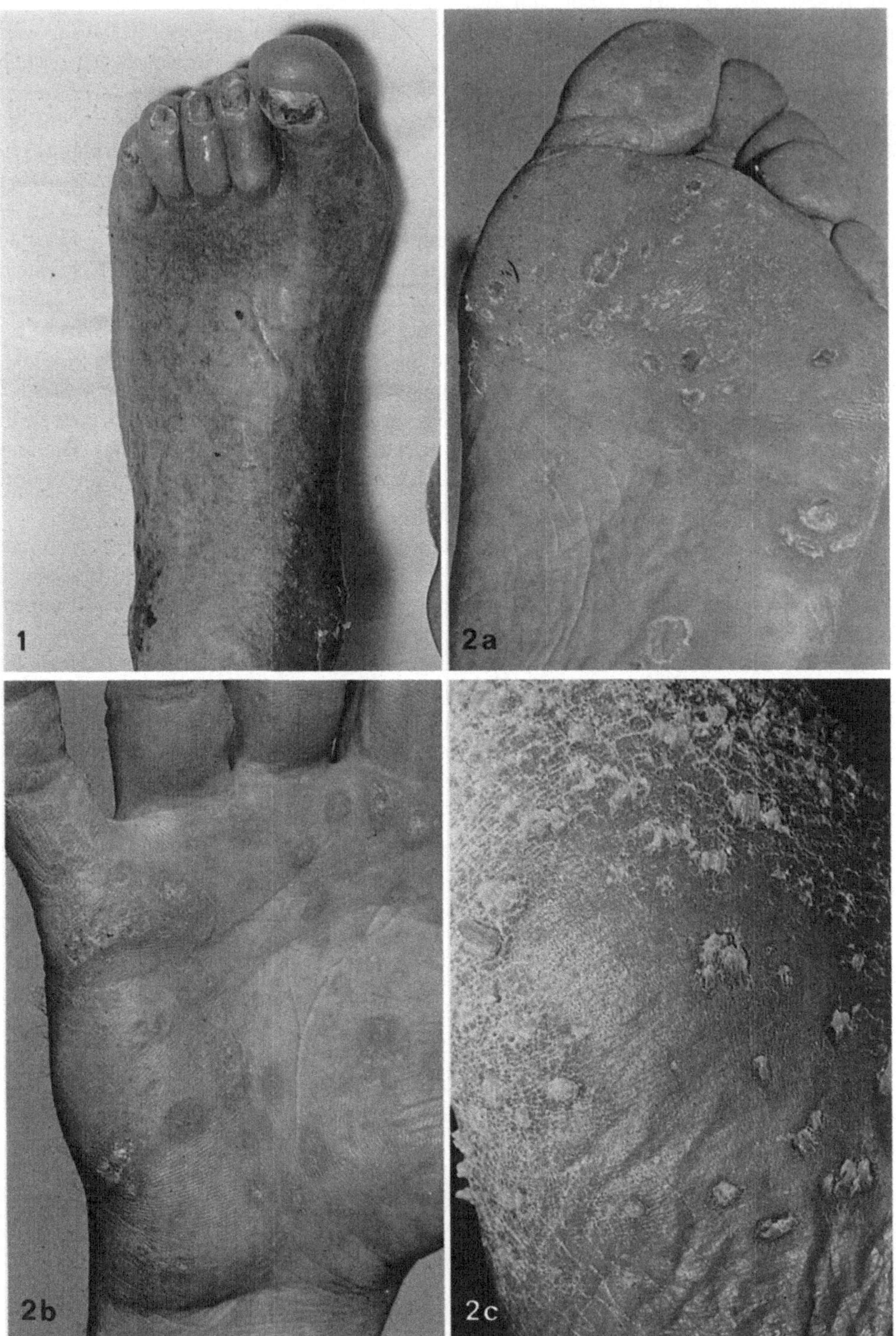
1
2a
2b
2c

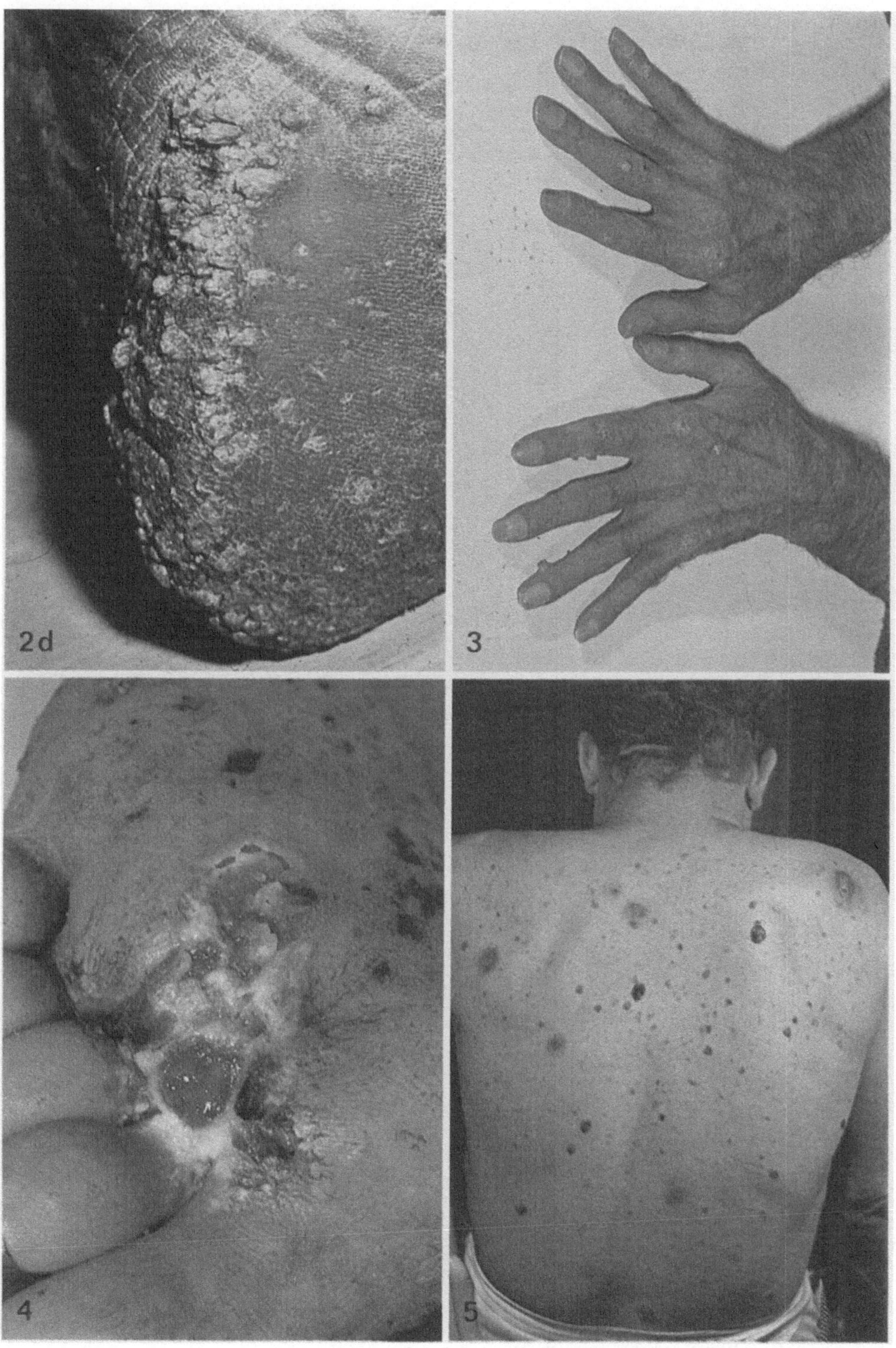
2d
3
4
5

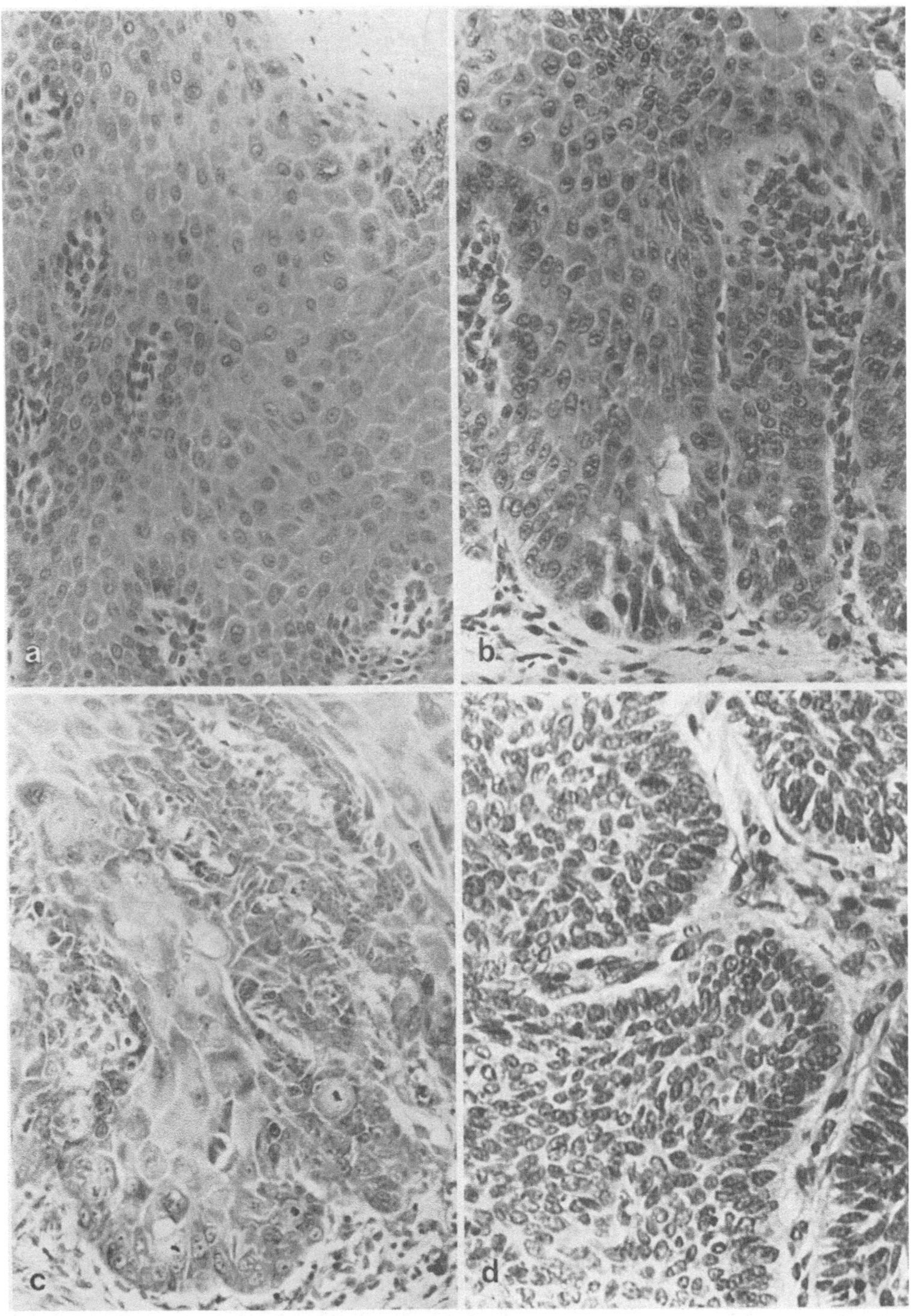

Abb. 6a-d. Histologie der arseninduzierten Präkanzerosen und Geschwülste **a** Arsenkeratose, **b** Morbus Bowen, **c** Spinozelluläres Karzinom, **d** Basaliom

Folgerungen

Jeder Kranke mit einer Arsenanamnese sollte sich sowohl einer gründlichen dermatologischen als auch internistischen Untersuchung unterziehen, damit möglichst frühzeitig maligne und prämaligne Neoplasien erkannt werden können. Kontrolluntersuchungen sollten in 6monatigen Abständen erfolgen. Diese müssen besonders intensiv durchgeführt werden, wenn bereits epidermale Arsenspätschäden vorliegen.

Eine kurative Therapie der präkanzerösen multiplen palmoplantaren Arsenkeratosen ist nicht möglich. Einzelherde, bei denen der Verdacht auf Übergang in Karzinomwachstum besteht, müssen operativ entfernt werden.

Das arsenbedingte spinozelluläre Karzinom der Haut neigt zu häufigen Rezidiven bzw. zur Neuentstehung an einer anderen Stelle des Integuments und zu einer relativ frühzeitigen Metastasierung. Die Therapie der Wahl ist die radikale Exzision. Auf eine radiologische Behandlung sollte in der Regel verzichtet werden, nicht zuletzt deshalb, da ionisierende Strahlen den karzinogenen Effekt des Arsens im Sinne einer Synkarzinogenese potenzieren können. Nach Entfernung eines arseninduzierten Karzinoms ist der Patient in eine spezielle Tumorüberwachung mit besonders kurzen Nachbeobachtungszeiten (3 Monate) aufzunehmen.

In Deutschland dauerte der Einsatz arsenhaltiger Insektizide bis zum Jahre 1942, arsenhaltige Medikamente fanden sogar mehr als 20 Jahre länger eine breite Anwendung in der Medizin. Da die Latenzzeit des Arsenkrebses bis zu 50 Jahren betragen kann, ist selbst dann ein ursächlicher Zusammenhang zwischen Arsenexposition und Tumorentstehung anzunehmen, wenn nach so langer Zeit kein Arsen mehr im Gewebe nachweisbar ist. Wir müssen also bis über das Jahr 2000 hinaus mit Folgeerkrankungen der früheren Arsenintoxikationen rechnen.

Zusammenfassung

Im Vordergrund der klinischen Symptomatik nach chronischer Arsenintoxikation stehen im Bereich des Integuments die charakteristischen palmoplantaren Hyperkeratosen. Die Irreversibilität dieser als Präkanzerosen zu wertenden Veränderungen ist Ausdruck der mutagenen Wirkung von Arsen auf die Basalzellen der Epidermis. Als Folgeerkrankungen der chronischen Arsenintoxikation finden sich ferner gehäuft maligne Tumoren der Haut, des Respirationstraktes und der Leber. Am Hautorgan handelt es sich dabei sowohl um Basaliome, als auch um Veränderungen im Sinne eines Morbus Bowen und um Stachelzellkarzinome.

Wegen der hohen Neoplasiegefährdung ist eine intensive medizinische Überwachung von Kranken mit einer Arsenanamnese unumgänglich.

Literatur

1. Baron D, Kunick I, Frischmuth I, Petres J (1975) Further in vitro studies on the biochemistry of the inhibition of nucleic acid an proteins synthesis induced by arsenic. Arch Derm Forsch 253:15–22
2. Beckman G, Beckman L, Nordenson J (1977) Chromosome aberrations in workers exposed to arsenic. Environ Health Perspect 19:145–146
3. Bencko V, Symon K (1977) Test of environmental exposure to arsenic and hearing changes in exposed children. Environ Health Perspect 19:95–101
4. Bornstein A, Prost H (1921) Über den Einfluß des Arsens auf die Oxydationsprozesse bei Mensch und Tier. Arch Derm Syph (Berlin) 129:159–169
5. Braun W (1959) Krebs an Haut und inneren Organen, hervorgerufen durch Arsen. Dtsch Med Wochenschr 83:870–872
6. Buchanan WD (1962) Toxicity of arsenic compounds. Elsevier, Amsterdam London New York
7. Butzengeiger KH (1949) Über die chronische Arsenvergiftung. Dtsch Arch Klin Med 194:1–16
8. Court Brown WM, Buckton KE, Jacobs PA, Tough JM, Kneussberg EV, Knox JDE (1966) Chromosome studies on adults. Eugenics laboratory memoir series XLII. The Galton Laboratory. Cambridge Univ. Press, London
9. Denk RH, Holtzmann H, Lange H-J, Grewe D (1966) Über Arsenspätschäden bei obduzierten Moselwinzern. Med Welt 17:557–567
10. Duperrat B, Goetschel G, Rousselet G (1968) Epithéliomatose multiple sur arsénicisme probable. Bull Soc Franc Derm 75:760–762
11. Ehrlich P (1909) Über den jetzigen Stand der Chemotherapie. Ber Dtsch Chem Ges 42:17–47
12. Fierz U (1965) Katamnestische Untersuchungen über die Nebenwirkungen der Therapie mit anorganischem Arsen bei Hautkrankheiten. Dermatologica (Basel) 131:41–58
13. Fletcher MJ, Sanadi DR (1962) On the mechanism of oxidative phophorylation. III. Effects of arsenite and 2,3 dimercapto-propanol (BAL) on coupled phosphorylation in heart mitochondria. Arch Biochem Biophys 96:139–142
14. Fritsch P, Schellander F, Konrad K (1971) Arsen und Epitheliome der Haut. Wien Klin Wochenschr 83:7–11
15. Frost DV (1967) Arsenicals in biology – retrospect and prospect. Fed Proc 26:194–208
16. Gabor S, Coldea V (1977) Some aspects of the environmental exposure to arsenic in Romania. Environ Health Perspect 19:107–108
17. Goodman LS, Gilman A (1970) The pharmalogical basis of therapeutics. 4th ed. Macmillan, New York
18. Happle R (1974) Über innere Carcinome bei arsengeschädigten Winzern. Antrittsvorlesung, Münster i.W.
19. Hauser R, Simon L (1941) Carcinom auf der Basis chronischer Arsenvergiftung. Z Krebsforsch 51:303–321
20. Hochster RM, Quastel JH (1963) Metabolic inhibitors. Vol II. Academic Press, New York
21. Hueper WC (1966) Occupational and environmental cancers of the respiratory system. Springer, Berlin Heidelberg New York
22. Hundeiker M, Petres J (1968) Morphogenese und Formenreichtum der arseninduzierten Präkanzerosen. Arch Klin Exp Derm 231:355–365
23. Hutchinson J (1887) Arsenic cancer. Br Med J II:1280–1281
24. Jung EG, Tachsel B (1970) Molekularbiologische Untersuchungen zur Arsencarcinogenese. Arch Klin Exp Derm 237:819–826
25. Jung EG, Trachsel B, Immich H (1969) Arsenic as an inhibitor of the enzyme concerned in cellular recovery (dark repair). Germ Med Month 14:614–616
26. Kalkoff KW (1956) Diskussionsbemerkung zu Schulze W: Die innere Behandlung der Psoriasis. 77. Tagung der Südwestdtsch. Dermatologenvereinigung. Freiburg i. Br., 1955.
27. Karatsuma M, Tokudome Sh, Shirakusa T, Joshida M, Tokumitsu Y, Hayano T, Seita M (1974) Occupational lung cancer among copper smelters. Int J Cancer 13:552–558

28. Knoth W (1966) Arsenbehandlung. Vortr. Dtsch. Dermatol. Ges., 27 Tagung. Freiburg i.Br., 1965. Arch Klin Exp Derm 227:228–234
29. Korting GW, Holzmann H, Denk R (1965) Nach wie vor aktuell: Arsen-Spätschäden. Ärztebl Rheinland-Pfalz 18:467–473
30. Liebegott G (1952) Über die Beziehung zwischen chronischer Arsenvergiftung und malignen Neubildungen. Zentralbl Arbeitsmed Arbeitsschutz Prophyl 2:15–16
31. Lüchtrath H (1967) Zu Ursachen der chronischen Arsenvergiftung bei Kellereiarbeitern in Weinbaubetrieben. Arbeitsmed Sozialmed Arbeitshyg 2:228–229
32. Maize JC (1965) The relationship between cutaneous and visceral carcinomas. JAMA 233:986
33. Meyhöfer W, Knoth W (1966) Über die Auswirkung einer langjährigen antipsoriatischen Arsentherapie auf mehrere Organe unter besonderer Berücksichtigung andrologischer Befunde. Hautarzt 17:309–313
34. Michailov P, Berowa N (1966) Allergologische und immunologische Untersuchungen bei Psoriasis vulgaris. Allergie Asthmaforsch 12:217–220
35. Neubauer D (1946) Arsenical cancer: a review. Br J Cancer 1:192–251
36. Neubert D (1963/64) Einfluß von Pharmaka auf energieliefernde Reaktionen des Stoffwechsels Arch Exp Path Pharmak 246:101–132
37. Novey HS, Martel SH (1969) Asthma, arsenic, and cancer. J Allergy Clin Immunol, 44:315–319
38. Oppenheim JJ, Fischbein WN (1965) Induction of chromosome breaks in cultured normal human leucocytes by potassium arsenite hydroxy urea and related compounds. Cancer Res 25:980–985
39. Paris JA (1820) Pharmacologia or the history of medical substances with a view to establishing the art of prescribing. 4th ed. W Phillips, London
40. Pedersen E, Høgetveit AC, Andersen A (1973) Cancer of respiratory organs among workers at a nickel raffinery in Norway. Int J Cancer 12:32–41
41. Pein H von (1943) Über die Krebsentstehung bei der chronischen Arsenvergiftung. Dtsch Arch Klin Med 190:429–443
42. Petres J, Baron D, Enderle J (1975) Zur stimulierenden Wirkung von Arsenat auf den Einbau von ^{14}C Thymidin in die DNA Phytohaemagglutinin-behandelter menschlicher Lymphocyten. Arch Derm Forsch 251:301–309
43. Petres J, Baron D, Kiefer G, Glaesener J-J, Hug J, Hagedorn M (1976) Comparative studies of the incorporation inhibition of radioactive nucleotides and amino acids in vitro under the influence of Adriamycin, Bleomycin and sodium arsenate. Arch Dermatol Res 257:185–194
44. Petres J, Baron D, Hagedorn (1977) Effects of arsenic on cell metabolism and cell proliferation: Cytogenetic and biochemical studies. Environ Health Perspect 19:223–227
45. Petres J, Baron D, Kunick I (1974) Untersuchungen über arsenbedingte Veränderungen der Nukleinsäuresynthese in vitro. Dermatol Monatsschr 160:724–729
46. Petres J, Berger A (1972) Zum Einfluß anorganischen Arsens auf die DNS-Synthese menschlicher Lymphocyten in vitro. Arch Dermatol Forsch 242:343–352
47. Petres J, Hagedorn M (1975) Die „Kaiserstuhl-Krankheit", ein Modell der chronischen Arsen-Intoxikation. Akt Dermatol 1:177–185
48. Petres J, Schmid-Ullrich K, Wolf U (1970) Chromosomenaberrationen an menschlichen Lymphocyten bei chronischen Arsenschäden. Dtsch Med Wochenschr 95:79–80
49. Petzoldt D (1966) Stellung und Wert der Arsen-Behandlung aus dermatologischer Sicht. Dtsch Med Wochenschr 91:909–910
50. Roth F (1957) Arsen-Leber-Tumoren. Z Krebsforsch 61:468–503
51. Roth F (1958) Über den Bronchialkrebs arsengeschädigter Winzer. Virchows Arch [Pathol Anat] 331:119–137
52. Schulze W (1956) Die innere Behandlung der Psoriasis. 77. Tagung d. Südwestdtsch. Dermatologenvereinigung. Freiburg i. Br., 1955. Dermatol Wochenschr 133:577–578
53. Texier L, L'Épeé P, Lazarini HJ, Ducombs G, Doignon J, Larcebau S, Miegeville MJ (1974) L'intoxication arsenicale chronique et son idemnisation, l'arsenicisme cutané d'évolution tardive les cancers arsenicaux. Bordeaux Med 7:1539–1544
54. Thivolet J, Boudet P, Perrot H, Claudy A (1970) Epithéliomatose sur arsenicisme chronique thérapeutique. Lyon Med 223:457–458

55. Tseng W-P (1977) Effects and dose – response relationships of skin cancer and blackfoot disease with arsenic. Environ Health Perspect 19:109–119
56. Tsuchiya K (1977) Various effects of arsenic in Japan depending on type of exposure. Environ Health Perspect 19:35–42
57. Webb JL (1966) Enzyme and metabolic inhibitors. Vol III. Academic Press, New York
58. Whanger P-D, Weswig PH, Stoner JC (1977) Arsenic levels in Oregon waters. Environ Health Perspect 19:139–143
59. Yeh S (1973) Skin cancer in chronic arsenicism. Human Pathol. 4:469–485
60. Yeh S, Chen HC, How SW, Deng CS (1974) Fine structur of Bowen's disease in chronic arsenicalism. J Natl Cancer Inst 53:31–44

Das Pechhautleiden, insbesondere Verlauf und Prognose der Kanzerosen bzw. Präkanzerosen

M. Reichenberger und M. Richter

Die Kenntnis des Hautkrebses durch Teer ist 2 Jahrhunderte alt und geht auf Percival Pott zurück, der 1775 bei englischen Schornsteinfegern in jungem Alter Hodenkrebs beschrieb. Seine Patienten mußten als Kinder in engen Kaminen den Ruß auskratzen. 1874 bezeichnete Volkmann charakteristische Hautveränderungen bis zum Teerkrebs bei Braunkohle- und Paraffinarbeitern als Berufskrankheit. Er war der erste, der über die Vorstadien berichtete. Ihm fielen bereits warzige Gebilde sowie der Juckreiz auf, was er als Teerkrätze benannte. 1909 war es Ehrmann, der die Symptomatik auf der Haut unter Einfluß von Teer und Pech beschrieb:

1. Bräunung der Haut,
2. Komedonen/Follikulitiden,
3. Hyperkeratosen, Papillome, Verrucae, besonders an den Händen.

Alle Beschäftigten in Berufen, in denen Steinkohlenteer verarbeitet wird, sind gefährdet.

Tabelle 1. Betriebe mit langdauernden Steinkohlenprodukten-Kontaktmöglichkeiten (nach Bönig und Holz, modifiziert nach Götz)

1. Teer	Kokereien, Dachpappenfabriken, Gasanstalten, Straßenbau, Teerdestillationen, Fischereibetriebe, Seilereien
2. Pech	Kokereien, Teerdestillation, Korksteinwerke, Schleiferei (Optische Industrie), Lackindustrie, Kabelwerke, Dichtungsmittel, Schustergewerbe
3. Ruß	Schornsteinfeger, Rußhütten, Gummiindustrie, Schiffs- und Eisenbahnheizer
4. Rohparaffin	Naphthalinindustrie, Erdölraffinerien, Braunkohlenschwelereien, Papierindustrie, Zündholzfabriken, Munitionsfabriken
5. Asphalt	Dachpappenfabrik, Straßenbau, Kabelwerke, Linoleumwerke, Bauindustrie (Isoliermaterial), Elektroindustrie (Vergußmasse), Stahl- und Rohrschutzanstriche, Brems- und Kupplungsbeläge

Tabelle 1 zeigt eine Aufstellung von Bönig und Holz, modifiziert nach Götz (1976) mit allen Industriezweigen, die entsprechende Destillationsprodukte verarbeiten. Die Aufstellung entspricht sicher nur weitgehend dem gesamten Arbeitsmarkt.

Ätiologie

Bei der Destillation des Steinkohlenteers in trockener Hitze differenziert man je nach Höhe der Temperatur verschieden stark wirkende keratogene und kanzerogene Fraktionen:

Die bis zu 180 °C siedenden Verbindungen bilden das Leichtöl, von 180–230 °C das Mittelöl (Carbolöl), von 230–270 °C die Schweröle, von 270–400 °C das Anthracenöl, zwischen 400–600 °C wird der Schwelteer erhalten, den Retortenrückstand bildet das Pech. Die in den Teerfraktionen enthaltenen Schadstoffe bestehen vorwiegend aus aromatischen Kohlenwasserstoffen. Die vor allem die Haut schädigenden Gruppen leiten sich vom Benzol, Naphthalin und Anthracen ab. Sie bestehen nur aus Kohlenstoff und Wasserstoff, enthalten keinen Stickstoff. Bauer (1963) betont, daß vor allem 3,4-Benzpyren die stärkste kanzerogene Wirkung entfaltet. Dabei ist dessen Fettlöslichkeit von Bedeutung.

Die Entstehung pathologischer Hautbefunde ist von mehreren Faktoren abhängig. So bilden sich Keratosen bzw. Pechwarzen auf einer einerseits disponierten, andererseits teergeschädigten Haut. Es handelt sich um Kombinationsschäden.

Nach unserer Beobachtung kommt dabei der UV-Strahlung für die Bildung einer Teerhaut, der Keratosen und besonders der Entwicklung der Kanzerosen die größte Bedeutung zu. Ferner wird durch die Teerstoffe in der Haut die Erythemschwelle erheblich erniedrigt im Vergleich zu gleichaltrigen Kontrollpersonen. Mit zunehmender Zeitdauer der Teerexposition nimmt die Neigung zur UV-Lichtsensibilisierung zu.

Die physiologische Altersveränderung der Haut, wie Trockenheit, Schuppung, Keratosebildung, erweist sich bei Teer/-Pecharbeitern erheblich potenziert. Expositionsbedingungen, Expositionszeit und Expositionsort (meist Arbeit im Freien!) sowie die individuelle Dispositionsbereitschaft lassen früher oder später krankhafte Hauterscheinungen erkennen.

Pathogenetisch gehen primär entzündliche Veränderungen voraus, denen sich degenerativ-proliferative Läsionen anschließen. Linser (1962) hat auf die Bedeutung des Stromas für die wuchernde Epithelzelle hingewiesen. Die karzinogenen Substanzen sind lipoidlöslich, z.B. das gefährliche Benzpyren. Je fettiger die Hautoberfläche, um so besser lösen sich die hautschädigenden Teerprodukte und dringen in die tieferen Hautschichten ein (Bindegewebe). Gleichzeitig werden bestimmte Anteile der Infrarotstrahlung der Sonne in den Schichten des oberen Coriums absorbiert, wie sie gleichfalls biologisch schädigen. So entsteht die wichtige Terrainänderung für die Vorstufen bis zur Karzinomentwicklung (Götz 1976). Nach Bauer (1963) sammelt sich im Zytoplasma des Stratum basale bevorzugt das Benzpyren an. Somit erklären sich bei der Teer/Pechhaut die Vorzugslokalisationen durch

a) Teernoxen plus UV-Licht (Gesicht, Hals, Arme/Hände)
b) Teernoxen plus reicher Lipoidgehalt (Skrotum).

Je stärker die fettlöslichen karzinogenen Teernoxen die Haut durchdringen, je länger die Penetration erfolgt, um so nachhaltiger muß die Wirkung auf Bindegewebe und Epithel sein.

In nicht lichtexponierten Partien, die zudem lipoidarm sind, werden nach Götz (1976) demnach die kanzerogenen Produkte schon in der oberen Epidermis zurückgehalten. In der Tat haben wir dann die Hyperkeratosen, d.h. die Pechwarzen, vor allem in solchen Regionen zu suchen.

Das Ruhrgebiet ist heute noch das Hauptzentrum der Kohle- und kohlenverarbeitenden Industrie in der BRD. Somit ist uns die Klinik der Teer/Pechhaut geläufig.

Der Verlauf ist zweiphasig:

1. Periode: Entsprechende Disposition vorausgesetzt, kommt es immer erst zu Brennen und Bindehautentzündungen der Augen. Es folgt die entzündliche Rötung der belichteten Partien, bisweilen mit Ödem und Infiltrat. Evtl. besteht heftiger Juckreiz (Teerkrätze!). Comedonen finden sich vor allem periokulär. Wenige Follikulitiden kommen hinzu, wie wir sie bei Öleinwirkung kennen. Die Photosensibilisierung spielt die Hauptrolle.

2. Periode: Sie ist bestimmt durch degenerative und proliferative Veränderungen:

a) Degenerative Läsionen: Atrophie (Epidermis und Corium), Pigmentierung (Stratum basale und oberes Corium) bzw. Pigmentverschiebungen, Teleangiektasien. Scheckiges Aussehen in den belichteten Partien ist die Folge.

b) Proliferative Läsionen: Fibrome (speziell periokuläre Hyperkeratosen (sog. Pech-/Teerwarzen) und Schuppung.

Fibrome sind meist gestielt, weich. *Hyperkeratosen* sind meist flächenhaft. Diese Teer-/Pechwarzen werden vor allem auf Handrücken und Unterarmen und Fußrücken, Knöchelpartien, über der Achillessehne und an den Unterschenkeln gefunden. Sie sind oft besser tast- als sichtbar. *Schuppung* erkennt man besonders deutlich an den Unterschenkeln und Füßen.

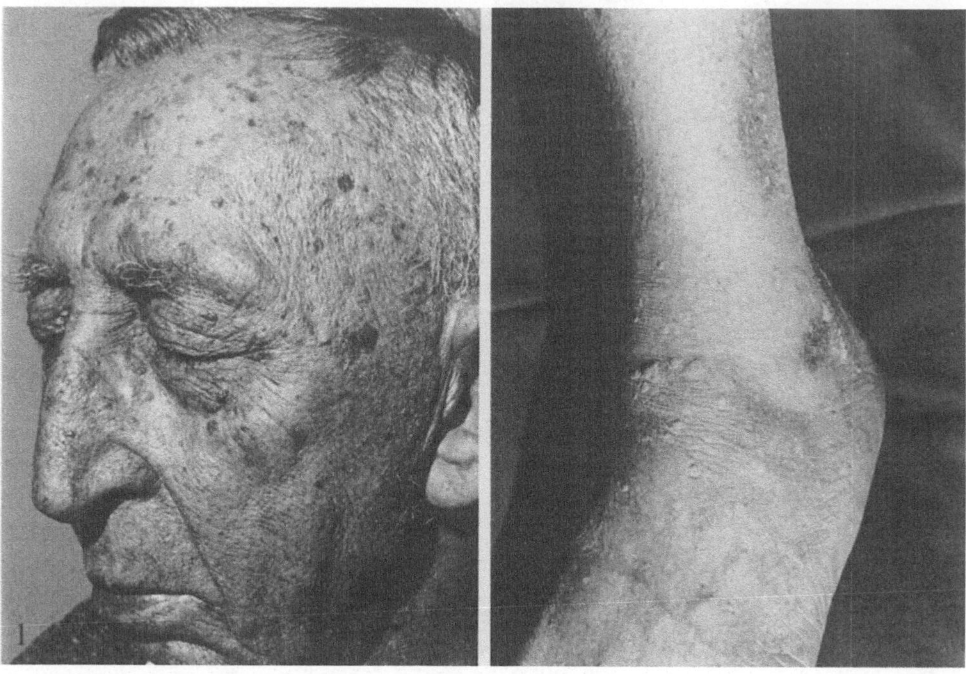

Abb. 1. Scheckige Gesichtshaut, proliferative Veränderungen (Papillome, periokuläre Fibrome)
Abb. 2. Hyperkeratosen, sog. Pechwarzen, in typischer Lokalisation

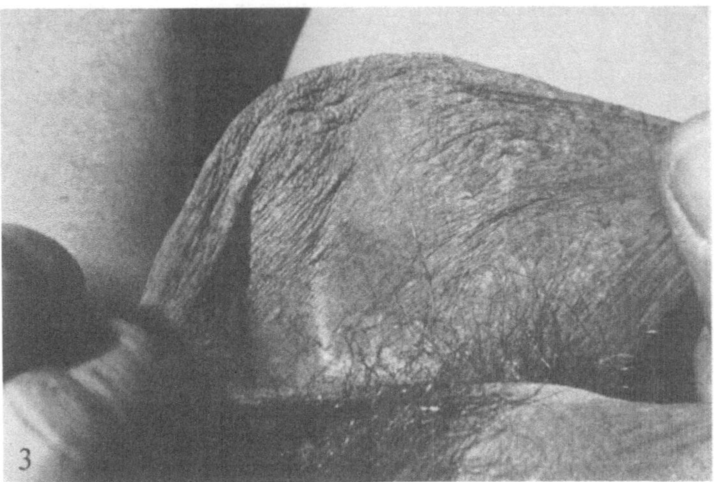

Abb. 3. Scheckige Hyperpigmentierung der Skrotalhaut

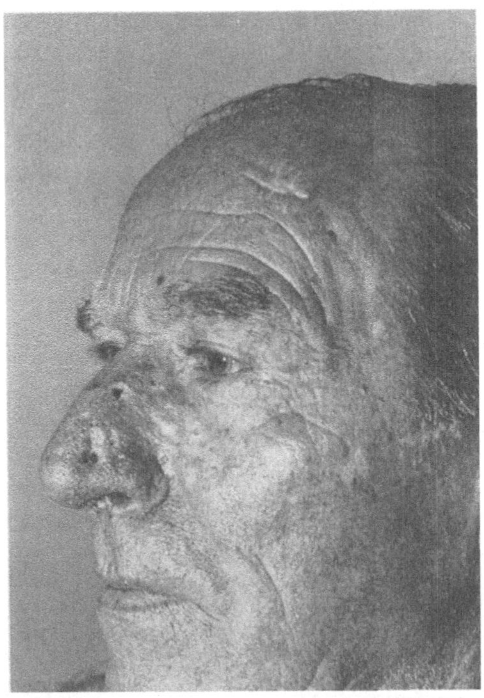

Abb. 4. Prä- und Kanzerosen auf Pechhautterrain

Die Teer-/Pechhautbildung hält über die Arbeitsaufgabe hinaus bis ans Lebensende an, was also eine Dauernachkontrolle erfordert.

Den Verlauf der Dermatose konnten wir eingehend studieren. Zur Auswertung einer katamnestischen Studie der Teer-/Pechhautkrankheiten wurden uns von der Bergbau-BG alle noch erreichbaren Aktenunterlagen freundlicherweise im Rahmen einer Dissertation

(Richter, 1979) zur Verfügung gestellt. Von 304 Akten konnten nur 105 ausgewertet werden. Denn nur sie ließen eine sichere Diagnose zu, da sie histologische Unterlagen aufwiesen.

Bei diesen 105 Probanden ergaben sich insgesamt 251 Läsionen, wobei die Pechwarzen unberücksichtigt blieben. Da jedoch auch viele Herde ohne histologische Kontrolle entfernt wurden, muß man in praxi mit einer wesentlich höheren Zahl von Kanzerosen und Präkanzerosen rechnen.

Tabelle 2. Differenzierung der 251 Präkanzerosen bzw. Kanzerosen bei 105 Teer-/Pecharbeitern

Diagnose	Anzahl der Gesamtläsionen	Tumor als Erstmanifestation
Spinaliom	113	70
Basaliom	68	20
Keratosis senilis	45	6
Keratoakanthom	12	4
Morbus Bowen	9	2
Cornu cutaneum	4	3
insgesamt	251	105

Die 251 Veränderungen verteilen sich, wie in Tabelle 2 aufgeführt ist. Gleichzeitig ist zu erkennen, welche Kanzerose jeweils die Erstmanifestation bildete.

Tabelle 3. Lokalisation der 251 Kanzerosen bzw. Präkanzerosen der 105 Teer-/Pecharbeiter

	Spinaliome	Basaliome	Präkanzerosen
Gesicht / Ohren	61	50	37
Hals / Nacken	8	2	4
Handrücken / Unterarme	19	4	14
Fußrücken / Unterschenkel	3	3	3
Skrotum	17	–	2
Stamm / Oberarme / Oberschenkel	5	9	10
insgesamt:	113	68	70

Tabelle 3 weist die Lokalisation der Kanzerosen bzw. Präkanzerosen aus. Hier ersieht man eindrucksvoll, daß 199 Veränderungen an den belichteten Hautpartien lokalisiert waren: 88 Spinaliome, 56 Basaliome, 55 Präkanzerosen. In der unteren Hälfte der Tabelle fallen ferner 19 Tumoren am Skrotum auf (– kein Basaliom in diesem Bereich! –) und nur 33 Herde verteilen sich auf die übrigen Körperpartien. Die Vorzugslokalisationen für Pechwarzen, nämlich die Unterschenkel und Füße, weisen mit insgesamt 9 Tumoren die Pechwarze als eine zwar mögliche, aber *nicht* wahrscheinliche Präkanzerosenvorstufe aus, weshalb sie in diesen Tabellen auch keine Berücksichtigung findet.

Auffallend ist vor allem der hohe Anteil an Spinaliomen, die nahezu die Hälfte aller Tumoren ausmachen. Ihnen muß das besondere Augenmerk gelten.

Wenn wir das Alter unserer 105 Probanden zum Zeitpunkt der Manifestation eines Ersttumors prüfen, zeigt sich in Abb. 5 ein interessantes Ergebnis. Spinaliome waren die am frühesten aufgetretenen Kanzerosen. Ihr Hauptkontingent liegt vor dem Auftreten der Masse der Basaliome. Dies macht Abb. 6 noch deutlicher, wo nicht nur die vorher erfaßten 105 Primärtumoren, sondern alle 251 Läsionen aufgeführt sind. Basaliome und Präkanzerosen treten vor allem jenseits des 55. Lebensjahres auf, nachdem bereits von insgesamt 113 Spinaliomen schon 62 manifest waren. Eine Zusammenfassung bietet die Tabelle 4. Abb. 7 ergänzt die Untersuchungen, da sie die Expositionszeit bis zur Erstmanifestation einer Kanzerose bzw. Präkanzerose aufzeigt. Auch hier sind die Spinaliome auffällig frühzeitig registriert.

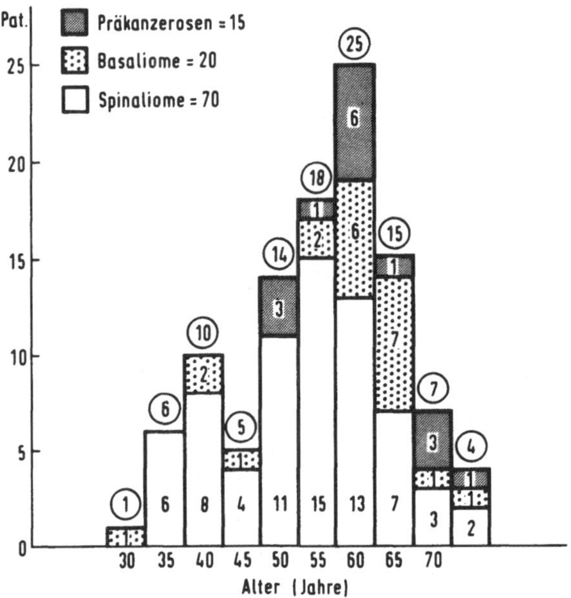

Abb. 5. Alter der Teer-/Pecharbeiter zum Zeitpunkt der 1. Kanzerose oder Präkanzerose

Tabelle 4. *Folgerung:* Spinaliome entwickeln sich ca. 10 Jahre früher als Basaliome
Durchschnittsalter der 105 Teer-/Pechhautkranken bei Erstmanifestation der Herde

→ 45. Lebensjahr	→ 65. Lebensjahr	ab 65. Lebensjahr →
22 Spinaliome	73 Spinaliome	18 Spinaliome
4 Basaliome	26 Basaliome	38 Basaliome
– Präkanzerose	42 Präkanzerosen	28 Präkanzerosen
insges. 26 = 10,35%	141 = 56,18%	84 = 33,47 %

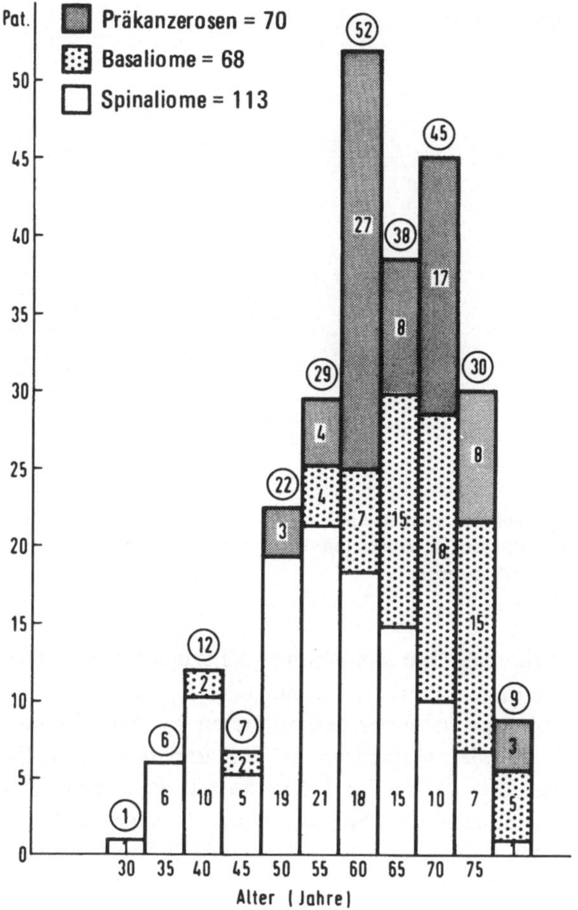

Abb. 6. Alter der 105 Teer-/Pecharbeiter zum Zeitpunkt des Auftretens von 251 Kanzerosen bzw. Präkanzerosen

Wie ist die Prognose dieser Spinaliome?

In unserer Studie wurden nur 4 gesicherte Metastasen in das regionale LK-Gebiet gefunden, davon bezogen sich 2 auf einen Primärtumor im Skrotalbereich, 1 im Gesichtsbereich und 1 am Unterarm. Diese 4 metastasierten Karzinome sind den 113 Gesamtspinaliomen nicht zugeordnet worden.

Von unseren Gutachtenpatienten hatten syn- oder metachron:
13 Probanden je 2 Spinaliome,
7 Probanden je 3 Spinaliome,
4 Probanden je 5 Spinaliome, meist in unterschiedlicher Hautregion.

Es ist hervorzuheben, daß in den gesamten Akten der Bergbau-BG kein Exitus durch Teerkarzinome bzw. ihrer Metastasen verzeichnet ist. Somit bestätigt sich die klinische

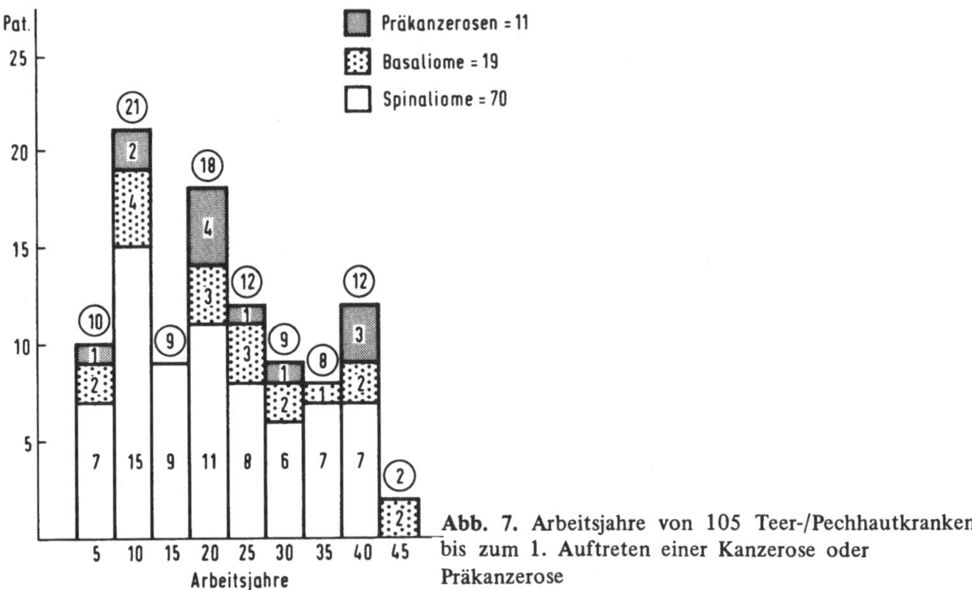

Abb. 7. Arbeitsjahre von 105 Teer-/Pechhautkranken bis zum 1. Auftreten einer Kanzerose oder Präkanzerose

Beobachtung bei Teer-/Pechhautkranken, daß ihre Spinaliome nahezu als benigne zu bezeichnen sind, d.h. die Prognose ist bei diesem Patientengut auffallend günstig.

Eine Besonderheit dieser Probandengruppe ist ferner das Auftreten von Spinaliomen, Basaliomen und Präkanzerosen synchron oder metachron bei ein und demselben Patienten. Abb. 8 zeigt in der Überschneidung der Kreise 7 Kranke mit mindestens je 1 Spinaliom und 1 Basaliom, 12 mit mindestens je 1 Spinaliom und 1 Präkanzerose, 3 mit je 1 Basaliom und 1 Präkanzerose und schließlich 7 Kranke, die alle 3 Tumorgruppen zeigten.

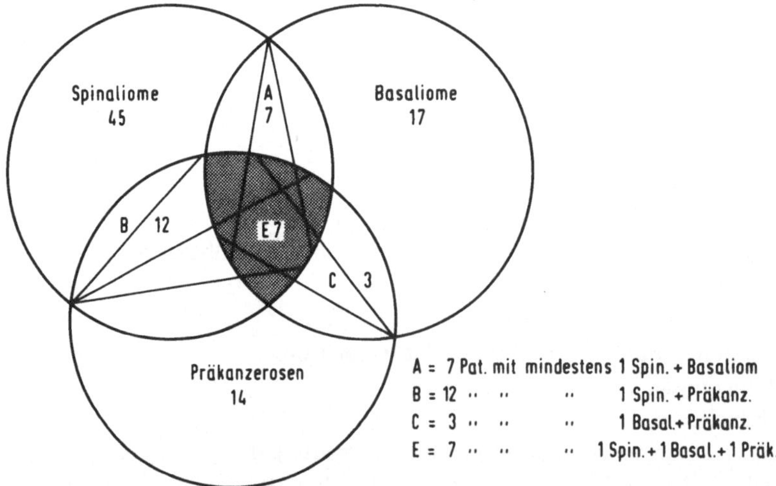

Abb. 8. Kanzerosen bzw. Präkanzerosenentwicklung bei 105 Teer-/Pecharbeitern

Karzinome der Konjunktiven, der Nasen- und Mundschleimhaut wurden nicht registriert.

Abschließend ist festzuhalten, daß sich die Teer-/Pechhaut durch einen 2-Phasen-Verlauf auszeichnet. Einem entzündlichen, meist durch Sonnenlicht aktivierten bzw. induzierten Frühstadium schließt sich die jahrzehntelange Phase proliferativer und degenerativer Veränderungen an. Nach Götz (1976) sind für die Erkrankung die Co-Faktoren: mechanischer (Traumen!), chemischer (Benpyrenverbindungen), biologischer (physiologische Regressionsvorgänge der Haut) und vor allem physikalischer Art, wie Wärme im Skrotalbereich und ganz besonders das Sonnenlicht, in den unbedeckten Arealen entscheidend. Mangelnde Hygiene unterstützt ferner die Ausbildung. Allerdings haben sich die Kanzerosen einschließlich multipler Spinaliome prognostisch günstig, d.h. nicht lebensverkürzend erwiesen. Karzinome aus Pechwarzen sind keine Gesetzmäßigkeit, sondern eher sehr selten. Durch die in den letzten 10–15 Jahren erfolgte Änderung der Arbeitsbedingungen sind die Meldungen über das Vorliegen einer Teer-/Pechhaut erheblich zurückgegangen. Follikulitiden und Comedonen sind interkurrente Symptome ohne Potenz zur malignen Entartung. Selbst nach Meiden der Teernoxen bleiben aber proliferative Impulse einer langjährig geschädigten Epidermiszelle erhalten (Mutation), weshalb regelmäßige Kontrollen erforderlich sind.

Zusammenfassung

Nach Einführung in Klinik und Verlauf der Teer-/Pechhautschädigung wird über katamnestische Untersuchungen bei 105 Probanden mit insgesamt 251 Läsionen berichtet. Es zeigt sich, daß entgegen bisheriger Meinung der Pech-/Teerwarze kaum eine Bedeutung zukommt, karzinomatös zu entarten. Vielmehr stimuliert die Kombination Teer/Pech und Sonneneinstrahlung (Gesicht, Arme, Hände) und Teer/Pech und Wärmemilieu (Skrotum) zur Ausbildung von Präkanzerosen und Kanzerosen, wobei das Spinaliom zeitlich früher auftritt als das Basaliom. Die Erkrankten weisen nicht selten mehrere Arten von Prä- und Kanzerosen gleichzeitig oder nacheinander auf. Die Spinaliome, auch im Skrotalbereich, sind prognostisch günstig zu beurteilen. Somit kann insgesamt der Verlauf aller Folgezustände bei dieser Personengruppe als benigne bezeichnet werden.

Literatur

Bauer KH (1963) Das Krebsproblem. Ed. 2. Berlin, Springer 354

Bönig und Holz (zitiert bei Bauer)

Ehrmann O (1909) Die „Pechhaut", eine Gewerbedermatose. Monatsh prakt Dermat 48:18

Götz H (1976) Tar Keratosis. In: Andrade, Gumport, Popkin, Rees: Cancer of the skin, Vol. 1, W.B. Saunders, Philadelphia p. 492–523

Linser K (1962) Kritisches zum berufsbedingten Krebs der Haut. Symposium dermatologorum Prag 12.–15.10.1960, Vol. 1, 7 Univ. Carolina

Pott P (1775) Chirurgical Observations Relative to the Cataract, the Polypes of the Nose. The Cancer of the Scrotum, The Different Kinds of Ruptures and the Mortification of the Toes and Feet, 63–68, Carnegie, London

Richter M (1979) Dissertation Essen, Müssen Teer(Pech)warzen als Carcinomvorstufen gewertet werden?

Volkmann R (1874) Über Teer- und Rußkrebs. Verhandlungen der Deutschen Gesellschaft für Chirurgie, 3. Kongreß, 1. Sitzung, 8. 4. 1874

Wertung der therapeutischen Möglichkeiten bei aktinischen Keratosen

K. Salfeld

Im Initialstadium finden sich bei der aktinischen Keratose anaplastische Zellen im Sinne von Pinkus [2] nur im Bereich des basalen Zellagers der Epidermis. Durch Proliferation ersetzen sie schließlich die normalen Basalzellen und tendieren zum seitlichen Vorwachsen bis in den Bereich der supraseboglandulären Follikelportion. Sie bleiben also zunächst flach. Im weiteren Verlauf besteht eine Neigung zur Proliferation gegen das Corium. Im angrenzenden Corium entstehen gleichzeitig Veränderungen, die gekennzeichnet sind durch starke Vaskularisierung der epidermalen Bindegewebsfaszien und ein mehr oder minder ausgeprägtes entzündliches Infiltrat.

Der Formenreichtum der aktinischen Keratosen macht eine klinisch-morphologische Differenzierung notwendig.

Neben atrophischen und hyperkeratotischen Keratosen unterscheidet man bowenoide von akantholytischen Keratosen (Abb. 1–3). Das Cornu cutaneum könnte als Maximalvariante der aktinischen Keratose gewertet werden.

Aktinische Keratosen sind im wesentlichen eine Domäne des chirurgischen Vorgehens, wie Exzision, Abrasion und Kürettage, Elektrochirurgie und Kryochirurgie. Chemo-chirurgische sowie zytostatische Behandlungen (ohne und in Kombination mit anderen Maßnahmen wie Salizylsäure, Vitamin-A-Säure, DNCB) dürften schon wegen des großen zeitlichen Aufwands nicht die Regel sein.

Chirurgisches Vorgehen durch Exzision

Ohne Zweifel bietet die operative Methode mit Exzision der Veränderung die meisten Vorteile. Erstens kann durch die anschließende histologische Untersuchung die Diagnose erhärtet und zum anderen aber auch die Radikalität der Exzision beurteilt werden. Exzidiert werden sollten in jedem Fall die bowenoid aussehenden aktinischen Keratosen oder Keratosen, bei denen es bereits zu einer basalen Kanzerisierung zu kommen scheint (Abb. 4). Das operative Vorgehen ist von der Lokalisation der aktinischen Keratose abhängig und entspricht Maßnahmen, wie sie auch bei anderen Neubildungen in gleicher Art durchgeführt werden.

Abrasion und Kürettage

Das hochtourige Abschleifen aktinischer Keratosen ist eine elegante, wenig schmerzhafte Methode, bei der die Möglichkeit gegeben ist, die Tiefe und den Umfang des

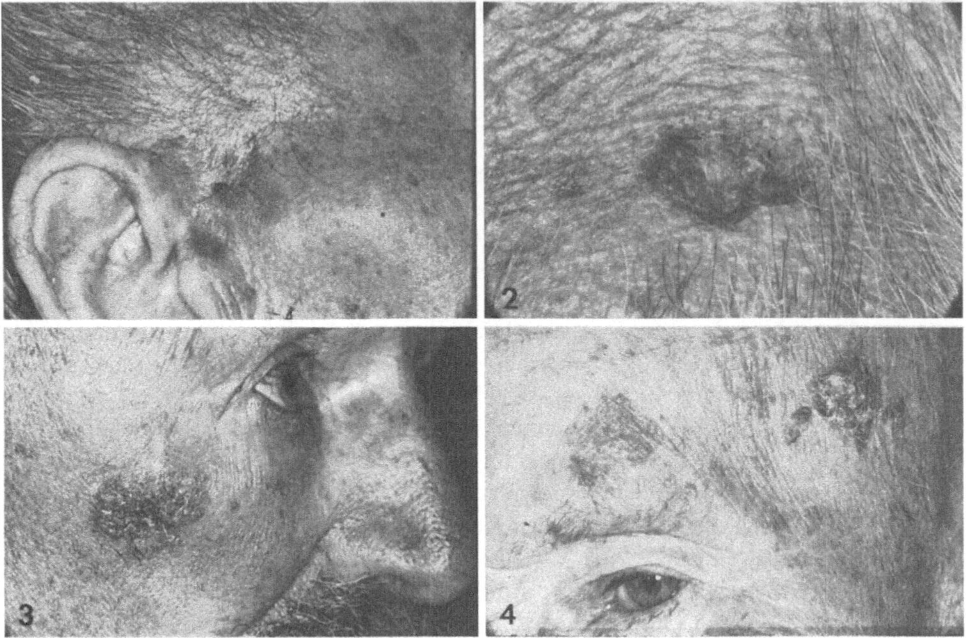

Abb. 1. Atrophische Keratose
Abb. 2. Hyperkeratotische Keratose
Abb. 3. Bowenoide Keratose
Abb. 4. Hyperkeratotische Form einer senilen Keratose mit beginnender basaler Kanzerisierung

Eingriffs genau abzuschätzen. Mit oder sogar ohne Anästhesie sind Solitärherde entfernbar; größere Flächen müssen naturgemäß vorher entsprechend anästhesiert werden. Die Abheilung erfolgt bei entsprechender Nachbehandlung mit antibiotischen Salben innerhalb weniger Tage. Zur Vermeidung unschöner Pigmentationen sollten in der nächsten Zeit UV-Lichteinwirkungen vermieden werden.

Die Kürettage kann als lokalisierte mechanische Dermabrasion bezeichnet werden. Ihr wesentlicher Nachteil ist die durch den Druck auftretende Einblutungsmöglichkeit in das bearbeitete Gewebe, was zu langandauernden Pigmentationen durch Hämosiderinablagerungen führen kann. Tiefergehende aktinische Keratosen können nach Kürettieren elektrodissekiert, erneut kürettiert und wieder elektrodissekiert werden.

Elektrochirurgische Behandlung

Bei flachen bzw. atrophischen aktinischen Keratosen genügt die Elektrodissektion. Die Hornauflagerungen können durch den Funkenstrahl besser gelockert werden, so daß das Hornmaterial dann leicht mit dem scharfen Löffel abgetragen werden kann, bevor eine weitere Elektrodissektion erfolgt. Bei tiefergehenden aktinischen Keratosen sollte in jedem Fall die elektrische Schlinge, d.h. Elektrokaustik, angewandt werden. Dabei sollten starke Hornhautauflagerungen zunächst mechanisch entfernt werden, um die Stromstärke von Anfang an recht kleinzuhalten. Zu beachten ist bei der elektro-chirurgischen Behandlung, daß stets ein Teil des verbleibenden Gewebes nekrotisiert und damit größere Wunddefekte mit schlechterer Heilung entstehen können.

Kryochirurgisches Vorgehen

Unter kryochirurgischen Maßnahmen verstehen wir unblutige Zerstörung lebenden Gewebes mittels tiefer Temperatur, wobei das Gewebe zunächst wie bei der Strahlentherapie in situ verbleibt und später in Form von Nekrosen in der Regel unblutig abgestoßen wird.

Bei Verwendung kryochirurgischer Geräte sollten zunächst eigene Erfahrungen mit dieser Behandlungsart gesammelt werden. Die bei der Behandlung zu beachtenden Variablen sind groß und müssen einkalkuliert werden, will man zufriedenstellende Ergebnisse erzielen. Die Varianz der Ergebnisse wird noch größer, wenn man auf kryochirurgische Geräte verzichtet und lediglich Kohlensäureschnee oder flüssigen Stickstoff auf die betreffenden Stellen aufbringt. Hierbei sollte beachtet werden, welche Gefrier- bzw. Siedepunkte flüssiger Sauerstoff, flüssiger Stickstoff und Kohlensäureschnee aufweisen.

Chemo-chirurgisches Verfahren

Die bekannteste und wohl auch älteste Methode ist die Chlorzink-Behandlung, die insbesondere von Schreus [5] angewandt und herausgestellt wurde. Wie bei allen „Ätzmethoden" ist naturgemäß die Tiefenwirkung vom Aufbau der Veränderung, insbesondere vom Vorhandensein der isolierenden Keratinschicht, abhängig. Bei Auftragen von 40%iger Chlorzinkpaste ist mit einer Nekrotisierung des Gewebes bis zu einer Tiefe von 2–3 mm zu rechnen. Für die Behandlung der Keratosen würde dieses ohne weiteres ausreichend sein. Bei Vorliegen der zahlreichen effektiven Behandlungsmethoden für die aktinische Keratose sollte auf Ätzmethoden incl. Ätzung mit Phenol oder Essigsäure u. ä. nur zurückgegriffen werden, wenn man im Umgang mit solchen Methoden entsprechende Erfahrungen besitzt.

Behandlung mit Zytostatika ohne und in Kombination mit anderen Substanzen (DNCB, Salizylsäure, Vitamin-A-Säure etc.)

Versuche, mit extern anzuwendenden Zytostatika prämaligne oder gar maligne Veränderungen an der Haut anzugehen, sind bereits seit Jahrzehnten unternommen worden. Hier sei an die Versuche mit Colchicin, Endoxan und Methotrexat erinnert. Sie scheiterten an der Instabilität der Wirksubstanzen in einer Salbengrundlage. Die umfangreichsten Erfahrungen konnten mit dem 5-Fluorouracil gesammelt werden. 5-Fluorouracil muß über Wochen täglich 1–2mal auf die zu behandelnde Stelle appliziert werden. In der Regel kommt es innerhalb von 2–4 Wochen zu einer Erosivreaktion. Die zellzerstörende Wirkung ist hinsichtlich der Tiefe im allgemeinen ausreichend. In manchen Fällen kommt es jedoch zu keinerlei Reaktion, offensichtlich, weil entweder das Zytostatikum nicht durch die obersten Hornschichten in die Tiefe gelangt oder aber die Stoffwechselsituation im zellulären Bereich so geartet ist, daß 5-Fluorouracil eine nennenswerte Wirkung nicht erzielen kann. Immerhin erscheint bei Fehlen der Erosivreaktion nach 3 Wochen eine Weiterbehandlung bis zu 6–8 Wochen angezeigt. Es kann dann immer noch zu einer entsprechenden Wirkung kommen.

Die Fluorouracil-Methode erfuhr mannigfaltige Modifikationen:

1. Kombination mit Salizylsäure
2. Kombination mit Vitamin-A-Säure
3. Kombination mit Dinitrochlorphenol

(Almeida Goncalves [1]; Price [3]). Durch Beimischung von 5–10% Salizylsäure zur 5%igen Fluorouracil-Salbe wird die Wirksamkeit stark erhöht. In der Regel kommt man mit fünf Applikationen aus. Im allgemeinen geben die Patienten unmittelbar nach der Applikation der Stubstanz ein brennendes Gefühl an, das einige Minuten anhält. Sonst sind Nebenwirkungen nicht zu beobachten. Bei Vorliegen stark hyperkeratotischer Veränderungen sollte eine Okklusivbehandlung erfolgen.

Die kombinierte Anwendung von 5-Fluorouracil und Vitamin-A-Säure wurde von Robinson und Kligman [4] herausgestellt. Alternierend wurden täglich 5-Fluorouracil in 5%iger Konzentration und Vitamin-A-Säure in 0,1%iger Konzentration auf das zu behandelnde Areal appliziert. Die wesentlich bessere Wirkung dieser Kombination geht wohl auf die Einflußnahme der Vitamin-A-Säure in den „turnover" der epidermalen Zellen zurück.

Die Kombination von 5-Fluorouracil und Dinitrochlorphenol ist von Price [3] versucht worden, mit der Zielsetzung, die wenig effektive isolierte Fluorouracil-Behandlung im dorsalen Hand- und Unterarmbereich effektiver zu gestalten. Dabei wurden 1%iges Fluorouracil und 0,001– bis 0,1%iges DNCB verwandt. Nach einer Vortestung des Areals mit DNCB erfolgte das Auftragen der entsprechenden DNCB-Lösung, und zwar erstmalig bis zu 2%ig für 24 Stunden, 2 Wochen später Anwendung der geringer dosierten DNCB-Lösung und dann gleichzeitig Anwendung von 5-Fluorouracil für 6–8 Wochen.

Obgleich die Resultate von den Autoren als recht gut angegeben werden, verbietet sich die Kombination mit DNCB wegen der in der letzten Zeit lautgewordenen Nebenwirkungen.

Die hier aufgezeigten Methoden stellen die gängigen Verfahren zur Beseitigung der aktinischen Keratose dar. Im allgemeinen genügt die Beherrschung weniger Methoden, um effektive Arbeit zu leisten.

Zusammenfassung

Der außerordentlich große makro-morphologische und feingewebliche Formenreichtum der aktinischen Keratosen, die möglichen Übergänge und nahen Beziehungen zum warzigen Dyskeratom und zum segregierenden Karzinom sind Gründe, die vielfältigen Behandlungsmethoden aufzuzeigen.

Es wird näher eingegangen auf das chirurgische Vorgehen durch Exzision, Abrasion und Kürettage, Elektrochirurgie und Kryochirurgie, das chemisch-ätzende Verfahren und die zytostatische Behandlung ohne und in Kombination mit anderen Maßnahmen wie Salizylsäure, Vitamin-A-Säure und DNCB.

Literatur

1. Almeida Goncalves JC (1975) Treatment of solar keratoses with a 5-fluorouracil and salicylic acid varnish. Br J Derm 92:85–88
2. Pinkus H (1958) Keratosis senilis. A biologic concept of its pathogenesis and diagnosis based on the study of normal epidermis and 1730 seborrheic and senile keratoses. Am J Clin Pathol 29:193–207
3. Price NM (1979) Actinic keratoses treated with a combination of topical 5-Fluorouracil and Dinitrochlorbenzene. Dermatologica 158:279–286
4. Robinson TA, Kligman AM (1975) Treatment of solar keratoses of the extremities with retinoic acid and 5-fluorouracil. Br J Derm 92:703–706
5. Schreus H Th (1951) Chlorzinkschnellätzung des Epithelioms. Hautarzt 2:317–319

Leukoplakien der Mundschleimhaut

E. Haneke

Die Definition der Leukoplakie – Leukoplakien sind weiße, nicht abwischbare, keiner anderen definierten Krankheit zuzuordnende Schleimhautbezirke – ist rein klinisch-deskriptiv und beinhaltet daher keine Aussage über ihre Dignität [22]. Den meist exogen-irritativen Leukoplakrien im engeren Sinne werden die symptomatischen oder endogen-irritativen Leukoplakien gegenübergestellt, bei denen die weiße Verfärbung der Schleimhaut Ausdruck einer definierten (Haut- und) Schleimhauterkrankung ist. Die Diagnose einer Leukoplakie im engeren Sinne läßt sich nur durch Ausschluß solcher definierten Schleimhauterkrankungen stellen. Die Kenntnis der verschiedenen mit symptomatischen Leukoplakien einhergehenden Krankheiten ist somit die Voraussetzung für jede Leukoplakiediagnostik [9, 11].

Die Leukoplakien lassen sich in hereditäre und erworbene, endogene (nosogene) und exogene (noxigene) oder benigne und präkanzeröse Leukoplakien einteilen (Tabelle 1) [9, 10]. Eine klare Abtrennung ist nicht immer möglich, insbesondere auch, weil die Entwicklung einer Leukoplakie ein dynamischer und gelegentlich noch reversibler Vorgang ist. Damit ist zugleich festzustellen, daß der Begriff der Leukoplakie nicht gleichbedeutend mit oraler Präkanzerose ist [10, 11, 22].

Tabelle 1. Einteilung der Leukoplakien (nach Hornstein [9])

Leukoplakien im weiteren Sinne (nosogene Leukoplakien)	Erbliche Leukoplakien Endogen-irritative Leukoplakien	Karzinom-risiko
Leukoplakien im engeren Sinne (noxigene Leukoplakien)	Exogen-irritative Leukoplakien (Idiopathische Leukoplakien)	↓ zunehmend

Hereditäre Leukoplakien

Erbliche Leukoplakien sind insgesamt sehr selten (Tabelle 2). Mindestens bei 10% der Fälle von Dyskeratosis congenita ist die Entwicklung eines Karzinoms auf der Leukoplakie beschrieben worden [19], und inzwischen wurde auch über einen Fall eines Plattenepithelkarzinoms auf einem weißen Schleimhautnävus berichtet [6]. Bei der Epidermolysis bullosa dystrophica Hallopeau-Siemens können sich als Folge der Blasenbildung und atrophischen Narben mit Leukoplakien Plattenepithelkarzinome der Mundhöhle und des Ösophagus entwickeln.

Tabelle 2. Hereditäre Leukoplakien (modifiziert nach Hornstein [11])

Weißer Schleimhautnävus (white sponge naevus)
Verruköser Schleimhautnävus
Konstituionelles Leuködem
Dyskeratosis follicularis Darier
Benigne intraepitheliale Dyskeratose
Fibromatosis gingivae
Lipoidproteinose Urbach-Wiethe
Pachyonychia congenita
Dyskeratosis congenita Zinsser-Cole-Engman
Epidermolysis bullosa dystrophica Hallopeau-Siemens

Symptomatische Leukoplakien

Die bei definierten Krankheiten auftretenden symptomatischen oder nosogenen Leukoplakien kommen sehr oft vor (Tabelle 3). Mykosen und Lichen planus mucosae dürften am häufigsten sein. Der atrophische Lichen planus der Mundschleimhaut stellt eine fakultative Präkanzerose dar. In ca. 5–10% der Fälle kann sich nach längerem Bestehen ohne deutliche Veränderungen plötzlich und rasch ein Zungenkarzinom entwickeln. Als Präkanzerose sind auch die Glossitis interstitialis luica, die Glossitis granulomatosa und die orale submuköse Fibrose anzusehen.

Tabelle 3. Nosogene Leukoplakien (modifiziert nach Hornstein [11])

Lichen ruber planus
Chronische Candidose
Granulomatös-hyperplastische Mykosen
Vernarbendes Schleimhautpemphigoid
Lichen sclerosus et atrophicans
Sclerodermia circumscripta
Glossitis interstitialis luica
Glossitis granulomatosa
Orale submuköse Fibrose
Lupus erythematodes
Pityriasis rubra pilaris
Viruspapillome (Verrucae)
Fokale epitheliale Hyperplasie Heck
A-Hypovitaminose
Auf Xanthoma verrucifome, Granularzelltumor Abrikosoff, Fibrom u.a.

Exogen-irritative Leukoplakien

Die exogen-irritativen Leukoplakien können durch physikalische oder chemische Noxen hervorgerufen werden, meist handelt es sich aber um eine Kombination verschiedener Faktoren. Am häufigsten sind mechanische Reizung durch schadhafte Zähne, schlecht sitzende Prothesen, Zahnfehlstellung, Leukoplakien auf Schleimhautfibromen, Morsicatio buccarum sowie Tabakabusus Ursachen solcher Leukoplakien.

Die Leukokeratosis nicotinica palati ist durch eine mehr oder weniger einheitliche weiße Verfärbung der Gaumenschleimhaut gekennzeichnet, in der die Ostien der kleinen Gaumenspeicheldrüsen wegen fehlender Verhornung als rote Punkte erkennbar bleiben. Bei sehr starkem Tabakabusus kann es zu einer Braunfärbung der Keratose durch Tabaksaft und Rauch kommen. Die Leukokeratosis nicotinica ist reversivel und entartet praktisch nie. Dagegen kann es bei den sog. „reverse smokers", die das brennende Zigarettenende in den Mund nehmen, zur Metaplasie des Speicheldrüsenausführungsgangsepithels und zur Karzinomentwicklung kommen.

An der Unterlippe ist nicht das Rauchen, sondern die chronische Lichtbelastung Hauptursache der häufigen Leukoplakien und Plattenepithelkarzinome.

Die seltene, überwiegend im Mittelmeerraum beobachtete Cheilitis abrasiva Manganotti ist eine echte Präkanzerose, aus der nach monate- bis jahrelangem Bestehen ein Lippenkarzinom entstehen kann.

Häufigkeit

Intraorale Leukoplakien wurden bei 0,6–3,6% zahnärztlicher Patienten gefunden. In einer Erlanger Studie der Universitäts-Kiefer- und Hautkliniken fanden sich bei 4000 Patienten in 3,1% Leukoplakien, davon 1,9% Leukoplakien im engeren Sinne [23]. Es muß aber festgestellt werden, daß im allgemeinen weniger als 10% der Leukoplakien und Mundhöhlenkarzinome ohne subjektive Beschwerden vom Hausarzt bzw. Hauszahnarzt bei einer Routineuntersuchung entdeckt werden [1], was die Feststellung Burkets [4] untermauert, daß die oralen Leukoplakien die häufigsten und ernsthaftesten der von Ärzten, Zahnärzten und Patienten gleichermaßen vernachlässigten Mundschleimhautveränderungen darstellen. Männer überwiegen in Europa deutlich, was auf den höheren Tabakkonsum zurückgeführt wird. Betrachtet man hingegen besondere Mundschleimhautareale, ergeben sich jeweils unterschiedliche Zahlen. Insbesondere bei den prognostisch ungünstigeren Leukoplakien am Mundboden ist das Verhältnis von Männern und Frauen ausgeglichen [13].

Klinik

Die Leukoplakien werden entsprechend der Morphe nach Pindborg et al. [17] in homogene und gesprenkelte, nach Sugár und Bánóczy [2] in die einfachen (Abb. 1), verrukösen (Abb. 2) und erosiven Leukoplakien mit der Sonderform der Erythro(leuko)plakie eingeteilt (Tabelle 4). Die Leukoplakien verursachen lange Zeit keine Beschwerden und werden daher meist nur zufällig und sehr spät entdeckt. Nicht selten sind sie multipel. Am häufigsten ist die untere Mundhöhle betroffen (Abb. 3): Mundboden, Zunge, Unterkiefer; am Gaumen finden sich selten Leukoplakien, sieht man von der Leukokeratosis nicotinica palati ab. Lokalisation, Begrenzung, Ausdehnung, Farbe, Oberfläche und Kon-

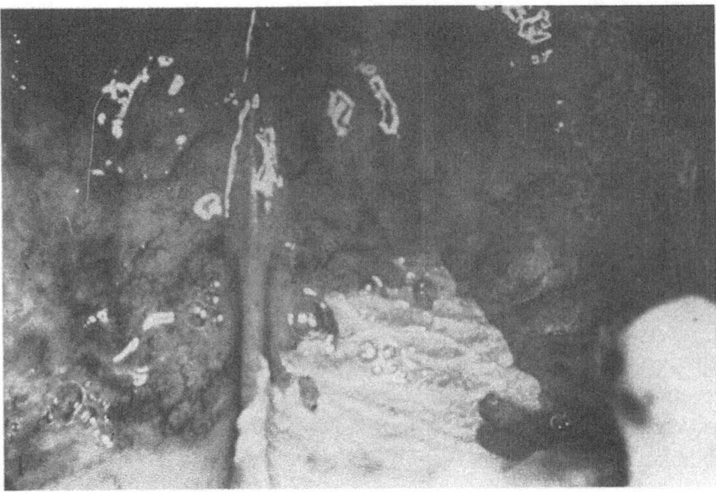

Abb. 1. Leukoplakia simplex des Mundbodens

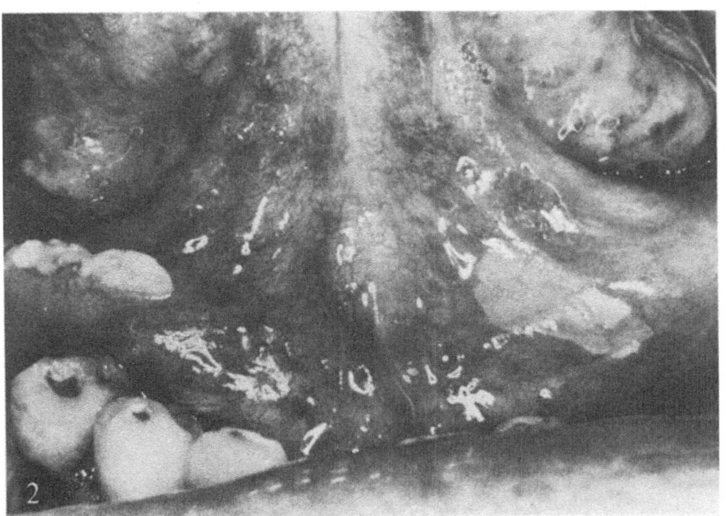

Abb. 2. Leukoplakia simplex (rechts) und Leukoplakia verrucosa (links) am Mundboden

Tabelle 4. Klinik der Leukoplakien

Pindborg et al. [17]	Sugár u. Bánóczy [2]	Karzinominzidenz
Homogene	Leukoplakia simplex	0
Leukoplakie	Leukoplakia verrucosa	3– 5%
Gesprenkelte	Leukoplakia erosiva	28–35%
Leukoplakie	Erythroleukoplakie	

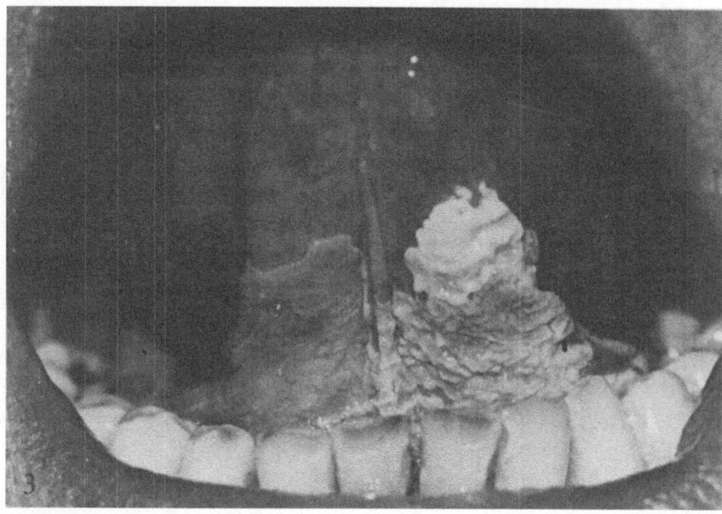

Abb. 3. Ausgedehnte Leukoplakie des Mundbodens, histologisch links benigne, rechts bereits präkanzerös

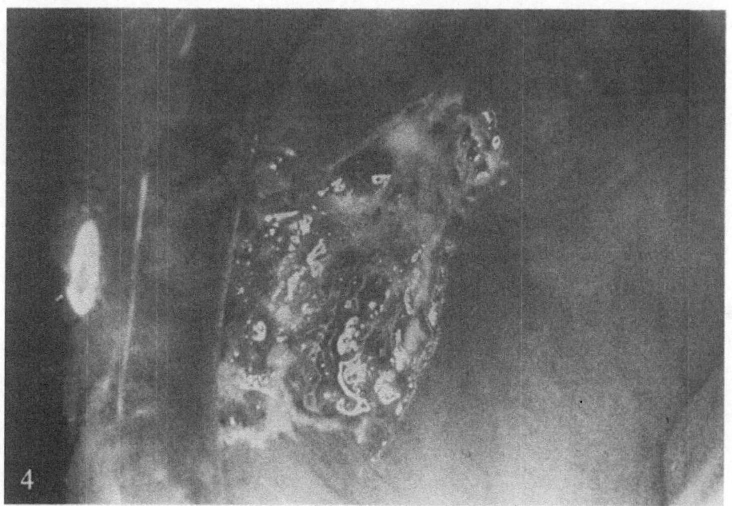

Abb. 4. Gesprenkelte Leukoplakie der Wangenschleimhaut

sistenz sind außerordentlich variabel. Kleine erosive Anteile führen zum Bild der gesprenkelten Leukoplakie, die in hohem Prozentsatz bereits präkanzerös ist oder schon ein Carcinoma in situ darstellt (Abb. 4). Nater et al. [16] sehen auch die floride orale Papillomatose lediglich als exophytisch-papillomatöse Variante dieser gesprenkelten Leukoplakie an (Tabelle 5). Die Erythroplakie ist praktisch immer bereits ein Carcinoma in situ.

Tabelle 5. Synonyma der floriden oralen Papillomatose

Hyperplasie pure de la maladie de Bowen (1932)
Verrucous carcinoma (1948)
Papillomatosis mucosae carcinoides (1958)
Floride orale Papillomatose (1960)
Orale floride Verrukosis (1968)
Inverted oral papilloma (1973)
Papillomatosis granulomatosis (1973)
Verrucous squamous carcinoma (1973)
Verrucous snuff dippers carcinoma (1964)
Ackerman-Tumor (1964)
Verrucous epidermal carcinoma (1970)
Exophytische gesprenkelte Leukoplakie (1975)

Diagnostik

Jede Leukoplakie, jedes Ulkus, jede Erythroplakie der Mundschleimhaut, die nicht nach Beseitigung der vermutlich ursächlichen Faktoren innerhalb von 2–4 Wochen abheilt, muß als Präkanzerose oder Karzinom angesehen werden, bis histologisch das Gegenteil bewiesen worden ist [1, 11]. Da das mikroskopische Bild innerhalb eines größeren Herdes stark variieren kann, sind gelegentlich mehrere Biopsien pro Herd erforderlich. Auch bei multiplen Leukoplakien ist die Entwicklung zur Präkanzerose und zum Karzinom nicht einheitlich. Insgesamt entwickeln sich nur aus 4–6% der Leukoplakien Karzinome [2, 22]. Die Kanzerisierungsrate beträgt bei der Leukoplakia simplex 0%, bei der verrukösen Leukoplakie 3,2–4,6% und bei der erosiven Leukoplakie immerhin 28–33% [3]. Kramer et al. [13] stellten fest, daß bereits 27% der Mundbodenleukoplakien bei ihrer Entdeckung karzinomatös waren. Die geeignete Biopsiestelle läßt sich mit Hilfe der Toludinblau-Probe leichter feststellen: präkanzeröse Bezirke bleiben nach Pinselung mit 1%iger Toluidinblau-Lösung und nachfolgender Differenzierung mit verdünnter Essigsäure blau, während die benignen Anteile wieder entfärbt werden [18, 21]. Unabhängig von der jeweiligen Histologie ist oft sowohl eine Progredienz zur Präkanzerose als auch – seltener – eine Regression präkanzeröser Leukoplakien möglich.

Verlaufskontrolle

Wegen der stets unvorhersehbaren Entwicklung einer Leukoplakie, des sehr häufigen Auftretens weiterer Leukoplakien und multipler primärer Karzinome in der Mundhöhle sowie der Beobachtung, daß Mundhöhlenkrebse in nur ca. 5% anläßlich einer Routineuntersuchung entdeckt werden, aber bei der ersten Konsultation schon 35–63% dieser Patienten Lymphknotenmetastasen aufwiesen, kann nicht eindringlich genug auf die Notwendigkeit einer konsequenten Nachkontrolle aller, auch der ausreichend behandelten Leukoplakie-Patienten hingewiesen werden. Ein Patient, der einmal eine Leukoplakie hatte, hat ein höheres Risiko zur Entwicklung weiterer Leukoplakien. Verantwortlich für dieses als multiple Kanzerisierung bezeichnete Phänomen ist vermutlich das Weiterbestehen ätiologischer Faktoren. Andererseits wurden auch in der klinisch normalen Schleimhaut der kontralateralen Seite bei Mundschleimhautkarzinomen vermehrt Zellanomalien gefunden [20].

Proliferationskinetik

Das Epithel der normalen menschlichen Mundschleimhaut weist eine hohe Proliferationsaktivität auf. Mitosen finden sich nicht nur im Stratum basale, sondern auch in 2–3 suprabasalen Zellagen. In benignen exogen-irritativen Leukoplakien sind dagegen erheblich weniger Suprabasalzellen an der Epithelregeneration beteiligt, obwohl Leukoplakie-erzeugende Reize auch die epitheliale Mitoserate steigern können. Die Keratinisation setzt in benignen Leukoplakien wahrscheinlich schon früher ein, wodurch die Proliferationsaktivität in das Stratum basale verlagert und bald wieder ein Gleichgewicht zwischen Proliferation und Desquamation erreicht wird [14]. In präkanzerösen Leukoplakien nimmt hingegen in Abhängigkeit vom Mikrostadium die Proliferationsaktivität deutlich zu [9].

Ätiologische Faktoren

Ätiologisch kommen für die Entstehung der Leukoplakie dieselben Faktoren in Frage wie für Mundschleimhautkarzinome. An erster Stelle steht der Tabakabusus. Weitere Faktoren sind Alkoholismus, Leberschaden, chronischer Eisenmangel und evtl. Unterernährung, genetische Faktoren, insbesondere Immundefektsyndrome, chronische Schäden des Zahn- und Zahnhalteapparates sowie Spätlues. Mehrere Faktoren können überadditiv wirken. Bezogen auf Nichtrauchen bzw. leichtes Rauchen, mäßigen Alkoholgenuß und intaktes Gebiß ist das relative Risiko, an einem Mundhöhlenkarzinom zu erkranken, bei starken Rauchern mit großem Alkoholkonsum und schlechtem Gebiß über 7,5mal höher [7]. Die häufig nachweisbare Candidabesiedelung auf Leukoplakien und Karzinomen [5] wirkt wahrscheinlich nicht kokarzinogen, sondern ist lediglich als Indikator einer lokalen oder evtl. auch schon systemischen Abwehrstörung anzusehen [12].

Therapie

Als Therapie der Wahl ist in den meisten Fällen die Exzision in toto anzusehen.

Die systematische Behandlung benigner Leukoplakien mit Vitamin-A-Säure 30 mg/die (Nordmark GmbH, Uetersen) und dem aromatischen Retinoid Ro 10-9359 50–75 mg/die (Hoffmann-LaRoche, Grenzach) führt oft zur klinischen Heilung, doch ist im Einzelfall häufig eine sehr lange Behandlung erforderlich. Auch der Lichen planus mucosae spricht auf diese Behandlung an. Lokal kann Vitamin-A-Säure 0,1% in Haftsalbe besonders bei umschriebenen, nicht erosiven Leukoplakien angewandt werden.

Moore und Klein [15] berichteten über die Immuntherapie präkanzeröser Leukoplakien der Schleimhaut mit DNCB. Die Versagerquote ist jedoch im Vergleich zu Präkanzerosen der Haut relativ hoch.

Bleomycin wurde kürzlich mit Erfolg bei der oralen floriden Papillomatose angewandt [8]. Im allgemeinen findet es wie andere Zytostatika jedoch nur bei inoperablen Karzinomen der Mundhöhle Anwendung.

Eine Röntgenbestrahlung ist abzulehnen, da sie ihrerseits eine spätere Karzinomentwicklung induzieren kann.

Zusammenfassung

Leukoplakien sind weiße, nicht abwischbare Schleimhautbezirke, die keiner definierten Krankheit zuzuordnen sind. Sie sind morphologisch sehr variabel und weisen insgesamt eine Kanzerisierungsrate von 4–6%, je nach klinischem Typ aber von 0–ca. 30% auf. Jede nicht innerhalb spätestens 4 Wochen nach adäquater Therapie abgeheilte Leukoplakie muß bis zum Beweis des Gegenteils als Präkanzerose oder Karzinom angesehen werden. Da das Risiko einer malignen Entartung und der Entwicklung neuer Leukoplakien nicht vorhersehbar ist, ist eine konsequente Kontrolle aller Leukoplakie-Patienten erforderlich.

Literatur

1. Ballard BR, Suess GR, Pickren JW, Greene GW jr, Shedd DP (1978) Squamous-cell carcinoma of the floor of the mouth. Oral Surg 45:568–579
2. Bánóczy J (1977) Follow-up studies in oral leukoplakias. J Maxillofac Surg 5:69–75
3. Bánóczy J, Rigó O (1976) Comparative cytologic and histologic studies in oral leukoplakia. Acta Cytol 20:308–312
4. Burket LW (1965) Oral medicine. Diagnosis and treatment. 5th ed. Lippincott, Philadelphia Toronto
5. Cawson RA (1966) Chronic oral candidiasis and leukoplakia. Oral Surg 22:582–591
6. Downham TF II., Plezia RA (1978) Oral squamous-cell carcinoma within a white-sponge nevus. J Dermatol Surg Oncol 4:470–472
7. Graham S, Dayal H, Rohrer T, Swanson M, Sultz H, Shedd D, Fishman S (1977) Dentition, diet, tobacco and alcohol in the epidemiology of oral cancer. J Natl Cancer Inst 59:1611
8. Hagedorn M, Weigel K, Petres J (1978) Treatment of oral florid papillomatosis with bleomycin. Arch Derm 114:1082–1083
9. Hornstein OP (1977a) Leukoplakien der Mundschleimhaut. Zentralbl Haut- u Geschlkr 139:1–18
10. Hornstein OP (1977b) Orale Leukoplakien. Klassifikation, Differentialdiagnose, ätiologische Bedingungen der Kanzerisierung, Prognose. Dtsch Zahnärztl Z 32:497–505
11. Hornstein OP (1979) Klinik, Ätiologie und Therapie der oralen Leukoplakien. Hautarzt 30:40–50
12. Hornstein OP, Gräßel R, Schirner E, Schell H (1979) Orale Candida-Besiedelung bei Leukoplakien und Karzinomen der Mundhöhle. Dtsch med Wschr 104:1033–1036

13. Kramer IRH, El-Labban N, Lee KW (1978) The clinical features and risk of malignant transformation in sublingual keratosis. Br Dent J 144:171–189
14. Maidhof R, Prantl F, Hornstein OP, Schell H (1977) Zur Proliferationskinetik der normalen und leukoplakischen Wangenmukosa. Arch Derm Res 260:193–200
15. Moore GE, Klein E (1976) Immunotherapy of skin cancer. In: Andrade R, Rumport SL, Popkin GL, Rees TD (eds) Cancer of the skin. Biology – Diagnosis – Management. Saunders, Philadelphia p 1647–1661
16. Nater JP, Zecha JJ, Heida F, Panders AK, Cuypers M, Sauer EW, te Lintum JCA (1977) Floride orale Papillomatose oder „speckled" Leukoplakie? Hautarzt 28:18–22
17. Pindborg JJ, Renstrup G, Poulsen HE, Silverman S (1963) Studies in oral leukoplakias. V. Clinical and histologic signs of malignancy. Acta Odont Scand 21:407
18. Poswillo D (1975) Evaluation, surveillance and treatment of panoral leukoplakia. J Maxill fac Surg 3:205–211
19. Rodermund OE, Hausmann D, Hausmann G (1979) Das Zinsser-Cole-Engman-Syndrom. Ein Beitrag zu den kongenitalen Poikilodermien, zugleich ein Beitrag zu den familiären Panzytopenien. Z Hautkr 54:273–286
20. Sirsat SM, Daftary NA, Daftary DK (1974) Keratinization patterns in the human oral mucosa in relation to oral habits and malignancy. I. Histology and histochemistry. Indian J Cancer 11:1–12
21. Wang P, Wang I, Hornstein OP (1973) Vitalfärbung mit Toluidinblau als klinische Methode zur Früherkennung von Präkanzerosen und Karzinomen der Lippen. Therapiewoche 23:1647–1650
22. WHO Collaborating Centre for Oral Precancerous Lesions: Definition of leukoplakia and related lesions: an aid to studies on oral precancer. Oral Surg 46:518–539
23. Wilsch L, Hornstein OP, Brüning H, Schwipper V, Lösel F, Schönberger A, Gunselmann W, Prestele H (1978) Orale Leukoplakien. II. Ergebnisse einer 1jährigen Pilotstudie. Dtsch Zahnärztl Z 33:132–142

Versuche einer Objektivierung und Validierung der oralen Leukoplakie

Ch. Mittermayer, F. Härle und M. Hagedorn

Von einer pathologischen Beurteilung wird heute mehr als nur eine einfache Kategorisierung von Krankheiten, beispielsweise „Krebs oder Nicht-Krebs" verlangt.

Vielmehr soll der Pathologe darüber hinaus Auskunft über Prognose und sogar Therapiemöglichkeiten einer Erkrankung geben. Dies ist besonders schwierig im Falle der Präkanzerosen der Mundhöhle. Ein Großteil der Karzinome der Mundhöhle entstehen ohne makroskopisch sichtbare oder – heute erkennbare Vorstadien. Bei einem kleineren Teil der Karzinome weiß man, daß sie auf dem Boden weißgefärbter Schleimhautveränderungen (Leukoplakien) entstehen. Die heute gebräuchliche, extrem weitgefaßte WHO-Nomenklatur [18, 19] läßt eine Präzisierung für eine sinnvolle Therapie nicht zu. Aus diesem Grunde wurden vielfach Versuche unternommen, den ausufernden Begriff „Leukoplakie" präziser zu fassen [11]. *Eine* Möglichkeit besteht in der Differenzierung in makroskopische Untergruppen wie einfache, verruköse und erosive Leukoplakie, wobei das Risiko der Entartung zum manifesten Krebs unterschiedlich hoch ist [3, 13]. Erst die Einführung des Dysplasiebegriffs [1] und die strikte Anwendung auf präsumptiv präkanzeröse Veränderungen hat neue Ausblicke auf die Rezidiv- und Entartungsrate der Leukoplakie gegeben [7, 16].

Ein weiterer Schritt in Richtung Objektivierung von Dysplasiegraden an oraler Leukoplakie war die Einführung pathologischer Standards [15]. Es wurden maximal zulässige Ausprägungen und Kombinationen bestimmter Dysplasiekriterien für jeden Dysplasiegrad festgelegt [6].

Diese Methoden sind jedoch für die Praxis zu schwerfällig oder zu wenig objektiv. Gerade die *Objektivierung* eines histologischen Befunds ist aber eine notwendige Voraussetzung der *Reproduzierbarkeit* der Befundung selbst und der *Validierung,* d.h. der Bezugnahme des histologischen Gutachtens zum Schicksal des Patienten.

Die vorliegende Arbeit stellt einen Versuch dar, histologische Befunde mit Hilfe der quantitativen DNA-Zytophotometrie zu objektivieren und das Resultat mit einem retrospektiven „Follow-up" zu korrelieren.

1. Material und Methode

a) Patienten

61 Patienten aus der Universitäts-Hautklinik, dem Pathologischen Institut und der Zahn-, Mund- und Kieferklinik der Universität Freiburg wurden untersucht. Davon waren 47 Fälle auswertbar. Bei 14 Fällen war nicht mehr ausreichend paraffineingebettetes Material

vorhanden. Die Gewebsproben stammten aus den Jahren 1968 bis 1978. Bei allen Leukoplakiefällen wurde darauf geachtet, ob ein „Follow-up" möglich ist.

Die Zusammensetzung der Patienten ist aus Tabelle 1 zu ersehen.

Tabelle 1. Patientendaten

	Leukoplakie	Gefleckte Form	Gesamtzahl
Anzahl:	35	12	47
Geschlecht:	25 ♂ 9 ♀	8 ♂ 4 ♀	33 ♂ 14 ♀

Durchschnittliches Alter der Patienten: 69 Jahre
Durchschnittlicher Beobachtungszeitraum: 5 Jahre 8 Monate

b) Verarbeitung und Gewebsproben

Von den zur Verfügung stehenden Blöcken wurden Serienschnitte von einer Schnittdicke 5 μ angefertigt. Je ein Präparat wurde wechselweise mit Hämatoxylin-Eosin gefärbt, ein Präparat nach Feulgen in der von Böhm und Sandritter [5] angegebenen Weise. Durch differenzierte Säurehydrolyse wurde der optimale Färbepunkt ermittelt.

c) Zytophotometrische Messung

Anhand der HE-gefärbten Schnitte wurde die früher angegebene Diagnose kontrolliert. An mindestens 5 Schnitten wurde mittels Markierung jene Stelle des Epithels festgelegt, das den mikroskopisch gesehen höchsten Grad der Dysplasie aufwies. Hiervon wurde eine Photographie angefertigt. In den darauffolgenden Feulgen-gefärbten Seriengewebsschnitten wurden die photographisch fixierten Stellen aufgesucht und an einem Scanning-Mikrophotometer M 86 der Firma Vickers gemessen. Nun wurde durch 10 Messungen am Zytoplasma der Zellen der durchschnittliche Leerwert des Meßbereichs festgestellt. Der Diploidwert wurde an Lymphozyten ermittelt. Danach erfolgte die eigentliche Messung an den Einzelzellkernen. Pro Probe wurden 50 Zellkerne analysiert. Aus dem Meßbereich wurden die beiden basalen Zellschichten und die verhornten, oberflächlichen Zellagen ausgespart.

Die „Diploid-Deviation" wurde nach der Methode von Böcking [4] ermittelt.

2. Klassifizierung der oralen Leukoplakie

Die einfachste und heute für den praktisch tätigen Arzt sicherste Methode der Beurteilung der Leukoplakie richtet sich nach dem makroskopischen Aussehen (Tabelle 2). Die Unterscheidung zwischen „homogen" und „gefleckt" ist nützlich, denn sie signalisiert unterschiedliche Prognosen. Bei der histologischen Analyse zeigt sich, daß die „plane" Form nur sehr selten Dysplasien (Abb. 3), die „gefleckte" Form dagegen häufig Dysplasien aufweisen (Abb. 5).

Tabelle 2. Makroskopie der Leukoplakie

Homogene Leukoplakie (= L. simplex)
Gefleckte Leukoplakie (= L. verrucosa; L. erosiva)

Tabelle 3. Wachstumsformen der Leukoplakie

Wachstumsform	Häufigkeit	Dysplasie
plan	3/4	12%
papillär-endophytisch	1/4	45%
papillomatös-exophytisch	selten	38%

Eine weitere Differenzierung kann bei Lupenvergrößerung erfolgen (Tabelle 3). Die papillär-endophytische Form zeigt eine plumpe, zapfige Vorwucherung in die Tiefe. Bei der papillomatös-exophytischen Form ist die Wachstumstendenz lumenwärts gerichtet (Abb. 3). Gerade diese Wachstumsform ist oft mit schwerer Dysplasie verbunden. Die Betrachtung der Wachstumsformen genügt für eine sichere Beurteilung nicht.

Die histologische Beurteilung ist heute – wie früher – die sicherste Methode – wenn auch nicht die einzige – zur Feststellung der Dignität des Leidens.

Die histologische Untersuchung mit konventionellen Methoden (Tabelle 4) hat streng zwischen den entzündlich bedingten Epithelhyperplasien und den potentiell prämalignen

Tabelle 4. Histologie der Leukoplakie

Epithelhyperplasie	Epitheldysplasie
Hyperkeratose	Dyskeratose
Akanthose	Basalzellhyperplasie
Leuködem	Aufhebung der Epithelschichtung
	Zellpolymorphie
	Vermehrung der Mitosen

Epitheldysplasien zu unterscheiden. Die Kriterien der feingeweblichen Beurteilung konzentrieren sich im wesentlichen auf die Feststellung des Grades der Dysplasie (Abb. 1 u. 2). Da es sich hier um eine subjektive Methode handelt, wird vor allem die Frage der Objektivität und damit der Reproduzierbarkeit aufgeworfen. Einheitlichkeit der Beurteilung herrscht nur bei dem geringsten Grad der Dysplasie und bei der schweren Dyspla-

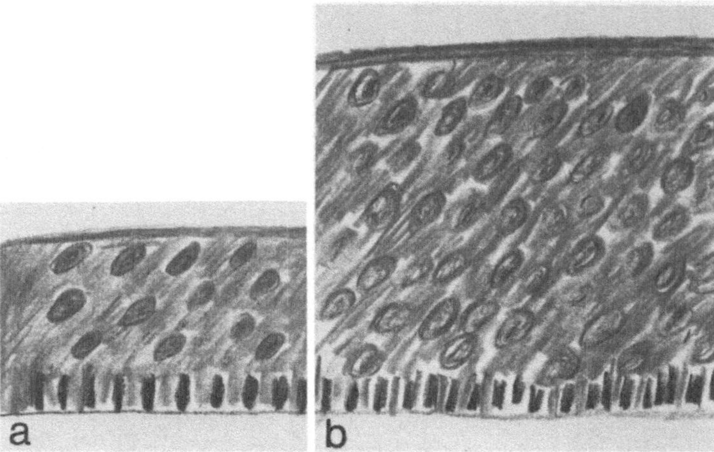

Abb. 1. **a** Normale Mundschleimhaut. Regelrechte Schichtung des Plattenepithels. **b** Epithelhyperplasie. Die Stachelzellschicht ist verbreitert. Die Schichtung des Epithels erscheint regelrecht. Basalzellschicht enthält vermehrt Mitosen. Oberflächlich ist eine Hyperkeratose erkennbar. Diese Veränderung tritt häufig nach entzündlich-irritativen Reizen auf

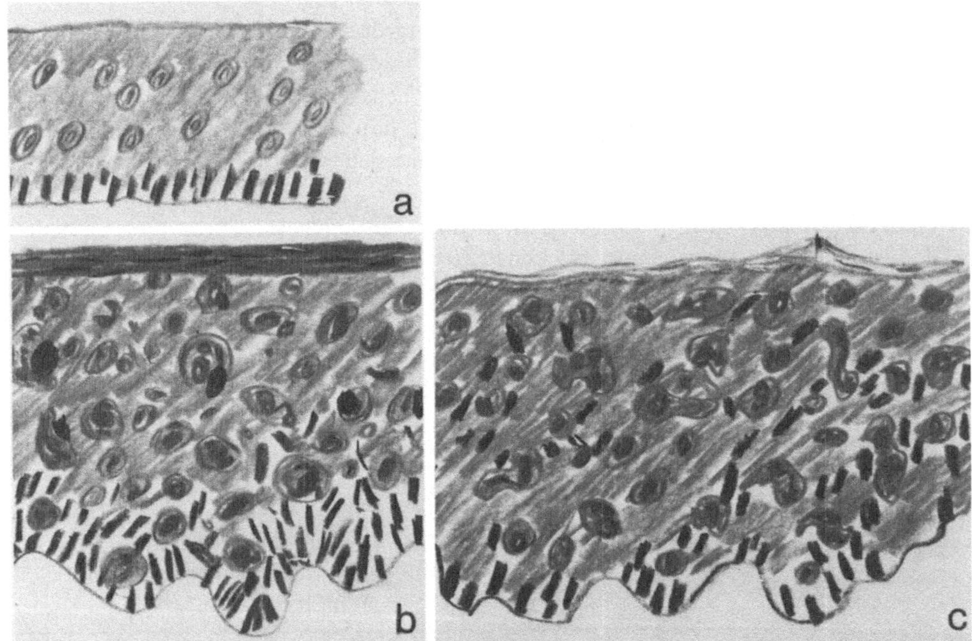

Abb. 2. **a** Normale Mundschleimhaut. **b** Dysplasie. Die Schichtung des Epithels ist in unterschiedlichem Grad aufgehoben. Oberflächlich findet sich eine erhebliche Keratinablagerung mit Ortho- und Parakeratose. Die Basalzellschicht ist verbreitert. Zellteilungsfiguren sind bis in die höchsten Schichten zu sehen. Einzelzellverhornung (Dyskeratose) und Polymorphie der Zellen beherrschen das Bild. **c** Carcinoma in situ. Die Schichtung des Epithels ist vollständig aufgehoben. Die Zellen entsprechen malignen Tumorzellen. Sie nehmen jedoch territorial jene Schicht ein, die ihnen als Epithel zugewiesen sind. Die Basalmembran ist erhalten

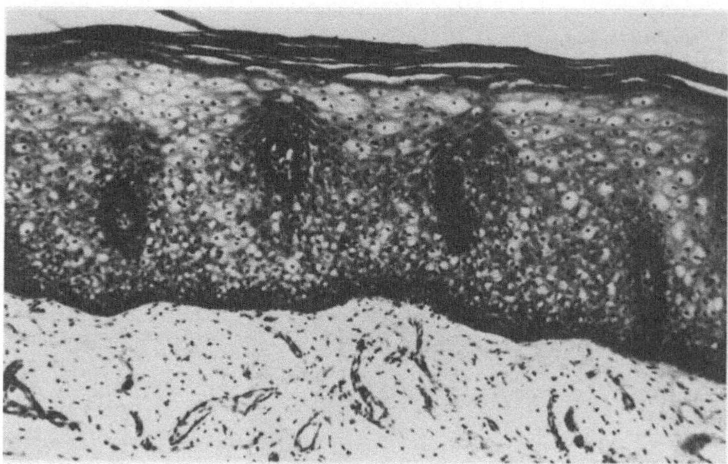

Abb. 3. Leichte Dysplasie bei planer Form oraler Leukoplakie. Der Fall entspricht Fall 1 in Abb. 6. (2232) HE 90 X

sie bzw. Carcinoma in situ. Für schwere Dysplasie und Carcinoma in situ ist die Prognose gleich (Tabelle 5). Das Transformationsrisiko der oralen Leukoplakie wird von unterschiedlichen Autoren verschieden eingeschätzt. Dies mag seinen Grund in mehr oder minder abweichenden histologischen Beurteilungskriterien haben.

Tabelle 5. Transformationsrisiko der Leukoplakie

	Dysplasiegrad	
	null oder leicht	schwer oder Ca i.s.
Deutschland		
Seifert u. Burkhardt [14]	3%	43%
Fasske et al. [10]	10%	
USA		
Waldron u. Shafer [17]	6%	23%
Ungarn		
Banoczy u. Csiba [2]	6%	13%

Tabelle 6. Risikofaktoren der malignen Transformation von Leukoplakie

1. Gefleckter Typ der Leukoplakie
2. Leukoplakie größer als 5,5 cm²
3. „high-risk"-Zonen:
   Zungenrand
   Lippe
   Mundboden

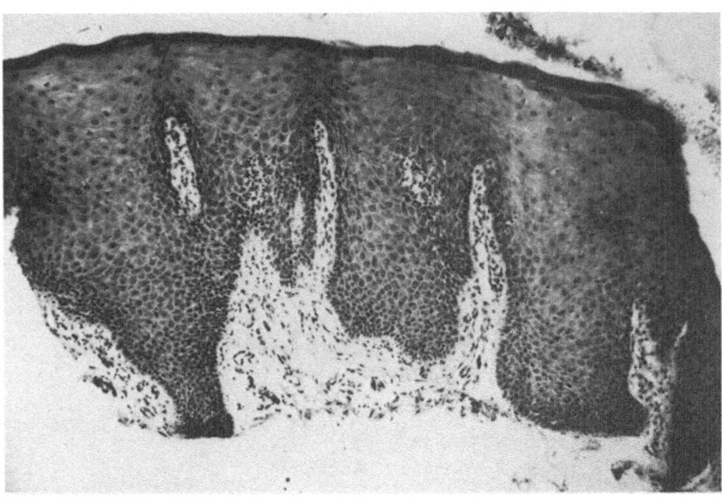

Abb. 4. Mittlere Dysplasie bei planer Form der oralen Leukoplakie. Der Fall entspricht Fall 1 in Abb. 6. (1544) HE 90 X

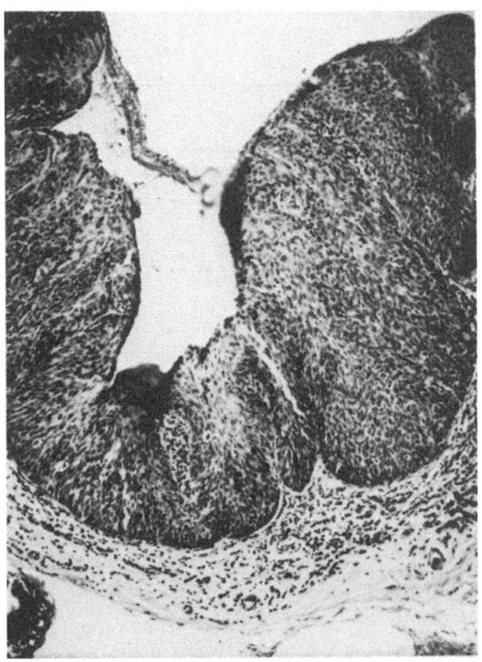

Abb. 5. Schwere Dysplasie bei oraler Leukoplakie. Es handelt sich um eine papillomatäs exophytische Form. Der Fall entspricht Fall 2 in Abb. 6. (308) HE 90 X

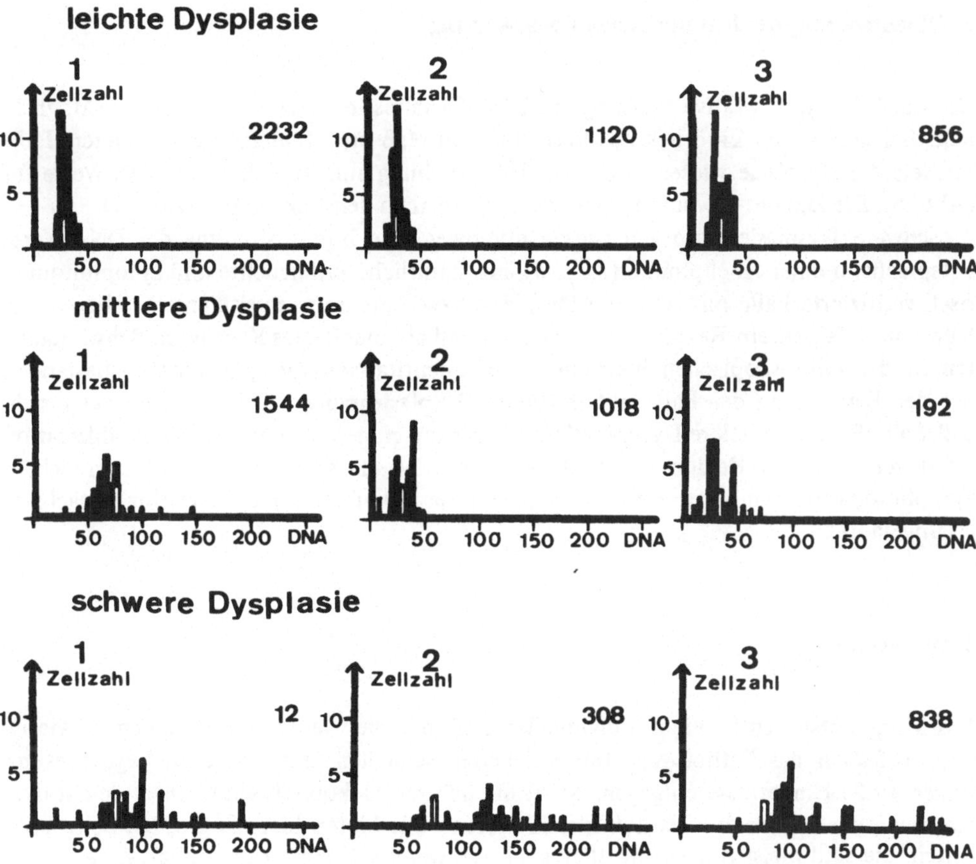

Abb. 6. Übersicht typischer DNA-Histogramme von oraler Leukoplakie mit unterschiedlichem Dysplasiegrad. Leichte Dysplasie: Alle drei Fälle weisen einen diploiden Meßwert auf. Die kleine weiße Säule entspricht dem diploiden Kontrollwert. Die „Diploid-Deviation" beträgt im Durchschnitt 1.2 (s. auch Abb. 3). Mittlere Dysplasie: In allen drei Fällen ist eine stärkere Streuung um den diploiden Wert erkennbar. Fall 1 und 2 hatten eine Diploid-Deviation um 2.0 während Fall 3 den Wert 2.3 ergab. Ein Rezidiv trat bei Fall 3 auf (s. auch Abb. 4) Schwere Dysplasie: In allen drei Fällen war eine massive Streuung und Rechtsverschiebung der Werte bemerkbar. Eine durchschnittliche Diploid-Deviation von 5.60 zeigt eine eindeutige Aneuploidie an (s. auch Abb. 5)

Für den praktisch tätigen Arzt möge genügen, daß das Risiko der malignen Entartung im wesentlichen von drei Faktoren abhängig ist (Tabelle 6). Diese sind die makroskopisch beurteilbare Wachstumsform, die Größe und die Lokalisation in „high risk"-Zonen. Höchstes Risiko haben dabei Leukoplakien vom „gefleckten" Typ, die größer als 5,5 cm^2 sind. „High risk"-Zonen stellen Lippe, Mundboden und Zungenrand dar.

3. Objektivierung der histologischen Begutachtung

Die objektive, quantitative Messung des DNA-Gehaltes im Einzelfall bietet eine Möglichkeit den subjektiven Eindruck des Betrachters in Maß und Zahl zu transformieren. Fälle mit leichter Dysplasie wiesen in unserer Untersuchung uniforme diploide DNA-Werte auf (Abb. 6). Die Diploid-Deviation zeigte durchschnittlich den Faktor 1.2. (Abb. 3).

Schwere Dysplasien dagegen wiesen durchweg eine breite Streuung der DNA-Werte entsprechend einer Aneuploidie (Abb. 5) auf. Sämtliche untersuchte und zytophotometrisch verifizierte Fälle mit schwerer Dysplasie bzw. Carcinoma in situ entwickelten innerhalb von 5 Jahren ein Rezidiv bzw. in einem Fall ein manifestes Karzinom. Schwierigkeiten in der mikroskopischen Beurteilung der quantitativen Zytophotometrie bestanden bei der Beurteilung der Fälle mit mittleren Dysplasiegraden (Abb. 4). Hier zeigt sich, daß Fall 192 als „mittlere Dysplasie“ im Mikroskop eingestuft mit einer Diploiddeviation (DD) von 2.30 ein Rezidiv erlitt. Andere „mittlere Dysplasiegrade“ erwiesen sich in zytophotometrischen Messungen mit Werten unter 2,0 in der Diploiddeviation tatsächlich als ungefährlich.

4. Diskussion

Das Malignitätspotential einer individuellen Läsion zu beurteilen gehört zu den schwierigsten Aufgaben des Pathologen. Einer sicheren, schnellen und einfachen Begutachtung stehen große Hindernisse entgegen. Nicht die lichtmikroskopisch eindeutig als leicht-dysplastisch oder schwer-dysplastisch klassifizierten Fälle bieten hier die größten Schwierigkeiten. Sie sind meist mit einem Blick auch von weniger Geübten erkennbar. Es geht vielmehr um die Analyse der Grenzfälle, die im Sammeltopf der „mittleren Dysplasie“ liegen. Um sie zu analysieren, sind zahlreiche Methoden inauguriert und mit wechselndem Erfolg angewandt worden (Tabelle 7). Von diesen hat sich bis heute im wesentlichen die

Tabelle 7. Untersuchungsmethoden des Malignitätspotentials von oralen Leukoplakien

1. Veränderungen des Enzymmusters
2. Glykogengehalt
3. Akridinbindung an DNA
4. Verlust der Blutgruppen-iso-Antigene
5. Elektronenmikroskopie
6. *DNA-Histogramme*
7. *Histologische Bestimmung des Dysplasiegrades*
8. Veränderungen der Proliferationskinetik

subtile Anwendung konventioneller histologischer Techniken und die quantitative Messung des DNA-Gehaltes mittels DNA-Histogrammen durchsetzen können.

Die Absicht dieser Arbeit war es, einfache und schnelle Methoden zu finden, den subjektiven Eindruck des histologischen Bildes zu objektivieren und gefährliche von ungefährlichen Leukoplakien der Mundhöhle voneinander zu trennen. Die DNA-Zytophotometrie bietet dafür heute die besten Voraussetzungen.

Neue, schnellregistrierende Zytophotometer erlauben dies, so daß ein Präparat innerhalb von 15 Minuten gemessen und ausgewertet werden kann. Dem behandelnden klinischen Kollegen ist damit ein neues und objektives Maß für die Erkrankung an der Haut und Schleimhaut gegeben. So ist diese Methode aus der Umständlichkeit früherer Methoden in ein neues Stadium getreten. Ehlers [9] untersuchte zytophotometrisch kutane Präneoplasien, und zwar je einen Fall von Cornu cutaneum, Morbus Bowen, Morbus Paget, Erythroplasie Queyrat und fand eine breite Streuung der DNA-Werte. Seiner Meinung nach ist eine Abgrenzung fakultativer von obligatorischen Präkanzerosen mit dieser Methode nicht möglich.

Um die Schwierigkeiten bei der Feulgen-Zytophotometrie zu umgehen, haben Pfitzer und Pape [12] an Ausstrichen der Mundhöhlenschleimhaut zytophotometrische Messungen durchgeführt. Auch sie finden eine Verbreiterung der Streuung der Meßwerte bei Karzinomen, nicht jedoch bei Leukoplakien. Die Frage der Differenzierung der Leukoplakien in prognostisch unterschiedliche Klassen blieb demnach offen. Doyle und Manhold [8] sprechen der Mikrospektophotometrie den diagnostischen Wert bei der Leukoplakie ab. In der vorliegenden Arbeit wird erstmals die verfeinerte makroskopische Beurteilung von oralen Leukoplakien modernen Beurteilungsverfahren der Histologie und Zytophotometrie gegenübergestellt. Die geringe Fallzahl erlaubt zwar noch keine endgültigen Schlüsse. Dennoch kann man jetzt schon sagen, daß die Beurteilung der histologisch als „leichte Dysplasie" und „schwere Dysplasie" gekennzeichneten Fälle bereits durch die konventionelle Histologie ausreichend sicher ist. „Follow up"-Studien dieser Fälle haben erwiesen, daß die Beurteilung dieser Präparate mit dem bewaffneten Auge ausreichend ist, vorausgesetzt, der Beurteiler hält sich an die Regeln der Dysplasie-Gradierung.

Fälle mit „mittlerer Dysplasie" sind nach den Erfahrungen der vorliegenden Arbeitsergebnisse mit dem Auge nicht sicher zu beurteilen. Hier handelt es sich um Fälle, die der Prognose nach den Fällen von „leichten" oder „schweren" Dysplasie zugeschlagen werden müssen. Als Maß dient die Tatsache, ob sich innerhalb von 5 Jahren ein Rezidiv oder ein manifester Krebs entwickelt hat. Es muß dabei dahingestellt bleiben, wie vollständig die Läsion primär operiert wurde. Irrespektiv dieser Tatsache steht der Pathologe bei diesen Fällen vor der Frage, ob die vom klinischen Kollegen eingesandte „Leukoplakie" potentiell gefährlich ist oder nicht. Der Einsatz der quantitativen Zytophotometrie kann hier eine wichtige, vielleicht sogar entscheidende Hilfe leisten.

Zusammenfassung

Die Beurteilung der oralen Leukoplakie sollte in drei Stufen erfolgen: makroskopisch, mikroskopisch und zytophotometrisch.

Bei der makroskopischen Betrachtung können an der Wachstumsform, an Flächenausdehnung und Lokalisation bereits mit großer Wahrscheinlichkeit die „high-risk"-Fälle von ungefährlichen Fällen unterschieden werden.

Bei der mikroskopischen Betrachtung ist es durch Feststellung des Dysplasiegrades in den meisten Fällen eindeutig möglich, ungefährliche von gefährlichen Läsionen zu unterscheiden. Leichte Dysplasien sollten überwacht, schwere Dysplasien im Gesunden operativ entfernt werden. Eine quantitative zytophotometrische Messung der oralen Leukoplakie empfiehlt sich dann, wenn im Mikroskop die Diagnose „mittlere Dysplasie" gestellt wird. Hier kann die Maschine vermutlich mehr leisten als das menschliche Auge. Die objektive Messung erlaubt eine Trennung von solchen Fällen mit hoher „Diploid-Deviation" (Rezidivgefahr) und niedriger „Diploid-Deviation" (keine Rezidivgefahr).

Literatur

1. Armed Forces Institute of Pathology AFIP (1968) Tumors of the oral cavity and pharynx. Sec. IV-Fasc. 10 b, p 83
2. Banoczy J, Csiba A (1976) Occurrence of epithelial dysplasia in oral leukoplakia. Analysis and follow-up study of 12 cases. Oral Surg 42:766
3. Banoczy J, Sugar L (1972) Longitudinal studies in oral leukoplakias. J Oral Pathol 1:265
4. Böcking A (1980) Malignitäts-Grading des Prostatakarzinoms. Habilitationsschrift, Freiburg
5. Böhm N, Sandritter W (1966) Feulgen hydrolysis of normal cells and mouse ascites tumor cells. J Cell Biol 28:1
6. Burkhardt A, Maerker R (1978) Dysplasieklassifikation oraler Leukoplakien und Präkanzerosen. Bedeutung für Prognose und Therapie. Dtsch Z Mund-Kiefer-Gesichts-Chir 2:199
7. Cawson RA (1975) Premalignant lesions in the mouth. Br Med Bull 31:164
8. Doyle JL, Manhold JH (1975) Feulgen microspectrophotometry of oral cancer and leukoplakia. J Dent Res 54:1196
9. Ehlers G (1972) Präcancerosen der Haut und Schleimhaut aus moderner Sicht. Zur Frage der nosologischen Sonderstellung fakultativer und obligater Präcancerosen der Haut. Hautarzt 23: 480
10. Fasske E, Hahn W, Morgenroth K, Themann H (1959) Die formale und kausale Genese der Leukoplakia oris. Z Haut- u Geschlechtskr 26:339
11. Mittermayer Ch (1976) Oralpathologie. Schattauer, Stuttgart New York, S 1
12. Pfitzer P, Pape HD (1975) Investigation of DNA-content of leukoplakia cells or oral mucosa. J Maxillofac Surg 3:119
13. Pindborg JJ, Renstrup G, Poulsen HE, Silverman S (1963) Studies in oral leukoplakia. V. Clinical and histological signs of malignancy. Acta Odont Scand 21:407
14. Seifert G, Burkhardt A (1977) Neuere morphologische Gesichtspunkte bei malignen Tumoren der Mundschleimhaut. Dtsch Med Wochenschr 102:1596
15. Smith C, Pindborg JJ (1969) Histological grading of oral epithelial atypia by the use of photographic standards. C. Hamburgers Bogtrykeri, Copenhagen
16. Spiessl B, Metz HJ (1967) Differentialdiagnose und Behandlung der Leukoplakie. Dtsch Zahn-Mund- u Kieferheilk 48:11
17. Waldron CA, Shafer WG (1975) Leukoplakia revisited. A clinicopathologic study of 3256 oral leukoplakias. Cancer 36:1386
18. WHO (1978) A Coded Compendium of the International Histological Classification of Tumours. World Health Organization, Geneva
19. WHO (1978) Collaborating centre for oral precancerous lesions. Definition of leukoplakia and related lesions: An aid to studies on oral precancer. Oral Surg 46:518

Operative und kryochirurgische Therapie der oralen Leukoplakien

F. Härle und R. Ewers

Ein Großteil der oralen Leukoplakien müßte nicht behandelt werden, wenn wir unsere Patienten zur Nikotinabstinenz erziehen könnten. Nach Pindborg [4] verschwinden 80% der Leukoplakien im Munde, wenn das Rauchen eingestellt wird, die Raucherleukokeratose sogar zu 100%.

Die operative Therapie im lokostabilen Bereich des Mundes

Kleine leukoplakische Bezirke in der Mundhöhle zu entfernen, stellt in der Regel keine Probleme im Bereich der beweglichen Mundschleimhaut dar. Im Bereich der unbeweglichen Schleimhaut am Oberkiefer und am Unterkiefer muß jedoch der entstandene Defekt entweder primär durch eine Verschiebelappenplastik gedeckt oder der offenen Granulation und sekundären Epithelisation überlassen werden. Große Leukoplakiebezirke des Unterkieferalveolarfortsatzes, des Oberkieferalveolarfortsatzes und des harten Gaumens können durch Lappenplastik nicht gedeckt werden, ohne die Prothesenfähigkeit der Kiefer zu zerstören. Für diese Fälle ist es notwendig, Spalthauttransplantate und Schleimhauttransplantate für die mittleren Defektdeckungen zu verwenden. Auf der festen knöchernen Unterlage können diese Transplantate mit plattenprothetischen Methoden postoperativ komplikationslos in ruhiger Position gehalten werden, was eine sichere Einheilung garantiert.

Große Leukoplakiebezirke im lokolabilen Bereich der Mundhöhle bieten im Gegensatz zu den lokostabilen Bereichen ganz andere Probleme. Die Ausführungsgänge der Speicheldrüsen, die Beweglichkeit und Formkonstanz der Zunge, die Position der Mundwinkel und die Mundöffnung müssen erhalten bleiben. Funktionseinschränkungen durch Narbenzüge dürfen nicht auftreten.

Kryotherapie

Kryochirurgische Therapie setzt die Kenntnisse kryophysiologischer und kryobiologischer Grundlagen voraus. Unter Hinweis auf Farrant [1] und Hausamen [2] verzichten wir auf eine erneute Darstellung.

In den lokostabilen Arealen der Mundhöhle muß man entscheiden, ob eine Leukoplakie kryochirurgisch oder operativ behandelt werden soll. Prinzipiell ist es möglich, jede Leukoplakie in der Mundhöhle kryochirurgisch zu behandeln [3]. Die Methode ist apparativ aufwendig, das Vorgehen ohne Lokalanästhesie einfach und zunächst für den Patienten wenig belastend. Zerfällt dann aber die kryochirurgisch behandelte Leukoplakie oberflächlich nekrotisch, werden die Belastungen für den Patienten sehr stark. Die zerfallenden Nekrosen führen zu einem starken Foetor ex ore, Schwellungen behindern die Nahrungsaufnahme, und die Begleitentzündung verursacht starke Schmerzen. Durch die Erfahrung vieler kryochirurgisch behandelter Leukoplakien stellen wir jetzt die Indikation zur Kryochirurgie sehr eng. Nur in den Fällen, bei denen eine operative Therapie Verstümmelungen und Funktionseinschränkungen für den Patienten nach sich ziehen würde, behandeln wir kryochirurgisch. In allen anderen Fällen ziehen wir die Möglichkeiten der operativen Therapie der Kryochirurgie vor (Abb. 1).

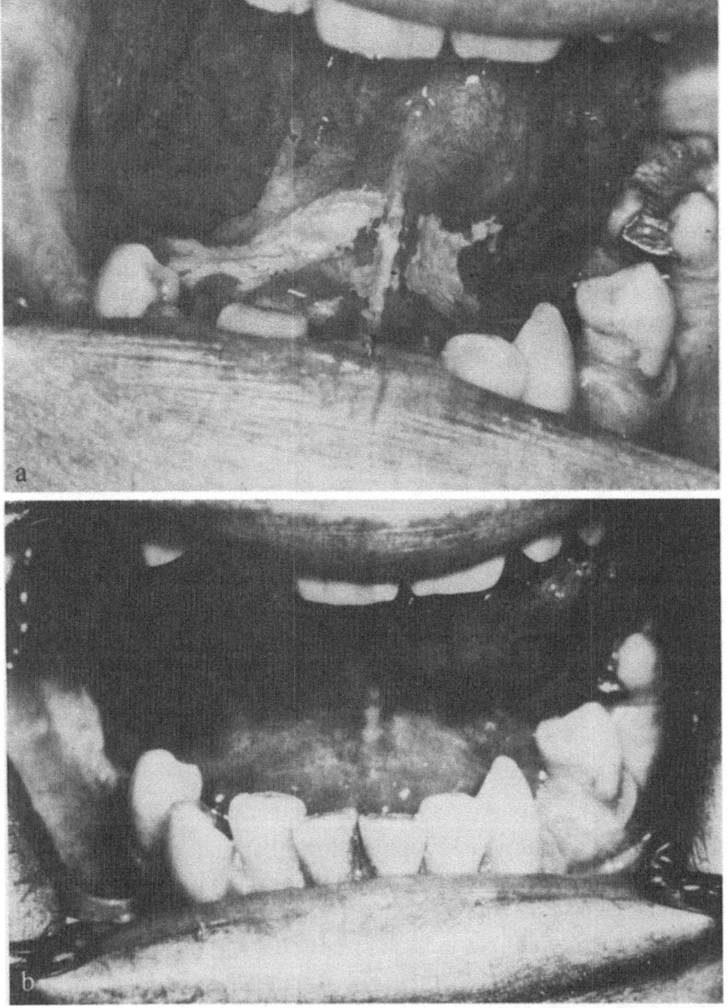

Abb. 1. a Ausgedehnte Leukoplakie des Mundbodens. **b** Befund 2 Jahre nach Kryochirurgie

Operative Therapie im lokolabilen Bereich des Mundes

Ist die Entscheidung zur operativen Therapie gefallen, gilt es im Bereich der Speichelausführungsgänge diese zu schonen. Vor der Operation wird in den Speichelgang (Parotisgang oder Submandibularisgang) eine Sonde eingelegt und der leukoplakische Bezirk um die Papille herum exstirpiert und abgetragen. Mit einer Haltenaht wird der Gang gefaßt. Nach Entfernen der Sonde geht man in das Ganglumen mit einer Koronarienschere ein und schlitzt den Gang im Bereich der exstirpierten Leukoplakie längs. Nach Weichteilmobilisation wird Gangepithel mit Mundhöhlenepithel Stoß auf Stoß vereinigt und damit

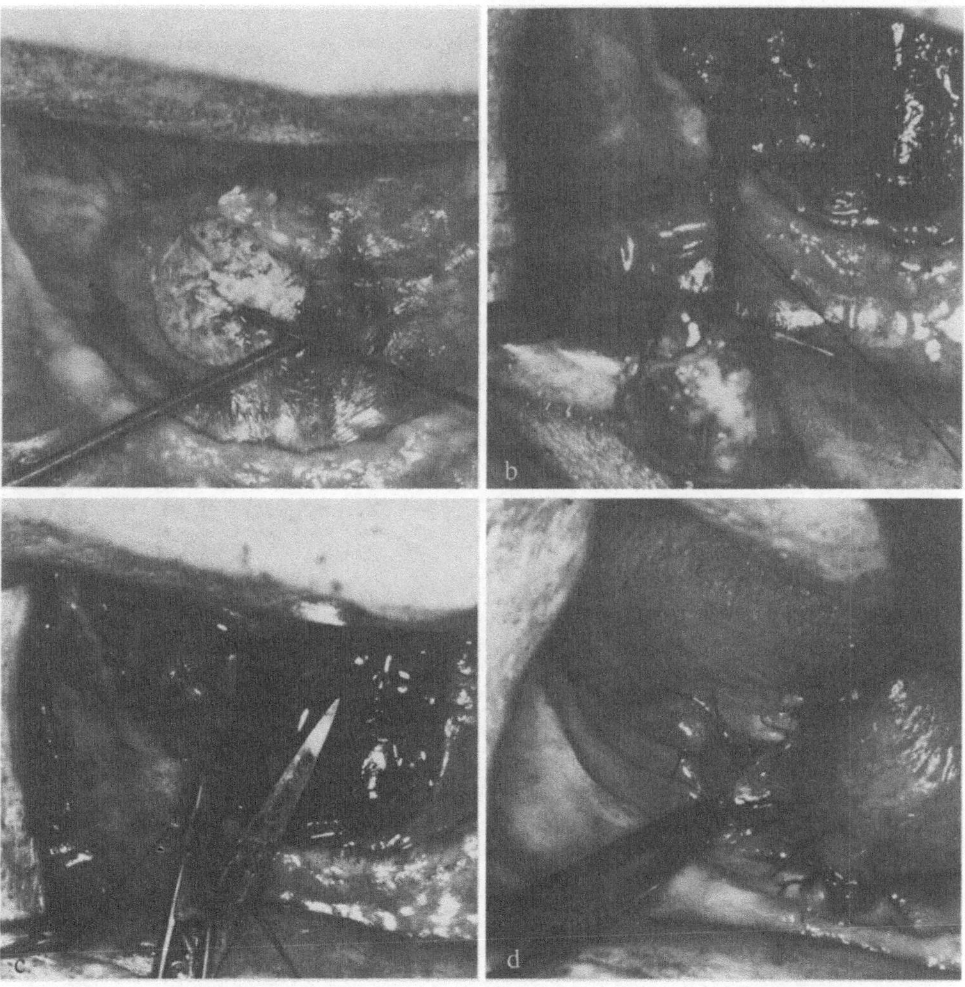

Abb. 2. a Mundbodenleukoplakie mit eingelegten Sonden in beiden Submandbularisausführungsgängen. **b** Leukoplakie re. auf der Sonde exstirpiert, Gang mit Haltenähten gefaßt. **c** Koronarienschere mit der Köpfchenspitze im re. Gang liegend. **d** Submandibularisgang re. zum Mundboden marusupialisiert

der Speichelgang zur Mundhöhle hin marsupialisiert. Gangstrikturen, Verhaltungen von Speichel und Speicheldrüsenentzündungen können so sicher vermieden werden (Abb. 2).

Eine der häufigsten Lokalisationen der Leukoplakien ist die der Innenwange. Diese lassen sich nach Exstirpation durch eine einfache Rotationsplastik sauber und sicher dekken. Bei der Lappenverschiebung ist darauf zu achten, daß die Mundschleimhaut submukös unter den Wundrändern auf die Muskulatur abpräpariert wird. Dann bereitet die Verschiebung und Dehnung keine Schwierigkeiten und das Risiko postoperativ auftretender Narbenkontrakturen mit Funktionseinschränkungen wird relativ kleingehalten (Abb. 3).

Die häufige Leukoplakie des inneren Mundwinkels stellt an den Operateur besondere Probleme, da schon relativ kleine Exstirpationen, Narbenstrikturen und Verziehungen des Außenmundwinkels zur Folge haben und ästhetisch und funktionell sehr stören. Mit einer

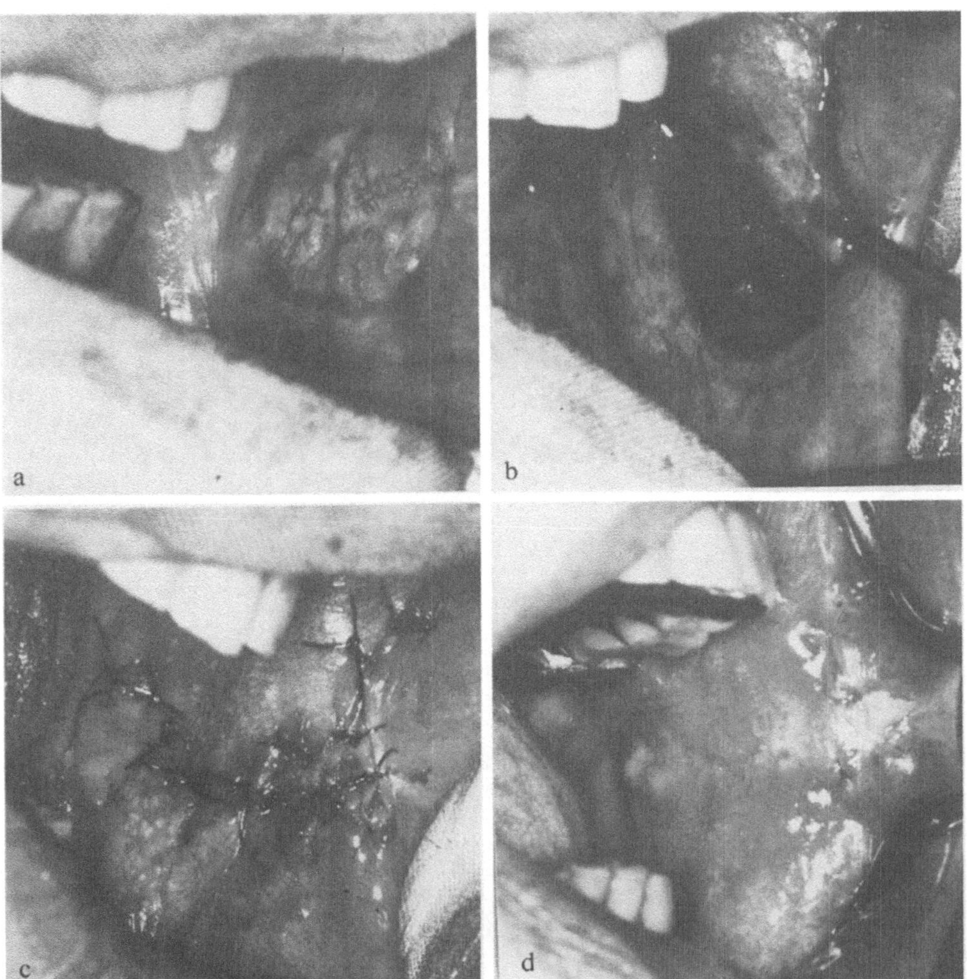

Abb. 3. a Leukoplakie Innenwange. **b** Rotationslappen submukös mobilisiert. **c** Rotationslappen eingenäht. **d** Innenwange 3 Wochen postoperativ

relativ einfachen VY-Plastik lassen sich große Areale des Innenmundwinkels und der Innenwange ohne Funktionseinbußen gut operativ angehen, wenn bis auf die Muskelschicht exstirpiert und dann streng submukös auf der Muskulatur die angrenzenden Mukosaanteile mobilisiert werden. Die von ihrer Unterlage abpräparierte Mukosa ist außerordentlich elastisch und läßt große Defekte zu. Wenn die Prinzipien der submukösen Präparation streng beachtet werden, sind keine Funktionseinbußen zu befürchten (Abb. 4).

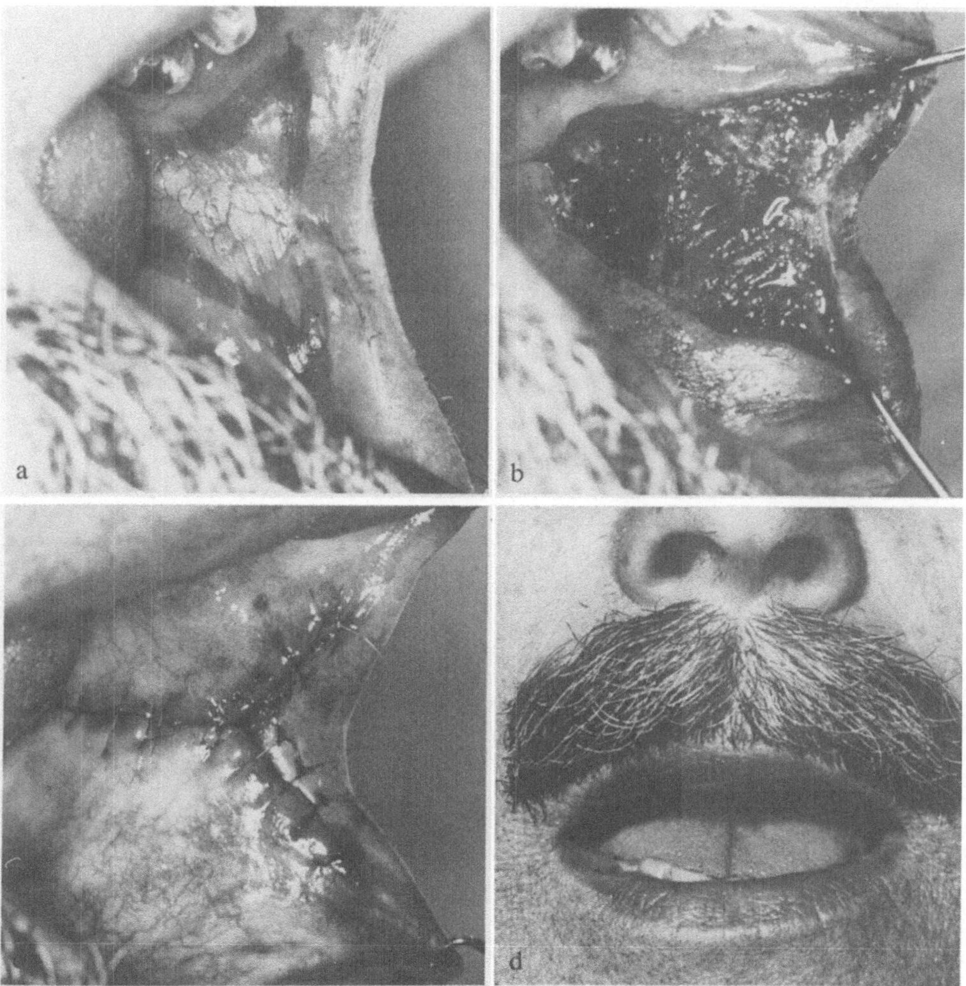

Abb. 4. a Leukoplakie Innenmundwinkel mit eingezeichneter VY-Schnittführung. **b** Leukoplakie bis auf die Muskelschicht exstirpiert. **c** Naht nach submuköser Präparation und Mukosaverschiebung. **d** Mundwinkelsymmetrie 3 Wochen postoperativ nicht beeinträchtigt

Zusammenfassung

Im Interesse des Patienten ist wegen der starken Nebenwirkungen der Kryochirurgie der operativen Therapie bei der Behandlung der oralen Leukoplakien der Vorzug zu geben. Die Kryochirurgie ist überall dort indiziert, wo die Operation verstümmeln würde oder Funktionseinbußen zu erwarten wären. Operative Therapie mit Spalthaut oder Schleimhauttransplantaten ist in den lokostabilen Bereichen der Mundhöhle indiziert, wo die unbewegliche Mukosa dem Periost fest aufsitzt. In den lokolabilen Bereichen der Mundhöhle lassen sich durch lokale Exstirpation, Verschiebe- und Schwenklappenplastiken große Defekte decken, ohne daß die Speichelgänge bei entsprechender Operationstechnik in Mitleidenschaft gezogen werden.

Literatur

1. Farraut J (1972) Cryosurgery: Cryobiological principles. Cryogenics 12:3
2. Hausamen J (1974) Klinische und experimentelle Untersuchungen zur Cryochirurgie im Kiefer- und Gesichtsbereich. Quintessenz, Berlin
3. Hausamen J (1975) The basis, technique and indication for cryosurgery in tumors of the oral cavity and face. J max fac Surg 3:41
4. Pindborg JJ (1979) Oral Leukoplakia. Vortrag Arbeitskreis für Oralpathologie innerhalb der Deutsch. Ges. f. Zahn-Mund-Kieferhlk., Homburg

Operative Therapie bei präkanzerösen Prozessen im Lippenbereich

M. Hartmann

Während vor allem die Rhinoplastik schom im Altertum erwähnt und geübt wurde, war im Jahre 1597 Gasparius Taliacottii, der als erster die sog. „Cheiloplastik“ ausführte, und für deren Ausübung er bestimmte Regeln und Gesetze vorschlug. Nach Jahrhunderten der Vergessenheit wurden im beginnenden 19. Jahrhundert durch Delpech [1], Dieffenbach [2] und Werneck [8] über neue Methoden zur Wiederherstellung in der Chirurgie von Lippenveränderungen berichtet.

In der Mitte des 19. Jahrhunderts stellten dann Bruns und von Langenbeck [4] ihre neuen Verfahren zur Cheiloplastik dar. Eine Vielzahl operativer Möglichkeiten zur wiederherstellenden Chirurgie im Lippenbereich wurde daraufhin publiziert [vgl. 6]. Nur einige sollen hier dargestellt werden, wobei auf die operative Behandlung der Unterlippenveränderungen schwerpunktmäßig eingegangen werden soll, denn hier befinden sich am häufigsten die präkanzerotischen Prozesse der Lippen.

Für diese Veränderungen aber, die meist in die differentialdiagnostischen Erwägungen des Symptoms Leukoplakie einzubeziehen sind, gilt, daß sie therapeutisch vollständig entfernt werden sollten. Die operativen Techniken unterscheiden sich somit nicht von den chirurgischen Eingriffen beim manifesten Malignom, wenn auch der sog. Sicherheitsabstand zur entfernenden Veränderung wesentlich geringer ausfallen kann. Der Zwang zur radikalen Eliminierung besteht, wobei auf eine funktionelle und ästhetisch befriedigende Rekonstruktion geachtet werden muß.

Wir haben die Erfahrung gemacht, daß es häufig nach von Langenbeck-Brunscher Plastik zu monatelangen Sensibilitätsausfällen im kutanen und mukösen Unterlippenanteil kommt. Dies sind sicherlich Folgen der operationstechnischen Notwendigkeiten, die zur Durchtrennung sensibler Nervenfaseranteilen des 3. Astes des N. trigeminus führen. Aus dem sensiblen Ganglion trigeminale entspringt als kaudaler Ast der N. mandibularis. Dieser versorgt sensibel – mit Ausnahme des Gaumens und des hinteren Anteils der Zunge – die Schleimhaut der Mundhöhle, Haut, Zähne und Zahnfleisch im Bereich des Unterkiefers. Aus dem hinteren, stark sensiblen Stamm dieses Nervus gehen der N. auricolo-temporalis, der N. lingualis und der N. alveolaris inferior hervor. Dieser steigt am Ramus mandibulae abwärts bis zum Foramen mandibulae, gibt hier den N. mylohyoideus ab und verläuft selbst durch den Canalis mandibulae, den er als N. mentalis durch das Foramen mentale verläßt.

Innerhalb des Kanals bildet er den Plexus dentalis inferior; dieser versorgt die Zähne des Unterkiefers. Der N. mentalis, der das Foramen mentale verläßt, bildet die Rami mentales zur Haut des Kinns und die Rami labialis inferiores zur Haut und Schleimhaut der Unterlippe. Die sensiblen Nerven verlaufen nach dem Verlassen des Foramen mentale auf der Innenseite des M. orbicularis oris und treten mit den Endfasern durch den Muskel hindurch zur Haut. Einzelne Fasern trennen sich schon früher und bilden submukös das sensible Geflecht der Unterlippenschleimhaut. Natürlich bestehen zwischen diesen beiden

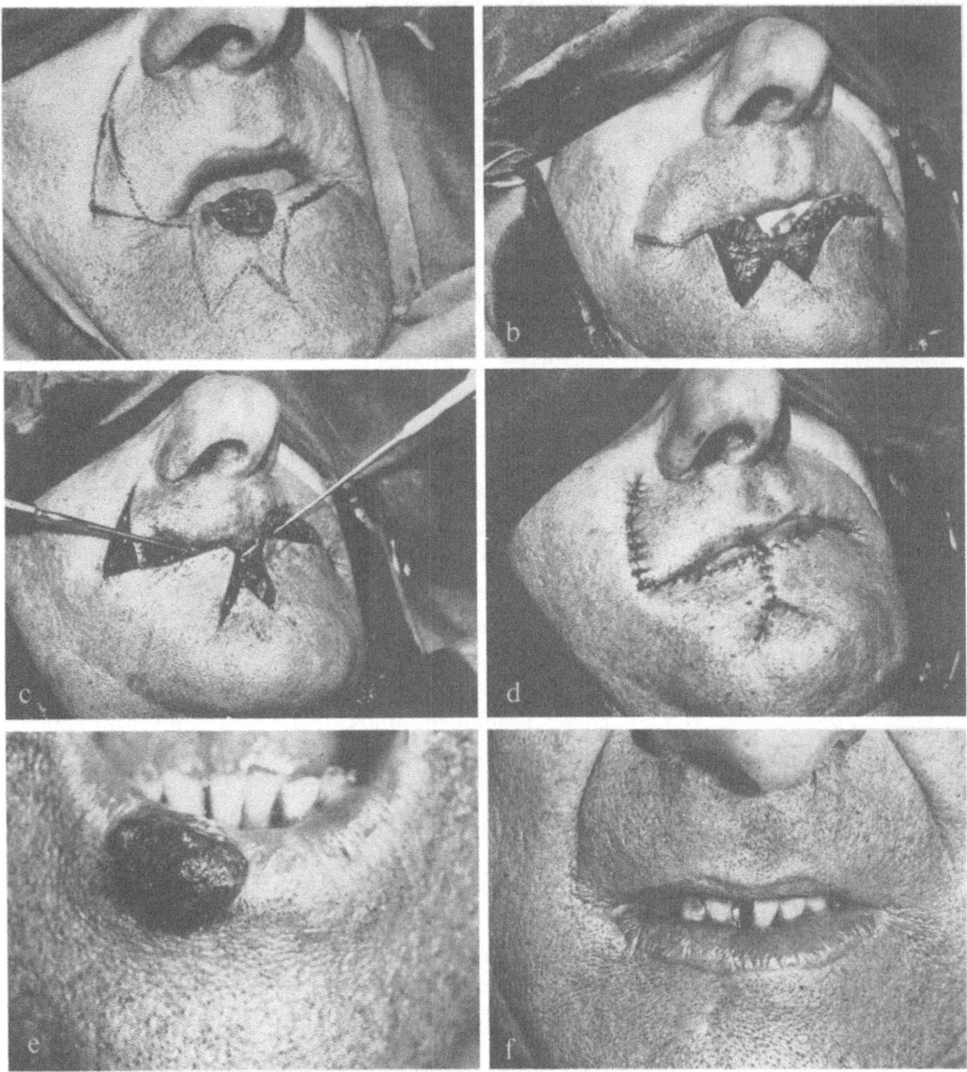

Abb. 1. Methode nach Burow mit kombinierter WY-Plastik und von Langenbeck-Brunscher Plastik. **a** Operationsplanung, **b** Tumorexzision, **c** Zustand nach Mobilisierung, **d** Operationsende, **e** Präoperativer Zustand, **f** Zustand 3 Monate post operationem

Endästen viele Verbindungen. Bei dem operativen Eingriff sollte daher darauf geachtet werden, daß die Mobilisation der Unterlippenschleimhaut, die ja sehr ausgiebig erfolgen soll, nicht direkt am M. orbicularis oris vorgenommen wird. Man sollte lieber etwas knapper im Bereich der Unterlippenschleimhaut präparieren.

Die arterielle Versorgung dieses Lippenbereichs erfolgt durch die A. facialis, die die A. labialis inferior und superior jeweils mit ihrem tiefen und oberflächlichen Ast abgibt. Da-

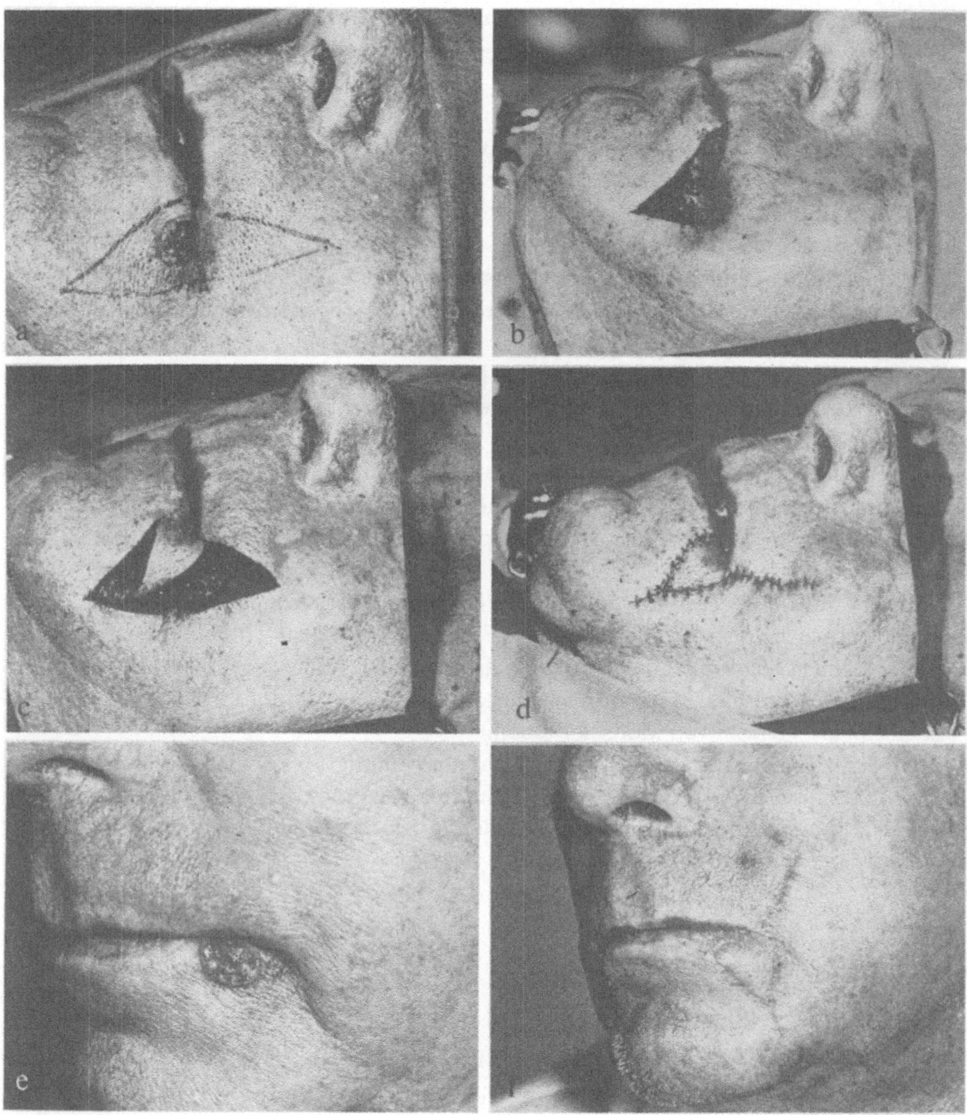

Abb. 2. Methode nach Estlander. **a** Operationsplanung, **b** Tumorexzision, **c** Rotation des Oberlippendreiecks zur Unterlippe, **d** Operationsende, **e** Präoperativer Zustand, **f** Zustand 2 Wochen post operationem

bei ist der tiefe Ast der A. labialis superior und inferior meist wesentlich stärker ausgeprägt. Zahlreiche Anastomosen dieser beiden Arterien sind die Ursache dafür, daß es bei den plastischen Operationen im Lippenbereich im allgemeinen zu starken Blutungen kommt. Aber auch hier wiederum ist eine Mobilisation in der Nähe der Unterlippenschleimhaut günstiger, da auch die A. labialis dicht auf dem Muskel verläuft.

Die motorische Innervation, die vornehmlich durch den N. facialis im perioralen Bereich erfolgt, wird durch Operationen im Lippenbereich kaum gefährdet, da sie von lateral in die entsprechenden Muskeln einstrahlt.

Die von Langenbeck-Brunsche Unterlippenplastik ist sicherlich eine der am häufigsten im Bereich der Unterlippe durchgeführten plastischen Operationen. Nach halbmondförmiger Exzision des veränderten Lippenbereichs wird ausgiebig unter der Unterlippenschleimhaut unterminiert und die so gelöste Schleimhaut über den M. orbicularis oris zur Kutis verlagert und dort vernäht.

Die Operationen sind meist in Lokalanästhesie oder Leitungsanästhesie möglich. Wir ziehen die Lokalanästhesie vor, da die Infiltration eine Lippenschwellung hervorruft, die die Schnittführung wesentlich erleichtert.

Bei der Keilexzision nach Dieffenbach [2] wird ein tiefer Keil exzidiert und anschließend die Exzisionsränder wieder schichtweise vereinigt. Insgesamt ist natürlich das Exzisionsareal relativ begrenzt.

Bei der Unterlippenplastik nach von Burow [vgl. 6] handelt es sich um eine Keilexzision. Der entstandene Defekt wird mittels einer Verschiebeplastik, wobei das entsprechende sog. Burowsche Dreieck aus der Oberlippenhaut entfernt wird, verschlossen (Abb. 1a–f).

Eine eindrucksvolle Technik, die größere keilförmige Exzisionen im Ober- und Unterlippenbereich zuläßt, ist die Methode nach Estlander [1]. Dabei wird ein dreieckförmiger Defekt mit einem Schwenklappen der gegenüberliegenden Lippe gedeckt (Abb. 2a–f).

Neben diesen am häufigsten durchgeführten operativen Methoden gibt es natürlicherweise noch eine Vielzahl von Modifikationen.

Zum Schluß möchte ich noch einmal auf die wichtigste Voraussetzung der Kenntnis der anatomischen Gegebenheiten zur Durchführung plastischer Operationen im Lippenbereich hinweisen. Hierdurch ist es möglich, große Defekte durch ausgedehnte Gewebemobilisationen spannungsfrei zu decken.

Zusammenfassung

Nach Beschreibung der genauen anatomischen Gegebenheiten, insbesondere der sensiblen Innervation, wird auf die Besonderheit der operativen Technik bei Lippentumoren hingewiesen.

Es werden die von Langenbeck-Brunsche Plastik, die Plastiken nach Dieffenbach, von Burow und Estlander beschrieben.

Literatur

1. Delpech (1828) Chirurgie clinique de Montpellier Ou observations et reflextions tirées des traveaux de chirurgie cliniques de cette école. Tome II. Paris, p 540–584
2. Dieffenbach J (1831) Neue Methode der Lippenbildung In: Rust, Handbuch der Chirurgie Bd 4, Berlin, S 496–599

3. Estlander JA (1872) Eine Methode, aus der einen Lippe Substanzverluste der anderen zu ersetzen. Arch Klin Chir 14:622–631
4. Langenbeck B von (1855) Neues Verfahren zur Cheiloplastik durch Ablösung und Verziehung des Lippensaums. Deutsch Klin 7:1–3
5. Petres J, Hartmann M, Hagedorn M (1977) Unterlippenkarzinome und deren operative Behandlung In: Dermatochirurgie in Klinik und Praxis, Springer, Berlin Heidelberg New York, S 137–144
6. Petres J, Hundeiker M (1978) Dermatosurgery. Springer, Berlin Heidelberg New York
7. Taliagotti G (1585) Delabiorum restauratione. lib. II. Francof. apud Wechelum
8. Werneck (1817) Über die künstlichen Mundwinkel und Lippenbildung durch blutige Umschlagung der Mundhaut. In: V. Graefes u. V. Walthers Journal. Bd XIV Heft II S 202

Plastisch-operative Maßnahmen bei Präkanzerosen im Handbereich

R. Müller

In keinem Extremitätenabschnitt sind Form und Funktion so eng miteinander verknüpft wie im Handbereich. Aufgrund ihrer multiplen Funktionen nimmt die Hand eine Sonderstellung bezüglich Diagnostik und Therapie ein.

Gestik, Arbeitsinstrument und Sitz des haptischen Sinnes sind die wichtigsten Funktionen dieses so subtil zu therapierenden Körperabschnittes. Die engen anatomischen Beziehungen wichtiger Strukturen, wie Gefäße, Nerven, Sehnen und Muskeln sowie ihre oberflächliche Lage im Handbereich, erfordern vom Operateur genaueste anatomische Kenntnisse.

Welche Bedeutung der operativen Therapie der Hand zukommt, zeigt sich in den beiden folgenden Tatsachen:
I. daß sich innerhalb des Faches Chirurgie die Subspezialität Handchirurgie herausgebildet und fest etabliert hat, und
II. der Schutz durch den § 6, Abs. 13 der Reichsversicherungsordnung, nach welchem Berufshandverletzungen der Beugesehnen nur durch einen hierfür speziell ausgebildeten Spezialisten versorgt werden dürfen.

Somit stehen dem operativ tätigen Dermatologen bei Operationen ausgedehnter und invasiver Tumoren der Handchirurg zur Seite.

Dermatochirurgie und Handchirurgie sollten sich daher stets ergänzen und keinesfalls eine Alternative darstellen.

Ist eine Indikation zum dermatochirurgischen Vergehen gegeben, so müssen einige Voraussetzungen erfüllt werden. Die Diagnostik schließt 5 wichtige Punkte ein:

1. Der *klinische Aspekt* ergibt sich aus der oberflächlichen Lage und der guten Palpationsmöglichkeit.

2. Jeder chirurgischen Intervention soll eine genaue *Funktionsprüfung* vorausgehen. Dabei kann oftmals ein invasives Wachstum erkannt werden.

3. *Röntgenaufnahmen* lassen oft Ausmaß und Invasion, vor allem bei ossärer Beteiligung erkennen.

4. Zur Diagnosesicherung sind *Probeexzisionen* meist schnell und ohne Belästigung des Patienten auszuführen.

5. Jede präoperative Diagnose muß durch eine abschließende *histologische Untersuchung* des Operationspräparates gesichert werden.

Operative Eingriffe im Handbereich werden je nach Größe und Lokalisation von uns in folgenden Anaesthesietechniken vorgenommen, siehe Tabelle 1.

Tabelle 1. Anaesthesie-Techniken bei Operationen im Handbereich

Ringwall-Infiltration
Fingerblockade n. Oberst
Handblockade
Arm-Plexus-Blockade

Die Ringwall-Infiltration eignet sich bei der Entfernung kleiner umschriebener Tumoren. Präkanzerosen im Fingerbereich lassen sich am besten in einer Fingerblockade nach Oberst entfernen. Größere Tumoren werden in Hand- bzw. Arm-Plexus-Blockade operiert [2].

Voraussetzungen, wie Asepsis, adäquates Instrumentarium und adäquates Nahtmaterial, sowie geschultes Personal sollten heute prinzipiell bei jedem dermatochirurgischen Vorgehen erfüllt sein.

Der postoperativen Nachsorge bei Operationen im Handbereich wird oftmals zu wenig Beachtung geschenkt. Manchmal wurde ein vorzügliches primäres Operationsergebnis durch unsachgemäße Nachsorge weitgehend entwertet. Falsche Lagerung und falsche Verbandstechniken können zu postoperativen Ödemen und Gelenkversteifungen führen. [1, 5].

Um diesen postoperativen Komplikationen wirksam zu begegnen, sind folgende Punkte zu beachten:

- Funktionsstellungen
- Hochlagerung
- Keine einschnürenden, zirkulären Verbände
- Immobilisation des Operationsbereiches
- Frühe aktive Mobilisation der Extremitäten.

Tumoren der Hand

Grundsätzlich können nahezu alle bekannten Tumoren im Handbereich vorkommen, jedoch stellen die benignen Tumore das Hauptkontingent, siehe Tabelle 2 und 3, [1]. Auf keinen Fall sollten jedoch die Melanome, wie in Tab. 3 von Schink aufgeführt, zu den benignen Tumoren gezählt werden.

Die für den Dermatochirurgen im Handbereich relevanten Präkanzerosen sind:

- Keratosen diverser Genesen
- Morbus Bowen
- Morbus Dubreuilh

Tabelle 2. Häufigkeitsverteilung von 200 Tumoren der Hand (J. Geldmacher Chirurgische Klinik, Erlangen [1])

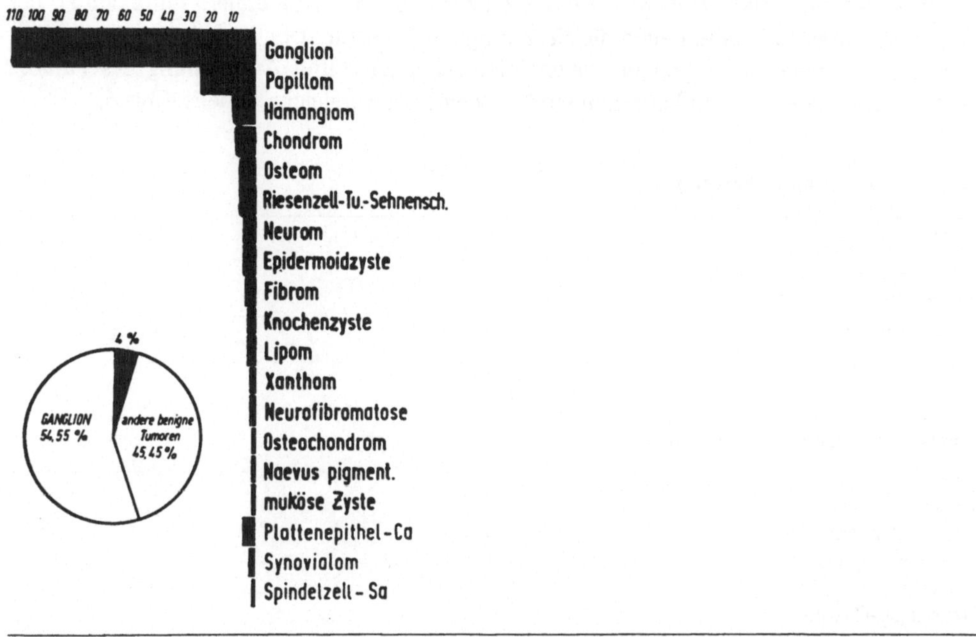

Tabelle 3. Häufigkeitsverteilung von Tumoren der Hand (Schink [1])

Gutartig:	
Epidermoidzyste	5
Fibrom	1
Hämangiom	5
Lipom	4
Glomustumor	3
Enchondrom	10
Teleangiektatisches Granulom	3
Xanthom	1
Gichttophus	1
Riesenzelltumor	2
Klippel-Trenauny-Syndrom	1
Hyperkalzinosis	1
Melanom	4
	41
Bösartig:	
Fibrosarkom	1
Myxofibrosarkom	1
Hautkarzinom	10
	12

Operationstechniken

Das plastisch-operative Vorgehen bei Präkanzerosen im Handbereich sollte außer der tumoradäquaten Radikalität auch die Erhaltung der Handfunktion berücksichtigen.

Spezielle Operationstechniken, welche sich nach Lage und Ausdehnung des Tumors richten, fanden bei unseren Patienten gute Anwendung, vergleiche Tabelle 4 bis 6.

Tabelle 4. Operationstechniken I

Exzision mit prim. Wundnaht
Dehnungsplastik
VY-Plastik
Z- bzw. Doppel-Z-Plastik

Tabelle 5. Operationstechniken II

Verschiebeplastik
Schwenklappenplastik
Rotationslappenplastik
Trapezlappenplastik
Crossfinger-Plastik

Tabelle 6. Operationstechniken III

Freie autologe Haut-Transplantate (ein- bzw. zweizeitige Operation)
Spalthaut
Vollhaut
Mesh-graft

Kleine Tumoren erlauben oft nach der Exzision eine *primäre Wundnaht* oder den Verschluß durch eine *Dehnungsplastik.*

Z- und Doppel-Z-Plastiken, vor allem im Interdigitalbereich, können eine Besserung der späteren Greiffunktion mit sich bringen [4].

Läßt jedoch die Größe des Tumors eine primäre Wundnaht nicht zu, so müssen die Defekte mittels größerer Plastiken geschlossen werden.

Besteht ein Tumor über einem Fingergelenk, so kann die Defektdeckung durch eine *Schwenklappenplastik* von der lateralen Phalangenseite erfolgen.

Abb. 1 u. 2. Technik der Schwenklappenplastik im Bereich der Finger. Durch die laterale Lage der Lappenentnahmestelle erzielt man ein spannungsfreies Einnähen in den Operationsdefekt
Abb. 3 u. 4. Schwenklappenplastik im Interdigitalbereich I und II am Handrücken. Durch die Greiffunktion dieser Finger ist in diesem Bereich besonders auf Spannungsfreiheit zu achten

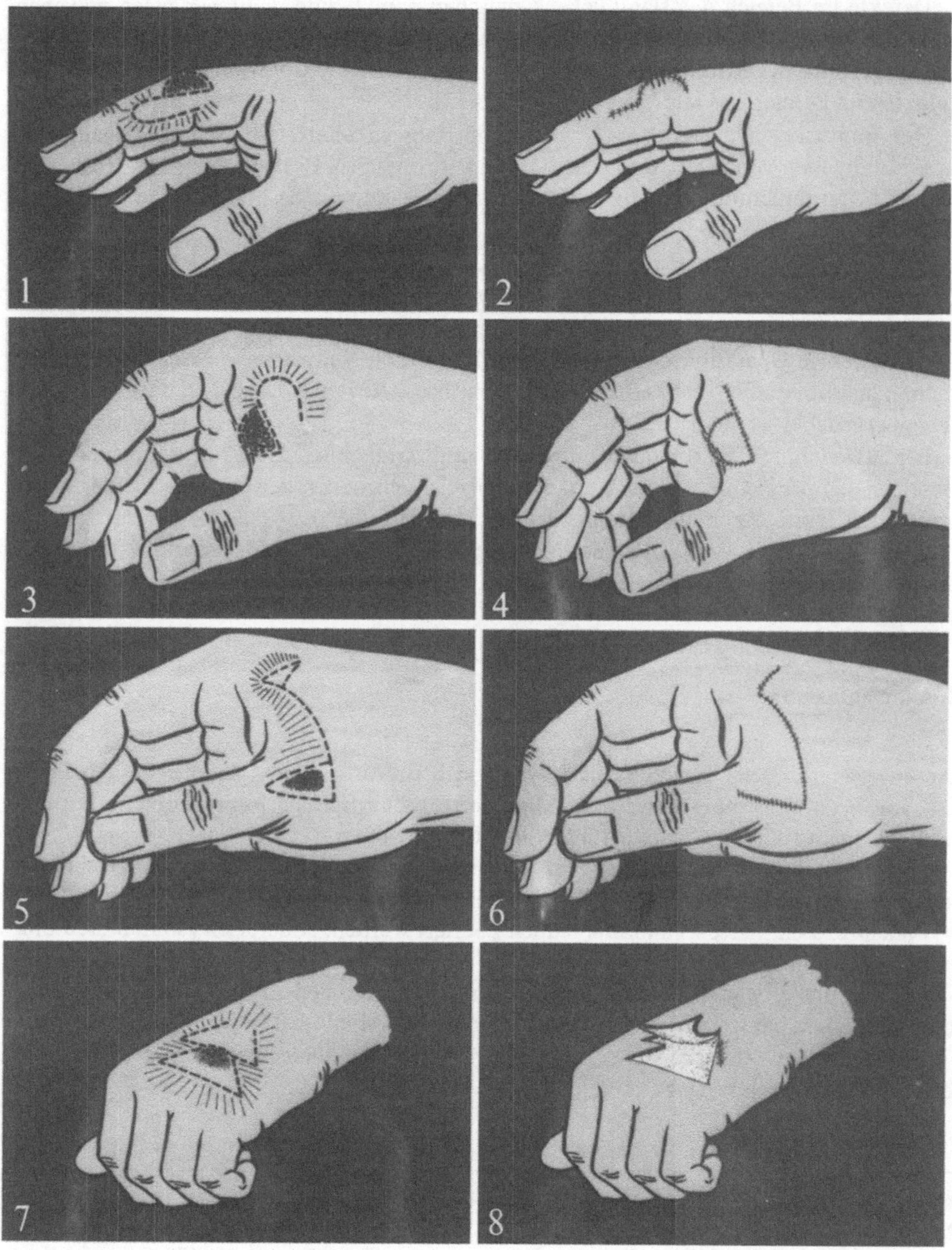

Abb. 5 u. 6. Operationsskizzen zur Rotationslappenplastik im Bereich des Daumenballens
Abb. 7 u. 8. Die Technik der Trapezlappenplastik bei Op-Defekten im Zentrum des Handrückens. Da hier die „relaxed skin tension lines“ (RSTL) zirkulär verlaufen, wurden bei dieser Plastik die großen Schnitte parallel zu diesen gelegt

Defekte im Bereich des Handrückens zwischen dem 1. und 2. Finger lassen sich ebenfalls durch eine *Schwenklappenplastik* spannungsfrei schließen.

Die Technik der *Rotationslappenplastik* eignet sich für den Verschluß von Operationsdefekten im Bereich des lateralen Handballens [3].

Der tumortragende Hautbezirk wird keilförmig exzidiert, der Schnitt bogenförmig zum Handrücken verlängert und dort wird ein Burowsches Dreieck exzidiert. Nach großzügiger Unterminierung wird die dadurch rotierbare Hautpartie in den Operationsdefekt eingenäht.

Die *Trapezlappenplastik,* eine modifizierte Doppel-Z-Plastik, wird anläßlich der 2. Jahrestagung der Vereinigung für operative Dermatologie erstmals vorgestellt. Die Operationsbildserie Abbildung 9A–F demonstriert die schrittweise Ausführung dieser Plastik.

Großflächige Operationsdefekte, welche nicht durch Nahplastiken geschlossen werden können, müssen durch *freie Transplantate* (Spalthaut, Reverdin-Läppchen und Mesh-graft-Technik) gedeckt werden.

Bei ausgedehnten Hautdefekten im Hand- und Armbereich bietet sich zum Verschluß derselben die *Mesh-graft-Technik* an. Ein mittels Dermatom gewonnener kleiner Spalthautlappen kann durch die Mesh-graft-Maschine auf die 1,5–, 3-, 6- bis zur 9fachen Fläche vergrößert werden. Trotz der netzartigen Oberflächenstruktur sind die funktionellen und kosmetischen Ergebnisse dabei oft erstaunlich gut (Abb. 9G und H).

Zusammenfassung

Die enge anatomische Nachbarschaft wichtiger Strukturen sowie die extreme Abhängigkeit von Form und Funktion machen eine dermatochirurgische Intervention im Handbereich zu einem äußerst verantwortungsvollen Unternehmen.

Die gute präoperative Planung und die umsichtige postoperative Nachsorge sind wesentliche Faktoren zum Erfolg bei Operationen im Handbereich.

Präkanzerosen müssen einerseits radikal operiert werden, andererseits sollten die Funktionen der Hand berücksichtigt werden.

Die von uns gezeigten Operationstechniken sind, ohne den Anspruch auf Vollständigkeit, Methoden, bei welchen die Handfunktionen weitgehend berücksichtigt werden.

Ein kollegiales „Hand-in-Hand"-Arbeiten mit dem Handchirurgen dient der Sache und letztlich vor allem unseren Patienten.

Abb. 9. **A–F** Operationsbildserie. In dieser Serie wird an einem Fall dokumentiert, wie man diese Plastik am Handrücken schrittweise aufbaut. **A** Genaue intraoperative Skizze. **B** Die Präkanzerose wird mit Sicherheitsabstand exzidiert. **C** Präparation des Trapezlappens im Gleitlager der Haut, möglichst ohne Verletzung des darunterliegenden Venengeflechts. **D** Einbringen des Lappens in den Operationsdefekt mittels zweier Hauthäkchen. **E** Fertige, mit 6 x 0 Prolene genähte, Trapezlappenplastik. **F** Die Tangentialaufnahme zeigt sehr deutlich das stufenlose Einbetten des Trapezlappens und die Spannungsfreiheit dieser Plastik. **G** Technik und Apparat zur Herstellung einer „mesh-graft"-Plastik. Ein mittels Dermatom gewonnener Spalthautlappen wird durch diese handbetriebene Maschine durch das gewählte Maschenmuster vergrößert. **H** Das in Abb. G vorbereitete „mesh graft" reichte zur Deckung eines 3fach größeren Ulkus völlig aus ▶

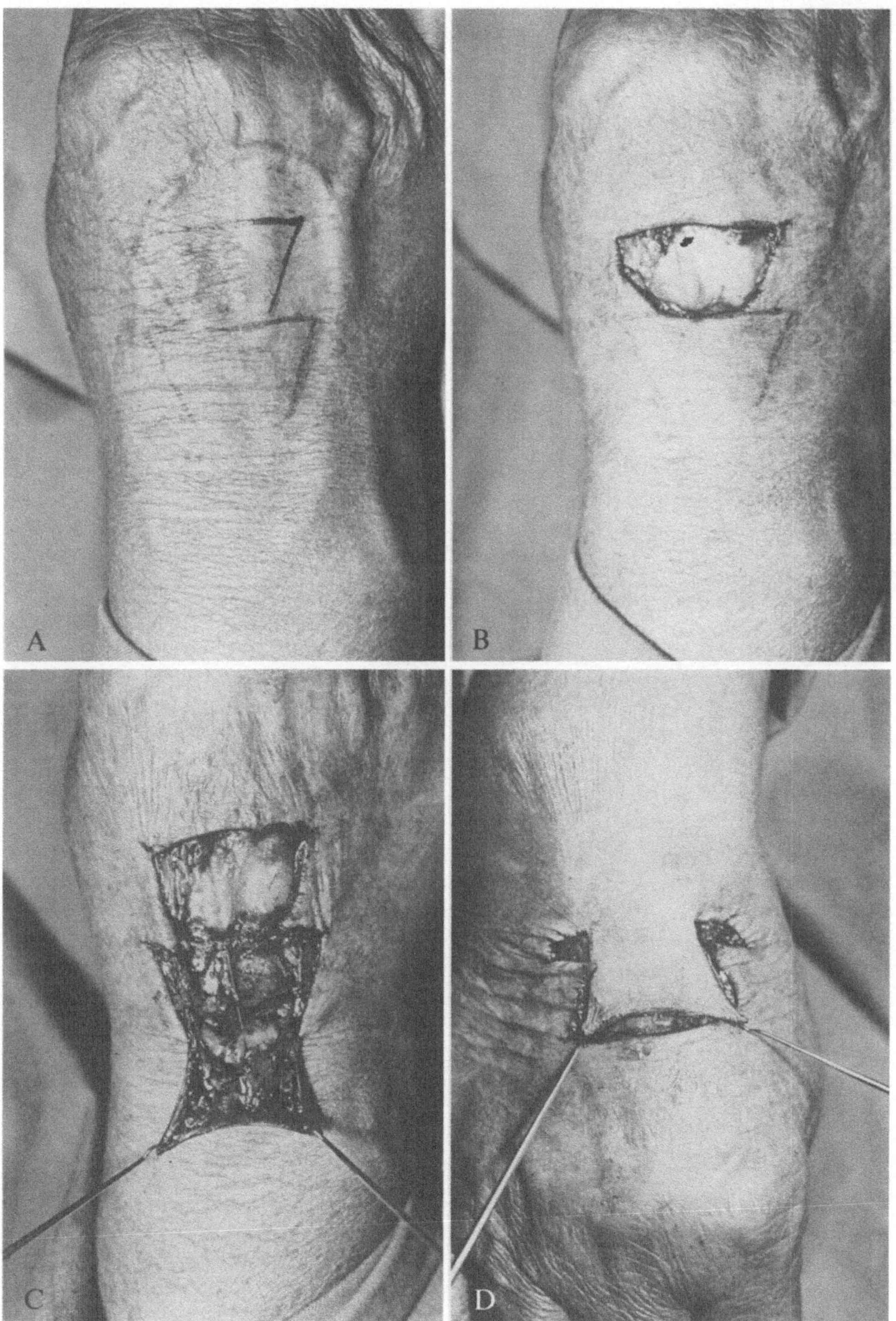
A
B
C
D

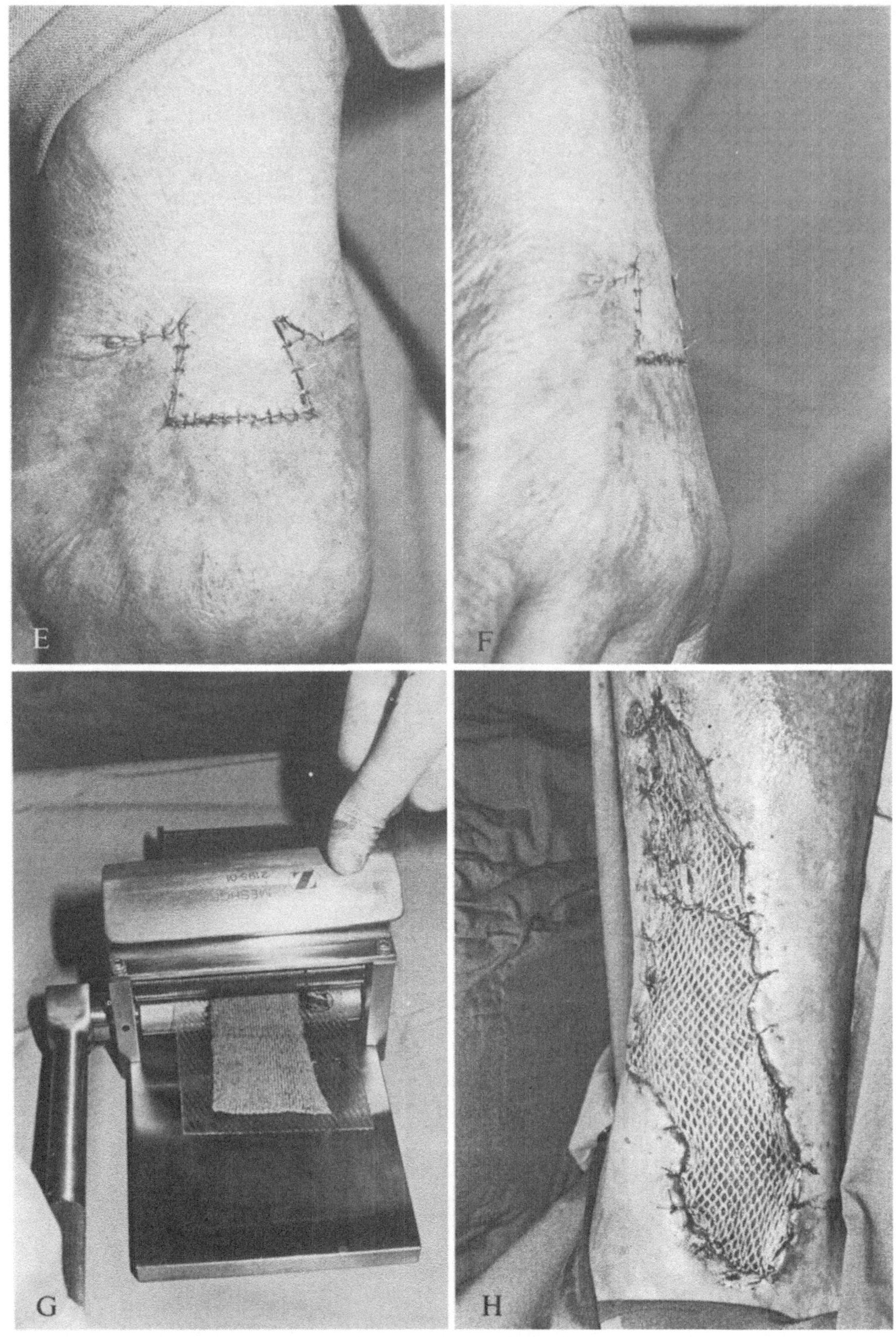
E
F
G
H

Literatur

1. Millesi H, Buck-Gramcko D (1971) Geschwülste der Hand. Handchirurgie 3:134–148
2. Petres J, Hagedorn M (1974) Möglichkeiten der Dermatochirurgie bei Neoplasien im Handbereich. Fortschr Med 27:1054–1058
3. Petres J, Hundeiker M (1978) Dermatosurgery. Springer, Berlin Heidelberg New York
4. Shaw D et al. (1972) Interdigital butterfly flap. (Z- and double Z-plasty in hand surgery.) Handchirurgie 4:41–43
5. Wilhelm K (1977) Operative Tumorbehandlung im Extremitätenbereich. In: Konz B, Burg G (Hrsg) Dermatochirurgie in Klinik und Praxis. Springer, Berlin Heidelberg New York

Präkanzerosen der Vulva

H. Grimmer

In der korrektiven Dermatologie bzw. Dermato-Surgery sehen Petres und Hundeiker (1975) die Zuständigkeit des Dermatologen im Hinblick auf die Vulva in Prozessen, die in der Regel durch primäre oder Dehnungsplastik zu versorgen sind. Man muß ihnen in der Hinsicht zustimmen, daß die Vulvektomie die dermatologisch-chirurgische Kompetenz überschreitet, allerdings wird von den Autoren die Kraurosis noch als Präkanzerose angesehen. Hierin kann man ihnen nicht zustimmen, auch die Gynäkologen haben inzwischen diese prognostische Einordnung der Kraurosis verlassen. Im eigenen Material von 272 Kraurosisfällen kam die Leukoplakie 43mal vor (16%), in 11 Fällen entwickelte sich ein Carcinom auf der Leukoplakie (3%), das ist eine prozentuale Häufigkeit, die mit den Angaben des jüngsten gynäkologischen Weltschrifttums der letzten 10 Jahre, nämlich eine Karzinomhäufigkeit von 3–4%, übereinstimmt. Die Kraurosis ist also nur dann als eine fakultative Präkanzerose anzusehen, wenn sich auf ihr eine sekundäre Leukoplakie entwickelt hat.

Ferner ist die Kraurosis ein äußerst dankbares Indikationsgebiet der subfokalen Therapie, so daß eine Vulvektomie lediglich bei der diffusen Leukoplakie vertretbar ist, soweit sie auf die lokale Kortikoidtherapie mit der Kristallsuspension von Triamcinolon-Acetonid nicht ansprechen sollte. Aber auch die Exzision von Tumoren ist weitgehend von den Gynäkologen zugunsten der Elektrokoagulation, der Kryotherapie oder der Verwendung von Laserstrahlen verlassen worden, u.a. auch deshalb, weil die kosmetischen Ergebnisse dieser Methoden sehr gut sind.

Unter Präkanzerosen der Vulva im engeren Sinne können lediglich die sekundäre Leukoplakie auf dem Boden des Lichen sclerosus et atrophicus, der Morbus Bowen und der sehr seltene Morbus Paget verstanden werden.

Leukoplakie

Die zu den fakultativen Präkanzerosen rechnende Leukoplakie bietet klinisch-morphologisch ein variables Bild. Sie kann herdförmig, uni- oder multizentrisch oder diffus unter Einbeziehung sämtlicher sich biologisch wie eine Schleimhaut verhaltender Vulvaanteile auftreten, ferner kann sie plan, uneben oder tumorös erscheinen, ohne daß aus letzterer Morphe bereits auf ein Carcinoma in situ geschlossen werden könnte. Immer jedoch sind tumoröse ebenso wie erosive oder ulzeröse Substanzverluste auf Malignität verdächtig, wenn sie nicht als Reaktion der Patienten auf den bei der Leukoplakie immer gegebenen starken Pruritus unzweifelhaft erkannt werden können.

Einfache Leukoplakien sprechen gut auf die subfokale Therapie mit Triamcinolon-Acetonid an, wobei – und mir noch nicht recht erklärlich – auch partiell refraktäre

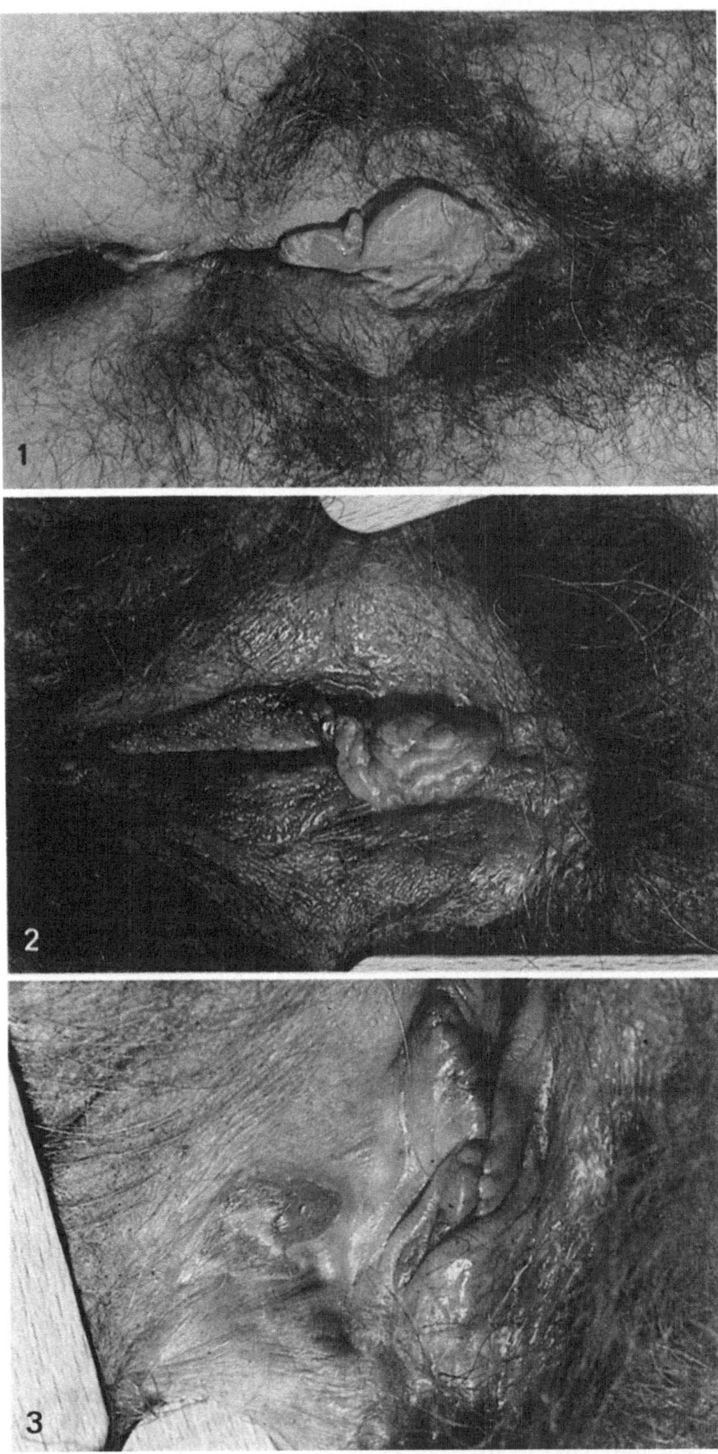

(Abbildungslegenden s.S. 92)

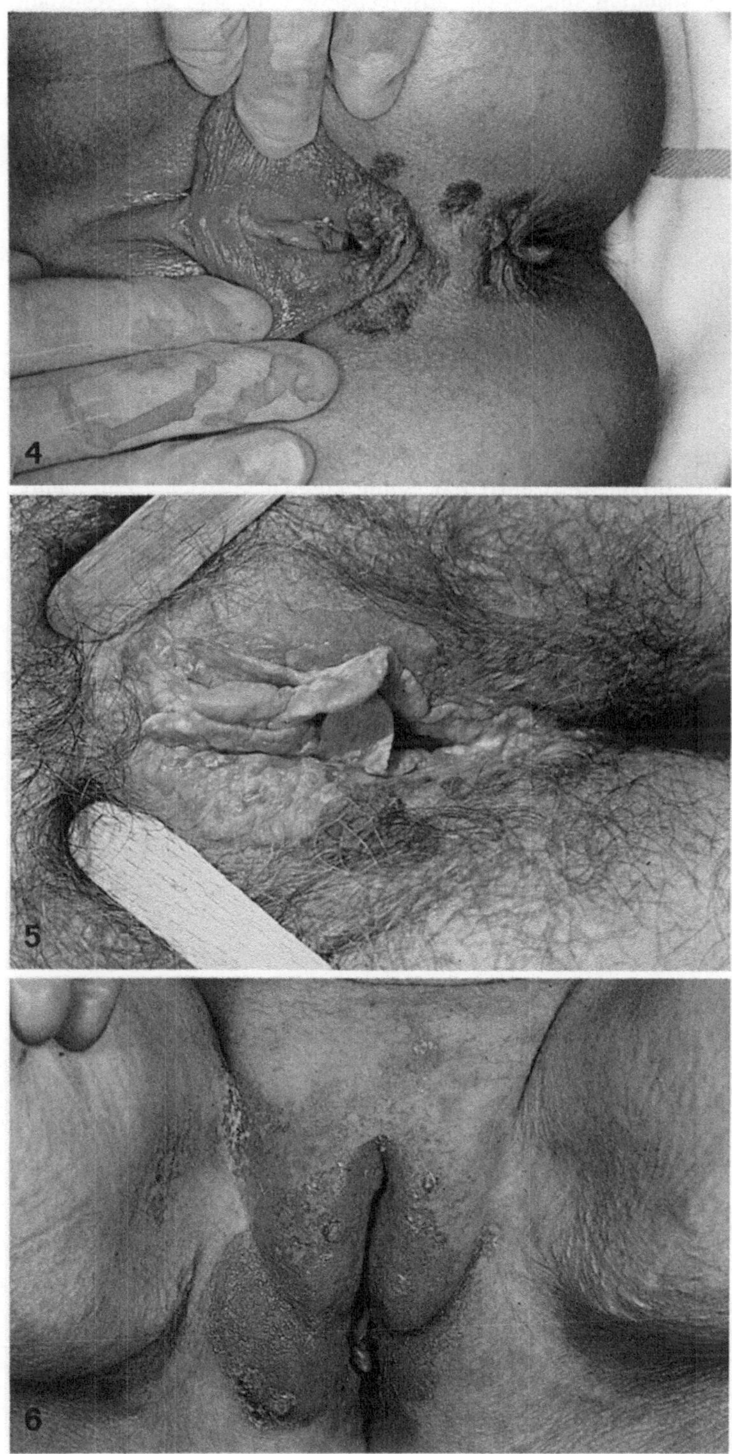

(Abbildungslegenden s.S. 92)

Epithelhyperplasien zu beobachten sind. Nicht ansprechende Fälle sind ein Gegenstand der Elektrokoagulation, der nach Abheilung eine längere lokale Cortikoidbehandlung anzuschließen ist.

Morbus Bowen

Durch besondere Vielfalt der Oberflächengestaltung und deshalb – zumindest von gynäkologischer Seite – häufig verkannt, ist der Morbus Bowen gekennzeichnet. Will man das klinische Bild dieses Carcinoma in situ erscheinungsbildlich unterteilen, so läßt sich der seltene Typ der Erythroplasie (Abb. 1) neben verruciformen, papillomatösen, zerebriformen (Abb. 2), basaliomartigen (Abb. 3), Verruca-sensilis-artigen (Abb. 4) und leukoplakieartigen (Abb. 5) Varianten herausstellen.

Zu der morphologischen Variationsbreite tritt ein weiteres Merkmal hinzu, nämlich die synchrone und die metachrone Multizentrizität. Somit können zu gleicher Zeit mehrere Bowen-Herde vorhanden sein oder dem ersten Herd folgen in unvorhersehbaren zeitlichen Intervallen, und dies ist fast die Regel, neue Herde. Die Tendenz zur Multizentrizität beinhaltet die Notwendigkeit, in jedem Falle bei Vorliegen eines Morbus Bowen der Vulva die Portio zu inspizieren. Herauszustellen ist allerdings die noch nicht gesicherte Möglichkeit, daß Trägerinnen eines Morbus Bowen zur Entwicklung von Karzinomen an anderen Teilen des reproduktiven Systems neigen, und bei periodischen Kontrollen nach der Behandlung sollte dieser Gesichtspunkt gewissenhafte Berücksichtigung finden.

Die Therapie besteht in der Exzision bei kleinen Herden, der Elektrokoagulation bei größeren. Die Gynäkologen wenden mit sehr guten Ergebnissen neuerdings die Kryotherapie und die Behandlung mit Laserstrahlen an.

Morbus Paget

Das klinische Bild des extramammären Morbus Paget steht hinsichtlich der morphologischen Spielbreite dem Morbus Bowen nicht nach, es kommt sogar noch eine Erscheinungsform hinzu, die beim Sitz an den Mamillen die häufigste ist und dem krustösen Ekzem ähnelt. Diese Variante allerdings ist an der Vulva ein selteneres Ereignis. Der Tumor ist eine große Seltenheit, den eigenen 42 Fällen von Morbus Bowen steht lediglich 1 Morbus Paget gegenüber. Der Tumor kann sich bei seiner Tendenz zur flächenhaften Ausbreitung über die Vulva in den Analraum und in das Rektum ausdehnen, wie auch der entgegengesetzte Entfaltungsmodus bekannt ist.

Abb. 1. Morbus Bowen vom Typ der Erythroplasie Queyrat

Abb. 2. Morbus Bowen. Cerebriformer Typ

Abb. 3. Morbus Bowen. Basaliomartiger Typ

Abb. 4. Morbus Bowen. Verruca-senilisartiger Typ

Abb. 5. Morbus Bowen. Teils leukoplakisch, teils verruca-senilisartig

Abb. 6. Morbus Paget

Nicht nur ist die erscheinungsbildliche Ähnlichkeit zwischen Morbus Bowen und Morbus Paget (Abb. 6) sehr groß, die Ähnlichkeit wird noch durch die Tendenz zur multizentrischen Entwicklung, die lange in-situ-Phase und die Rezidivneigung unterstrichen. Hinzuweisen ist auf die Koinzidenz des Morbus Paget mit anderen Karzinomen, z.B. des Vaginalraumes, der Cervix und der Mamma, die sich nach bisher vorliegenden Statistiken auf eine Häufigkeit von etwa 20% beläuft, darunter auch die Assoziation von Morbus Paget der Mamille und der Vulva.

Hinsichtlich der Histogenese wird im Hinblick auf den Morbus Paget der Mamille die Einwanderung von neoplastischen Zellen aus den zugrundeliegenden Drüsengangstrukturen in die Epidermis allgemein angenommen, während die Pathogenese des extramammären Paget noch kontrovers ist. Es sind noch die beiden Fragen offen, ob die Pagetzelle intra- oder extraepidermalen Ursprungs ist und die Karzinomzellen apokriner oder ekkriner Natur. Wäre der Morbus Paget primär ekkriner Natur, würde man ihn wohl bei der generellen Verteilung der ekkrinen Drüsen nicht so auffällig in Arealen mit apokrinen Drüsen, d.h. den Axillen und der Genitalregion antreffen. Allerdings wurde dieser Tumor auch an den Mollschen Drüsen der Augenlider und den Zeruminaldrüsen des Gehörganges beobachtet, bei denen es sich nicht um apokrine Drüsen handelt. Man kann bisher nur soviel aussagen, daß die Paget-Zelle eine mucinproduzierende Adenokarzinomzelle ist.

Die Therapie entspricht dem Vorgehen beim Morbus Bowen.

Literatur

Petres J, Hundeiker M (1975) Korrektive Dermatologie. Springer, Berlin Heidelberg New York pp 86–87

Operative Therapie von Präkanzerosen des äußeren weiblichen Genitale

P. Bailer

Bis vor wenigen Jahren war die Nomenklatur der Präkanzerosen des äußeren weiblichen Genitale umstritten. Noch 1969 wurden auf der Mittelrheinischen Gesellschaft für Geburtshilfe und Gynäkologie in Marburg die Begriffe Craurosis vulvae, Lichen scelerosus et atrophicus und senile Atrophie teilweise synonym gebraucht [7]. Namhafte Vertreter des gynäkologischen Fachgebietes diskutierten darüber, ob es sich bei der Craurosis vulvae um ein Symptom oder um einen Krankheitsbegriff handelt. Es wurden Vorschläge erörtert, alle Veränderungen als Dystrophie mit Hypertrophie und Atrophie zu bezeichnen oder aber alle Veränderungen, die man klinisch diagnostiziert, mit dem Ausdruck Vulva-Dysplasie zu belegen. Obwohl sich mittlerweile die diesbezügliche Konfusion gelegt hat und die Nomenklatur einschließlich der den Begriffen zuzuordnenden Krankheitsbildern heute in den wichtigsten gynäkologischen Publikationen und Lehrbüchern der Einteilung von Grimmer [2] entspricht, bin ich doch davon überzeugt, daß noch viele Gynäkologen die Craurosis vulvae als eine eigenständige, überwiegend in der Postmenopause oder im Senium auftretende, durch Östrogenmangel verursachte und deshalb durch Östrogenapplikation zu behandelnde Erkrankung ansehen, während andere wiederum in der Craurosis vulvae eine obligate Präkanzerose erblicken und vorsorglich entsprechend ausgedehnte operative Eingriffe vornehmen. Auch die Begriffe der benignen und malignen Leukoplakie gehören in der Gynäkologie längst noch nicht überall zum diagnostischen Vokabular. Man darf sich deshalb nicht wundern, wenn die Richtlinien für das therapeutische Vorgehen und vor allem für das Ausmaß des notwendigen operativen Eingriffes bei weitem noch nicht einheitlich sind.

In der Regel fehlt es dem Gynäkologen an den notwendigen histopathologischen Kenntnissen, um die unterschiedliche prognostische Wertigkeit des Symptoms Craurosis oder der Leukoplakie zu erfassen und in ein sinnvolles Therapieschema einzuordnen. Collins et al. [1], ein Arbeitskreis mit großer Erfahrung in der operativen Behandlung der Vulvaerkrankungen, empfehlen die einfache Vulvektomie bei allen hyperplastischen und hypertrophischen Veränderungen wie Granuloma inguinale oder Lymphogranoloma venereum ebenso wie bei den Beobachtungsfällen von Leukoplakie und Craurosis – ein zweifellos sehr radikales Vorgehen. Ein Hauptübel der operativen Behandlung der Präkanzerosen im weitesten Sinne hat zweifellos seine Wurzeln in der Begriffsverwirrung und in den sehr unterschiedlichen Auffassungen über die notwendige Radikalität des Eingriffes.

Ein weiterer für die Patientin sehr wesentlicher Nachteil liegt in der mangelnden Erfahrung der meisten Gynäkologen auf dem Gebiet der plastischen Chirurgie. So wird es verständlich, daß die kurativen Erfolge in der Vulva-Chirurgie größer sind als die Ergebnisse bezüglich der Funktion.

Spärliche Ansätze zu einer funktionsverbessernden Operationstechnik liegen in dem Vorschlag von Scott et al. [6] vor, bei der Vulvektomie beidseits eine Z-Plastik auszuführen, wie sie heute in der plastischen Chirurgie üblich ist, um postoperative Spannungen im Introitusbereich zu vermindern. In gleicher Richtung zielt die Technik von Rutledge und Sinclair [4], die die „skin excision" mit nachfolgender Hauttransplantation vom Oberschenkel oder von der Bauchdecke bevorzugen, um die Sexualfunktion erhalten zu können. Über größere Erfahrungen in dieser Methode wurde jedoch bislang in der deutschen gynäkologischen Literatur nicht berichtet.

Man kann an der Tatsache nicht vorbeigehen, daß die bei Präkanzerosen häufig vorgenommene einfache Vulvektomie nicht selten zur Dyspareunie führt. Dies gilt sowohl für die Vulvektomie mit dem Skalpell als auch für die Elektroresektion und die Elektrokoagulation der Vulva.

In allen Fällen können Schrumpfungen mit Stenosierung des Introitus, sowie narbige Verziehungen auftreten, die neben der Dyspareunie oft einen derart mangelhaften Verschluß des Introitus zur Folge haben, daß es zu einer anhaltenden Störung der Scheidenbiologie mit rezidivierenden Kolpitiden kommt.

Plastische Rekonstruktionen durch Verschiebeplastiken oder andere Verfahren, wie wir sie in der Mammachirurgie kennen, haben in der Vulvachirurgie noch keinen festen Platz gefunden.

Aus dieser wenig erfreulichen Situation sollte man zwei Schlüsse ziehen: Zum einen müssen wir unsere Bemühungen auf dem Gebiet der plastischen Chirurgie der Vulva verstärken und dabei so organerhaltend wie möglich operieren, zum anderen die Indikation zur Vulvektomie bei Beachtung der notwendigen Sicherheit so streng wie möglich handhaben.

Dysplasie und Lichen sclerosus et atrophicus sowie Morbus Bowen, Morbus Paget und Erythroplasie sind als fakultative oder obligate Präkanzerosen unumstritten. Anders verhält es sich mit den Condylomata acuminata. Es gibt Hinweise dafür, daß ein Zusammenhang zwischen den spitzen Kondylomen und einer möglichen Karzinomentstehung bestehen könnte. So berichtet Janovski [3] über Zusammenhänge zwischen dieser Erkrankung und dem späteren Auftreten eines Vulvakarzinoms. In größeren Fallsammlungen erinnerten 5–10% der Patientinnen mit Vulvakarzinom frühere Condylomata acuminata. Schmauz et al. [5] arbeiteten das Archiv der Abteilung für Pathologie an der Hochschule Lübeck bis in das Jahr 1947 auf und berichteten ebenfalls über derartige Zusammenhänge. Sie gingen sogar soweit, daß sie spitze Kondylome des frühen Lebensalters als Präkanzerosen im weiteren Sinne und solche des späteren Alters, die den Karzinomen nur um Jahre in der Altersverteilung vorausgehen, als Präkanzerosen im engeren Sinne auffaßten.

Die Behandlung der Condylomata acuminata bestand bislang im Auftragen einer 10–20%igen alkoholischen Podophylin-Lösung. Bessere Erfolge hatten wir mit der Elektrokoagulation bzw. dem Abtragen der papillomatösen Hautveränderungen mit der Diathermieschlinge. Da die Kondylome der Vulva häufiger gestielt, also spitz, und nur selten breitbasig aufsitzen, genügt es vollkommen, wenn man nur die Oberfläche der Wucherungen zerstört. Mit der Diathermieschlinge ist dies oft ohne Verletzungen der Epidermis nicht möglich. Besonders bei beetartiger Ausbreitung der Kondylome führt dies häufig zu großflächigen, schmierig belegten und sekundär heilenden Hautläsionen, die sehr schmerzhaft sind und nur langsam abheilen. Die Anwendung der Lasertechnik brachte hier bessere Möglichkeiten. Der Neodym-YAG-Laser[1] erlaubt eine punktuelle

1 Firma Messerschmitt-Bölkow-Blohm, Ottobrunn

oder doch zumindest eng umschriebene Zerstörung des Gewebes, wobei sich die Eindringtiefe durch Veränderungen der Energie und der Applikationsdauer den Erfordernissen anpassen läßt. Die Hautverletzungen sind geringer, als wir dies bei Anwendung der Diathermieschlinge gesehen haben und die Wunden heilen makroskopisch narbenfrei aus.

Unter den fakultativen Präkanzerosen ist der Lichen sclerosus et atrophicus eine Erkrankung, die primär nicht operativ behandelt werden sollte. Die Vulvektomie ist kontraindiziert und mit einer Rezidivquote von bis zu 80% belastet [3]. Die Vulvektomie ist nur in extrem seltenen Fällen vertretbar, wenn ein quälender Vulvapruritus weder durch konservative Behandlung, noch durch Resektion des N. pudendus oder durch lokale Denervierung positiv beeinflußt werden kann. Leukoplastische Bezirke erfordern allerdings gezielte Probeexzisionen und sollten, falls es sich um solche mit Störungen der histoarchitektonischen Ordnung des Epithels und dysplastischen Zellveränderungen handelt, exzidiert oder kryochirurgisch bzw. durch Elektrokoagulation behandelt werden.

Anders bei der Vulvadysplasie mit Dyskeratose des Epithels, da sich bei 10–30% der Frauen mit derartigen Veränderungen ein Karzinom der Vulva entwickelt [3]. Wegen der geringen Invasions- und Metastasierungstendenz genügt als therapeutische Maßnahme die einfache Vulvektomie. Die Patientinnen sind meistens älter als 40 Jahre.

Beim Morbus Bowen variiert das Manifestationsalter zwischen 20 und 75 Jahren. Man sollte hierbei also etwas differenzierter vorgehen. Bei der Frau im fortpflanzungsfähigen Alter muß man es riskieren, mit einer Exzision weit im Gesunden mit einem etwa 1 cm breiten Rand als primärer Therapie auszukommen. Eine sorgfältige Aufarbeitung des Präparates, um ein invasives Wachstum auszuschließen, versteht sich. Im allgemeinen ist die Methode der Wahl bei älteren Frauen jedoch eine umfassende, totale Vulvektomie. Bei geringgradiger Ausdehnung ist die Exzision der Herde bzw. die partielle Vulvektomie oft ausreichend, sofern man sich durch Stufen- bzw. Serienschnitte davon überzeugt, daß die Entfernung im Gesunden erfolgt ist. Auch hierbei könnte die Laser-Bestrahlung nach weiterer klinischer Erprobung künftig eine gute therapeutische Alternative darstellen.

Die Behandlung der Erythroplasie ist mit der des Morbus Bowen identisch.

Die extramammäre Pagetsche Erkrankung tritt in der Regel multizentrisch auf. Man sollte deshalb auf die Exzision der veränderten Hautpartien verzichten und je nach Sitz und Ausmaß die einfache oder ausgedehnte Vulvektomie vornehmen.

Durch die intravenöse Zufuhr von radioaktivem Phosphor erhält man eine bessere Information über Lokalisation und Ausbreitung der Erkrankung und damit einen Anhaltspunkt für das notwendige Ausmaß des chirurgischen Eingriffes.

Zusammenfassung

Die Nomenklatur der Präkanzerosen des äußeren weiblichen Genitale war bis in die letzten Jahre umstritten. Noch heute gehen die Meinungen über das notwendige Ausmaß der operativen Behandlung auseinander. Die funktionellen Ergebnisse in der Vulvachirurgie sind häufig unbefriedigend, da die plastische Chirurgie noch zuwenig Beachtung findet. Unter den fakultativen Präkanzerosen sollte der Lichen sclerosus et atrophicus primär nicht operativ behandelt werden, während bei der Vulvadysplasie mit Dyskeratose des Epithels die einfache Vulvektomie erforderlich ist. Beim Morbus Bowen und der Erythroplasie ist wegen des weitgestreckten Manifestationsalters ein differenziertes Vorgehen erforderlich. Die Pagetsche Erkrankung der Vulva wird durch die einfache oder ausgedehnte Vulvektomie behandelt. Die Koagulation der Condylomata acuminata durch Bestrahlung mit dem Neodym-YAG-Laser scheint sehr erfolgversprechend. Weitere Indikationen für den Einsatz der Lasertechnik bei der Behandlung der Präkanzerosen werden erprobt.

Literatur

1. Collins CG, Collins JH, Nelson EW, Smith RC, Maccalum EA (1951) Malignant tumors involving the vulva. Am J Obstet Gynecol 62:1198
2. Grimmer HA (1974) Gut- und bösartige Erkrankungen der Vulva. Bd I. Grosse, Berlin
3. Janovski NA (1977) Erkrankungen der Vulva. In: Döderlein D, Wulf K-H (Hrsg) Klinik der Frauenheilkunde und Geburtshilfe. Urban u. Schwarzenberg, München
4. Rutledge FN, Sinclair M (1968) Treatment of intraepigraft. Am J Obstet Gynecol 102:806
5. Schmauz R, Elsasser E, Lalwak A, Cordes B (1978) Spitze Kondylome und Karzinome der Vulva, Vagina und des Penis. Geburtshilfe Frauenheilkd 38:342
6. Scott JW et al. (1963) Vulvectomy, introital stenosis and z-plasty. Am J Obstet Gynecol 85:132
7. 138. Tagung der Mittelrheinischen Gesellschaft für Geburtshilfe und Gynäkologie am 17. u. 18. Mai 1969 in Marburg/Lahn. Zitiert nach Geburtshilfe Frauenheilkd 2:266 (1970)

Präkanzerosen des äußeren männlichen Genitale

H. Tritsch

Bei jeder isoliert an der Haut oder Übergangshaut des männlichen Genitale auftretenden fleckförmigen, papulösen, verrukösen oder auch plaqueartigen Effloreszenz ist differentialdiagnostisch an das mögliche Vorliegen einer Präkanzerose zu denken. Zu diesen Risikokrankheiten am Integument des Genitale, die eine krebsige Umwandlung erfahren können, werden folgende Dermatosen gerechnet:

Im engeren Sinn:

Morbus Bowen
Erythroplasie Queyrat
Lentigo maligna
Oberflächlich spreitendes Melanom, Level I
Bowenoide Papulose.

Im weiteren Sinn:

Lichen sclerosus et atrophicus.

Die Präkanzerosen im engeren Sinn sind neben ihrem biologischen Verhalten durch ein Gewebsbild mit unterschiedlich starker Epitheldysplasie bis hin zum Carcinoma in situ charakterisiert [12]. Bei den Präkanzerosen im weiteren Sinn handelt es sich dagegen um Dermatosen mit primärer Bindegewebsalteration, der die dysplastischen Veränderungen im darüber gelegenen Epithel sekundär mit einer gewissen Wahrscheinlichkeit folgen können [1, 14].

Morbus Bowen (MB) – Erythroplasie Queyrat (EQ)

Geht man davon aus, daß beiden Krankheitsbildern nosologische Eigenständigkeit zukommt, dann bietet sich als differentialdiagnostisches Kriterium die unterschiedliche Oberflächenbeschaffenheit an. Der MB weist eine krustös-keratotische Oberfläche auf, wohingegen die EQ als rötliche, samtartige Plaque imponiert. Diese Unterscheidungsmerkmale sind in manchen Fällen jedoch nicht gegeben.

Beide Erscheinungsformen können am männlichen Genitale auftreten. Die für die EQ typischen sind hier auf inneres Vorhautblatt, Glans, Ostium urethrae externum und Fossa navicularis beschränkt. Sie kommen überwiegend bei unbeschnittenen Männern europäischer Abstammung vor.

Die Häufigkeit des Überganges in ein invasives Plattenepithelkarzinom ist bei MB und EQ etwa gleich. Sie beträgt nach Graham und Helwig [5] ca. 10%. Handelt es sich um ein Karzinom auf dem Boden dieser Präkanzerosen, dann ist in 20% der Fälle mit Metastasierung zu rechnen. Die Prognose steht in Relation zum Zeitpunkt der Erkennung [2]. Da ältere Männer, diese sind am häufigsten betroffen, den Erscheinungen meist längere Zeit keine Beachtung schenken, erhöht sich bei ihnen das Risiko des Überganges in ein Plattenepithelkarzinom.

Sowohl beim MB als auch bei der EQ soll eine Tumorsyntrophie gegeben sein. Die Entwicklung weiterer Geschwülste im Bereich von Respirationstrakt, Magen-Darm-Kanal, Niere, Blase und Haut kann mit den Erscheinungen im Genitalbereich einsetzen oder ihnen erst nach Jahren folgen. Die Häufigkeit wird unterschiedlich eingeschätzt (10–50%). Dabei bleibt jedoch zu klären, ob es sich wirklich um ein überdurchschnittlich häufiges Zusammentreffen bei Männern dieser Altersgruppe handelt. Für manche Fälle wird die Einnahme von Arsenpräparaten in ursächlichen Zusammenhang gebracht.

Das histologische Bild des MB ist praktisch identisch mit dem der EQ, weshalb beide Zustände heute von der Mehrzahl der Untersucher auch als ein Krankheitsbild aufgefaßt werden [10]. Die EQ wird als MB der Übergangshäute gedeutet. Im Vordergrund der epithelialen Veränderungen steht die Poikilokaryose bei wechselndem Dysplasiegrad. Mit Durchbrechung der subepithelialen PAS-reaktiven Membran ist mit Metastasierung zu rechnen. Sowohl die invasiven Formationen als auch die Metastasen behalten ihre bowenoiden Strukturen weitgehend bei.

Differentialdiagnostisch spielt klinisch neben Psoriasis vulgaris, Lichen ruber und pseudoepitheliomatöser Balanitis die Balanoposthitis plasmacellularis eine wesentliche Rolle [9, 11]. In Zweifelsfällen kann nur die histologische Untersuchung zur Aufklärung beitragen.

Bowenoide Papulose des Penis

1976 stellten Kopf und Bart [8] anläßlich einer Tumorkonferenz einen 33 Jahren alten Mann vor, der im Bereich des Penisschaftes und der Glans multiple braun-rötliche Papeln oder verruköse Effloreszenzen aufwies. Weitere 10 ähnliche Fälle beschrieben Wade et al. [16]. Es handelt sich dabei um Männer im Alter von 21–26 Jahren. Allen gemeinsam war der histologische Befund der Veränderungen. Es fand sich ein Carcinoma in situ, das dem Gewebsbild bei EQ und MB entsprach. 10 Männer waren seit ihrer Jugendzeit beschnitten. Durch elektronenenoptische Untersuchungen in 3 Fällen konnten in den Effloreszenzen keine Viruspartikel nachgewiesen werden. Die Autoren glauben, bei den genannten Fällen eine neue Entität erkannt und beschrieben zu haben.

Unter der Bezeichnung „Pigmented penile papules with carcinoma in situ changes" berichten Katz et al. [7] unter Bezugnahme auf den Fall von Kopf und Bart [8] über 3 weitere Patienten. Hinsichtlich der Ätiologie äußern sie den Verdacht auf eine mögliche Virusinfektion mit intraepithelialer Transformation.

Wir beobachteten entsprechende Veränderungen bei einem 65 Jahre alten Mann im Bereich der Penisschafthaut und der Glans, die sich im Laufe eines Jahres entwickelt hatten (Abb. 1). Histologisch bestand das Bild des Carcinoma in situ, wobei an einigen Stellen eine verruköse Vakuolisierung von Zellen im Bereich des Stratum granulosum zu beobachten war (Abb. 2–4).

Die Veränderungen waren teils exzidiert, teils kaltkaustisch koaguliert worden. Nach letztgenanntem Verfahren waren Rezidive und auch einige Effloreszenzen aufgetreten, die nach erneuter Behandlung ausheilten. Der Patient ist jetzt 4 Jahre erscheinungsfrei.

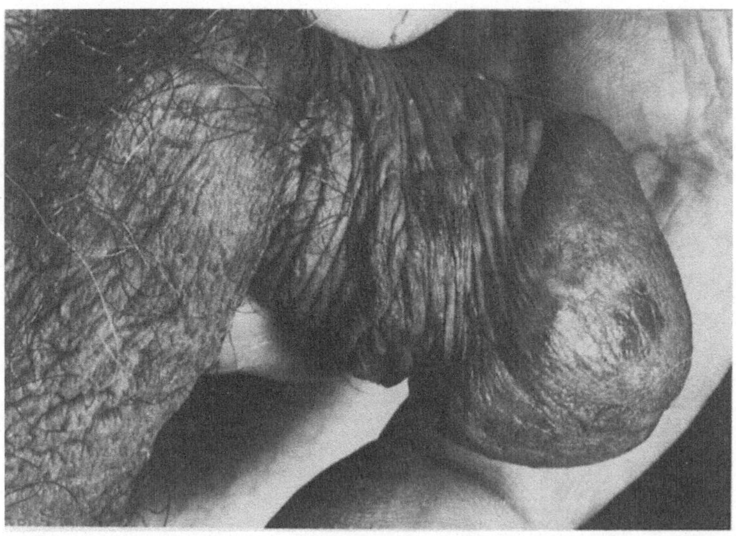

Abb. 1. Bowenoide Papulose. Plaqueförmige und papulöse Veränderungen im Bereich von Glans, innerem Vorhautblatt und Penisschafthaut

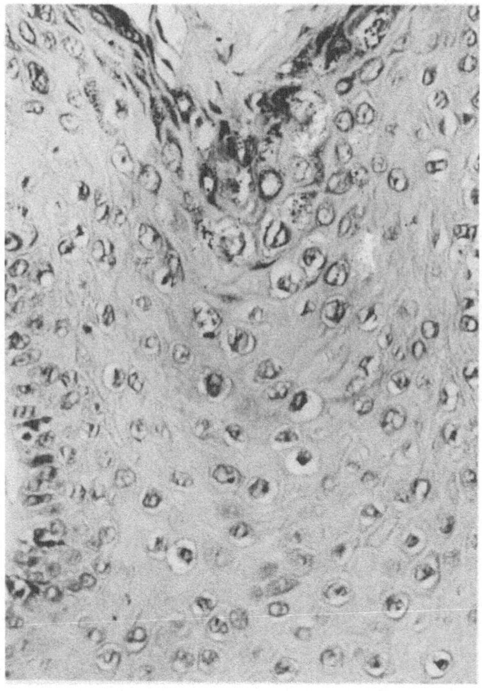

Abb. 2. „Verruköse" Vakuolisierung der oberen Epidermisschichten; Effloreszenz Penisschafthaut. H.E., 100 ×

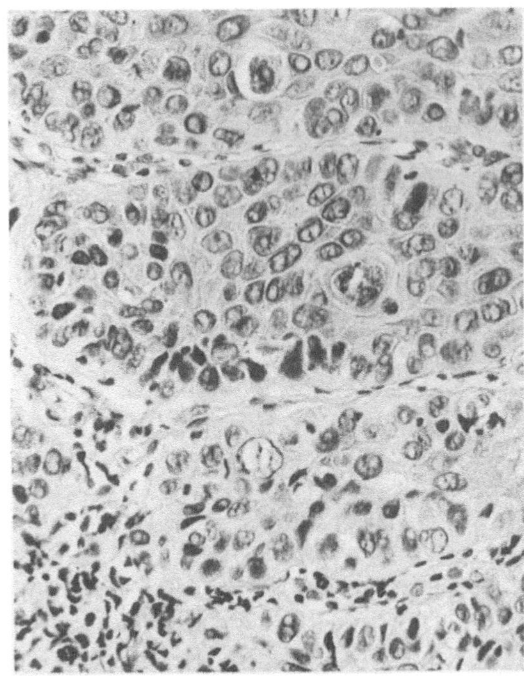

Abb. 3. Epithelhyperplasie mit Zellatypien; Effloreszenz Glans penis. H.E., 25 ×

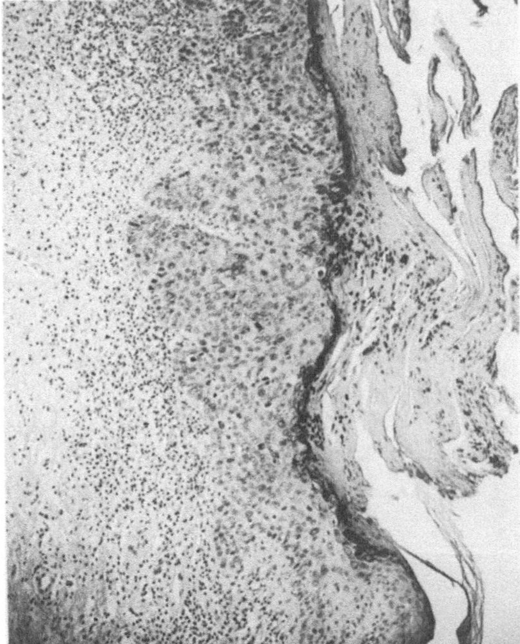

Abb. 4. Vergrößerung aus Abb. 3; Epitheldysplasie in proliferierten Reteleisten. H.E., 100 ×

Klinisch und histologisch ähnliche Veränderungen beobachteten wir auch im Bereich der Perianalhaut von 2 Frauen (Abb. 5, 6).

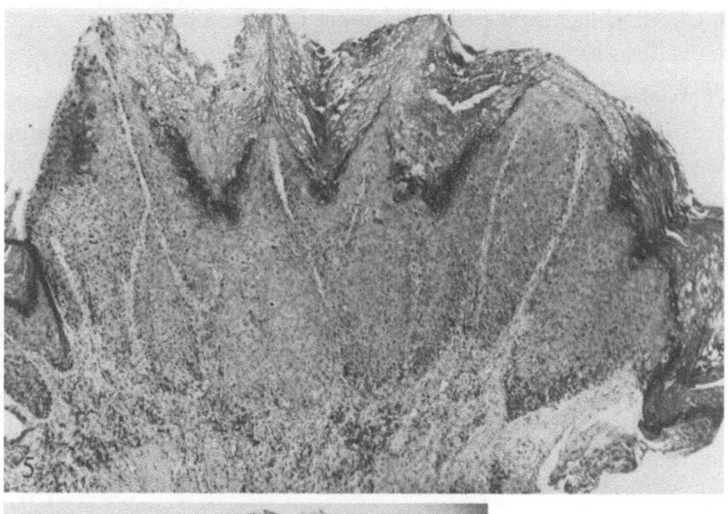

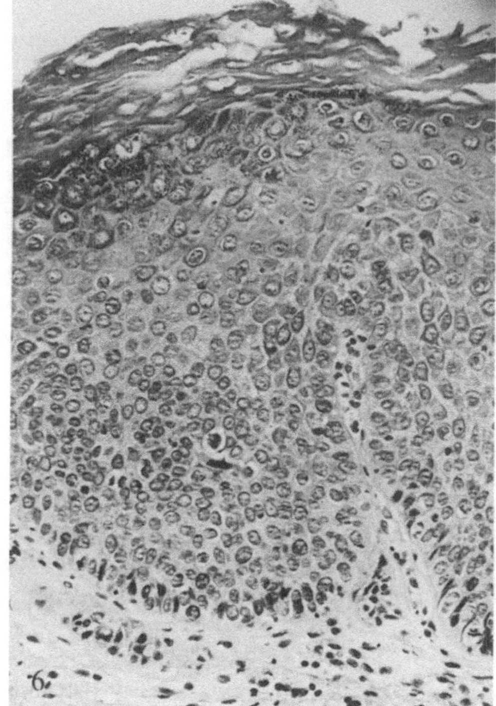

Abb. 5. Verruköser Epidermisumbau, Zellatypien; Effloreszenz aus der Perianalregion einer Frau. H.E., 16 ×

Abb. 6. Vergrößerung aus Abb. 5; Epitheldysplasie, „verruköse“ Vakuolisierung im Stratum granulosum. H.E., 63 ×

Lentigo maligna (LM) – Oberflächlich spreitendes Melanom, Level I (SSM)

Das Vorkommen einer LM oder eines SSM im Bereich des männlichen Genitale dürfte zu den Seltenheiten gehören. Beide Präkanzerosen können nach intraepithelialer Transformation in maligne Melanome übergehen. Obgleich diese Melanome im allgemeinen nur ein geringeres vertikal-aggressives Wachstum als die spontan auftretenden nodulären Melanome haben, ist wegen der Lokalisation mit verzweigtem Lymphabfluß mit einer hohen Metastasierungsfrequenz zu rechnen.

Die histologische Differentialdiagnose zwischen SSM und extramammärem Morbus Paget, der auch im Penis-Skrotalhautbereich auftreten kann [4], macht in manchen Fällen Schwierigkeiten. Die intraepidermal proliferierenden Tumorzellen beider Krankheiten können große morphologische Ähnlichkeit miteinander haben. In solchen Fällen kann die Unterscheidung nur mit Hilfe histochemischer Reaktionen (Alcian-Blau pH 2,5, Aldehyd-Fuchsin pH 1,7) getroffen werden.

Lichen sclerosus et atrophicus (Lsa)

Das Krankheitsbild weist sowohl charakteristische epitheliale als auch charakteristische bindegewebige Veränderungen auf. Die Bedeutung der Krankheit als Präkanzerose im erweiterten Sinn bei Lokalisation im Genitalbereich ist bekannt [6, 13], obwohl das Auftreten von Karzinomen auf dem Boden eines Lsa zu den Seltenheiten gehören dürfte.

Wir beobachteten einen 65jährigen Mann mit Lsa im Bereich von Frenulum und Ostium urethrae externum mit Übergang in ein adenoides Plattenepithelkarzinom unter Mitbeteiligung der Fossa navicularis [15]. Die operative Entfernung der veränderten Bezirke mit plastischer Rekonstruktion führte zur Heilung.

Zusammenfassung

Präkanzerosen der äußeren männlichen Genitale sind: Morbus Bowen, Erythroplasie Queyrat, bowenoide Papulose, Lentigo maligna und oberflächlich spreitendes Melanom, Level I.

Die bowenoide Papulose ist eine kürzlich beschriebene neue Entität, die auf Grund ihres Gewebsbildes den Präkanzerosen zugerechnet werden muß. Es wird 1 Fall von bowenoider Papulose an der Penishaut eines 65jährigen Mannes demonstriert. Das Krankheitsbild kommt auch in der Ano-Genitalregion vor, wie Beispiele bei 2 Frauen zeigen.

Auch auf dem Boden eines Lichen sclerosus et atrophicus können sich Karzinome entwickeln. Der Malignitätsgrad, der auf den verschiedenen Präkanzerosen entstehenden malignen Tumoren, ist unterschiedlich.

Literatur

1. Andrade R (1968) Die präcanceröse und canceröse Wucherung von Epidermis und Anhangsgebilden. In: Handbuch der Haut- und Geschlechtskrankheiten. Ergänzungserk. Normale und pathologische Anatomie der Haut II, Bd. I/2. Springer, Berlin Heidelberg New York
2. Degos R, Civatte J, Belaich S, Letessier S (1976) Meladie de Bowen cutanée ou muqueuse. Ann Derm Syph 103:5–14
3. Fischer H (1963) Präkanzerosen und Pseudokanzerosen der Haut. Med Welt 58:1097–1101
4. Gartmann H, Kiessling W (1964) Extramammärer Morbus Paget beim Manne. Z Hautkr 37:71–80
5. Graham JH, Helwig EB (1972) Premalignant cutaneous and mueocutaneous diseases. In: Graham JH, Johnson WC, Helwig EB (eds) Dermal Pathology. Harper and Row, Hagerstown, MD
6. Grimmer H (1969) Morbus Bowen (Hyperplasie pure, Hyperlasie simple, Erythroplasie Queyrat). Z Hautkr 44:21–28
7. Katz HI, Posalky Z, McGinley D (1978) Pigmented penile papules with carcinoma in situ changes. Brit J Dermatol 99:155–162
8. Kopf AW, Bart RS (1977) Multiple bowenoid papules of the penis: A new entity? J Dermatol Surg Oncol 3:265–269
9. Korting GW, Theisen H (1963) Circumscripte plasmacelluläre Balanoposthitis und Conjunctivitis bei derselben Person. Arch Klin Exp Dermatol 217:495–504
10. Lever WF, Schaumburg-Lever G (1975) Histopathology of the skin. 5th ed. Lippincott Philadelphia Toronto
11. Lortat-Jacob E, Civatte J (1966) La balanite pseuooépitheliomateuse keratoisque et micacée. Bull
11. Lortat-Jacob E, Civatte J (1966) La balanite pseudoépitheliomateuse keratosique et micacée. Bull Soc Franc Derm Syph 73:931–935
12. Seifert G Burkhardt A (1977) Neuere morphologische Gesichtspunkte bei malignen Tumoren der Mundschleimhaut. Dtsch Med Wochenschr 102:1596–1601
13. Steigleder GK (1963) Die Präcancerosen in moderner Sicht. Hautarzt 14:87–94
14. Steigleder GK, Scheicher-Gottron E, Klos D (1965) Die Lichtenatrophie, ein häufig verkanntes Krankheitsbild. Med Welt 469–473
15. Tritsch H (1968) Adenoides Plattenepithel-Carcinom bei Lichen sclerosus et atrophicus. Arch Klin Exp Dermatol 232:187–194
16. Wade Th R, Kopf AW, Ackerman AB (1978) Bowenoid papulosis of the penis. Cancer 42:1890–1903

Zur operativen Therapie der epidermalen Präkanzerosen im männlichen Genitalbereich

J. Petres, M. Hartmann und R. Müller

Einleitung

Das Stachelzellkarzinom des äußeren männlichen Genitale ist in der Regel ein Krebs des höheren Lebensalters. Es entwickelt sich auf dem Boden einer präexistenten präkanzerösen Haut- oder Schleimhautläsion. Die Ursachen für deren Entwicklung sind aber im Bereich des Skrotums und des Penis unterschiedlich.

Maligne Neoplasien des Skrotums

Ätiopathogenese und Klinik

Beim Vorliegen eines malignen Tumors im Bereich der Skrotalhaut muß stets an einen berufsbedingten Hautkrebs gedacht werden [3, 4, 5]. Bereits 1775 hat Pott [11] eine Häufung von Skrotalkarzinomen bei Schornsteinfegern beschrieben und diese auf dem Boden von verrukösen Veränderungen entstandenen Krebse als berufsbedingte Folge eines intensiven langjährigen Hautkontaktes mit den karzinogenen Rußbestandteilen erkannt. Ein ähnlicher Pathomechanismus liegt auch bei jenen Skrotalkarzinomen vor, die nach jahrelanger Exposition der Skrotalhaut mit nicht-gereinigten Mineralölen auftreten. Dies war früher besonders bei Baumwollspinnereiarbeitern und bei Automatendrehern der Fall [8]. Trotz Schutzkleidung konnte es bei diesen Berufsgruppen zu einer dauernden Benetzung der Haut mit den zur Kühlung der Maschinen benutzten Mineralölen kommen. Wegen der problematischen Körperreinigung vor allem im kryptenreichen Hodensackbereich führten dort die nicht vollständig entfernten Ölrückstände schließlich nach 10- bis 15jähriger Berufstätigkeit zur Entstehung von Hyperkeratosen bzw. papillomatösen Wucherungen und schließlich zur Manifestation des spinozellulären Karzinoms.

Darüber hinaus muß beim Vorliegen von Präkanzerösen bzw. kanzerösen Veränderungen des Skrotums auch eine berufsbedingte oder iatrogene chronische Arsenintoxikation ausgeschlossen werden [7].

Operative Therapie

Aufgrund der anatomischen Gegebenheiten ist eine primäre Wundnaht nach Tumorexzision im Skrotalbereich generell nicht schwierig. Nur bei ausgedehnten Neoplasien muß eine Operationswunde durch eine freie, autologe Hauttransplantation oder eine gestielte Lappenplastik gedeckt werden [2, 6].

Präkanzeröse und kanzeröse Veränderungen des Penis

Diese sind fast immer im Präputialsack und dabei entweder an der Glans penis oder am inneren Vorhautblatt lokalisiert. Die Häufigkeit des Peniskarzinoms wird in Europa auf etwa 1% der bei Männern vorkommenden Krebse geschätzt. Besonders gefährdet sind Männer oberhalb des 4.–5. Lebensjahrzehntes. Histologisch liegt fast immer ein verhornendes Stachelzellkarzinom vor [5].

Ätiopathogenese und Klinik

Das Peniskarzinom ist bei Völkern, die die rituelle Beschneidung durchführen, äußert selten. Dies belegt eindrucksvoll die Tatsache, daß durch eine Vorhautverengung chronische Entzündungen des Präputialsackes mit Smegmastauung entstehen können, die wiederum die Basis für präkanzeröse und schließlich kanzeröse Neubildungen in dieser Körperregion bilden. Daraus wird auch deutlich, weshalb beim Vorliegen einer Vorhautverengung bereits die medizinische Indikation zu deren chirurgischen Beseitigung besteht. Ist eine präkanzeröse Läsion entstanden, so handelt es sich dabei in erster Linie um folgende klinische Krankheitsbilder:

Leukoplakie oder Leukokeratosis glandis et praeputii, die histologisch der Mundschleimhaut-Leukoplakie entspricht (Abb. 3a).

Erythroplasie. Diese Veränderung ist in der überwiegenden Mehrzahl der Fälle im Bereich des inneren Präputialblattes, dem Sulcus coronareus und der Glans penis lokalisiert. Das klinische Bild zeigt einen oder mehrere verschieden große, kleinbogig begrenzte, nur wenig erhabene erythematöse Herde, deren Oberfläche samtartig glattglänzend ist. Nur selten finden sich Erosionen. Hyperkeratotische Auflagerungen fehlen im Gegensatz zur Leukoplakie. Bei Betastung läßt sich manchmal ein oberflächliches Infiltrat nachweisen. Sehr häufig besteht Juckreiz, womit gelegentlich die Abgrenzung zur Candidamykose erschwert wird. In ihrer ursprünglichen Form kann die Erythroplasie bestehenbleiben, bis es schließlich zu Ulzerationen und papillomatösen Wucherungen kommt, die stets Zeichen eines invasiven Karzinomwachstums sind.

Morbus Bowen. Seine Abgrenzung zur Erythroplasie ist nicht einheitlich, da die Erythroplasie als Gegenstück zum Morbus Bowen an den Halbschleimhäuten des Genitale angesehen werden kann (Abb. 4e).

Sowohl die Erythroplasie als auch der Morbus Bowen sind als Carcinomata in situ anzusehen.

Balanitis xerotica obliterans (Abb. 1a und b) bzw. der Lichen sclerosus et atrophicus stellen Präkanzerosen im weiteren Sinne dar.

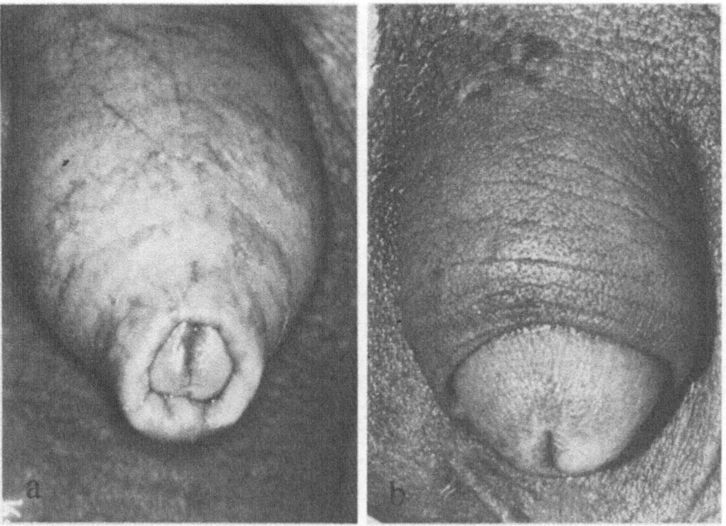

Abb. 1a und b. Balanitis xerotica obliterans. **a** Präoperativer Befund. **b** Zustand 8 Tage nach operativer Beseitigung der Präputialstenose durch eine Phimose-Operation nach Rebreyoud

Operative Therapie

Durch ovaläre Exzision mit anschließender primärer Wundnaht lassen sich kleinere Präkanzerosen im Bereich der Glans penis relativ einfach in Lokalanästhesie entfernen.

Phimose-Operation nach Rebreyoud [12]. Der Eingriff erfolgt in Leitungsanästhesie. Mittels jeweils einer dorsal und ventral angelegten Kocher-Klemme wird das Präputium kräftig und straff hochgezogen. Daraufhin erfolgt die Zircumzision des äußeren Vorhautblattes ca. 5–10 mm oberhalb des Sulcus coronareus. Nach stumpfer Abpräparation des äußeren vom inneren Präputialblatt bis in Höhe des proximalen Penisschaftdrittels wird das innere Vorhautblatt in Sulkusnähe nach Durchtrennung des Frenulums reseziert. Abschließend werden die Stümpfe der Präputialblätter mittels atraumatischer Naht vereinigt, so daß die Naht im Sulcus coronareus zu liegen kommt (Abb. 2a–f). Wir bevorzugen diese Operationstechnik bei genuinen Phimosen und bei präkanzerösen Läsionen, die im Bereich des inneren Präputialblattes lokalisiert sind.

Lappenplastik nach Happle [1]. Diese Methode ist indiziert, wenn präkanzeröse Prozesse eine größere Fläche der Eichel bedecken. Bei Involvierung des Orificium urethrae externum ist eine Kombination mit einer Meatoplastik durchzuführen (Abb. 3a–f, 4a–f). Die Operation kann sowohl in Leitungsanästhesie als auch in Allgemeinnarkose durchgeführt werden. Zunächst wird – ebenso wie bei der Rebreyoudschen Methode – das Präputium mit zwei scharfen Kocherklemmen nach oben gezogen, wobei die Schnittführung im Bereich des äußeren Vorhautblattes in Höhe des Sulcus coronareus verläuft. Vom äußeren Vorhautblatt wird aber ein gestielter Lappen belassen, der dem zu erwartenden Defekt an der Glans penis entspricht. Dieser Lappen wird vom inneren Vor-

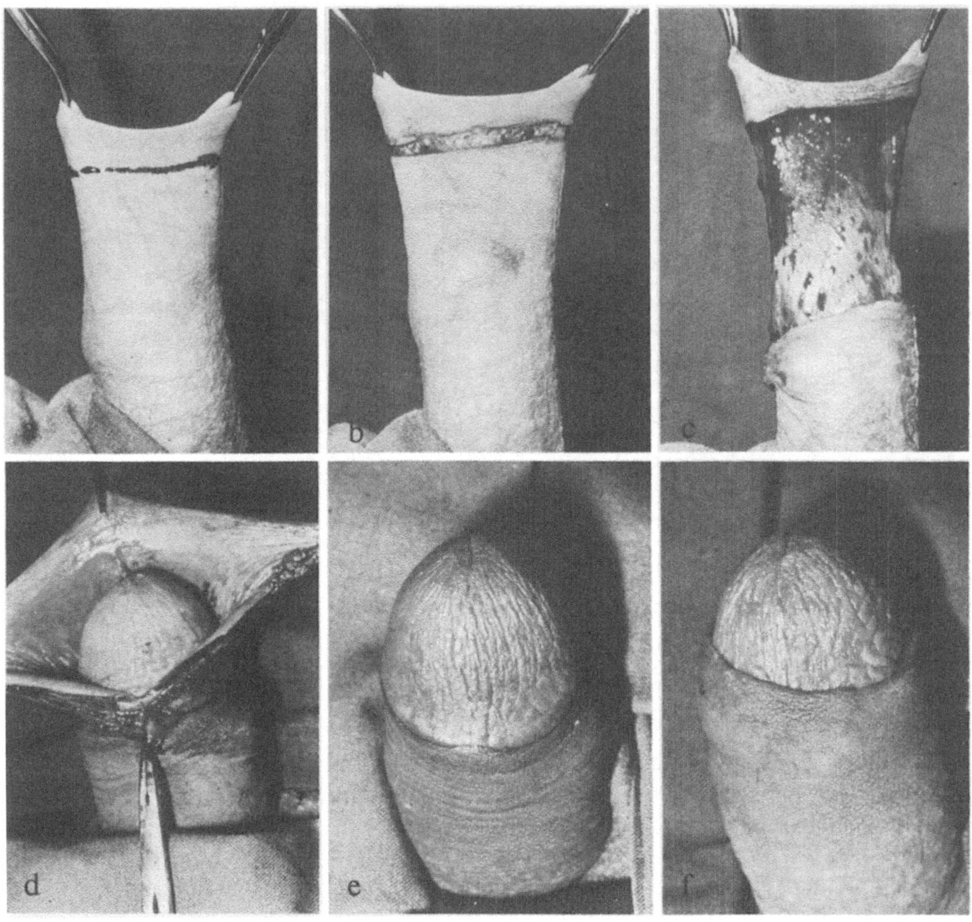

Abb. 2a–f. Phimose-Operation nach Rebreyoud. **a** Hochziehen des Präputiums mittels Kocher-Klemmen und Markierung der Schnittführung im Bereich des äußeren Präputialblattes. **b** Zustand nach Inzision im Bereich des äußeren Präputialblattes. **c** Abpräparation des äußeren vom inneren Vorhautblatt. **d** Spaltung des inneren Präputialblattes bis zum Sulcus coronareus. **e** Zustand nach Abtragung des inneren Präputialblattes in Sulkusnähe. **f** Zustand bei Operationsende nach atraumatischer Catgut-Naht der Stümpfe des äußeren und des inneren Präputialblattes in Sulkusnähe

---

Abb. 3a–f. Gestielte Lappenplastik nach Happle bei Leukoplakie der Glans penis mit Involvierung des Orificium urethrae externum. **a** Operationsplanung. **b** Zustand nach Exzision der präkanzerösen Neubildung. **c** Zustand bei Operationsende. Penis von ventral. **d** Zustand bei Operationsende. Penis von dorsal. **e** Präoperativer Befund. **f** Zustand 2 Jahre nach Happle-Plastik kombiniert mit Meatoplastik ▶

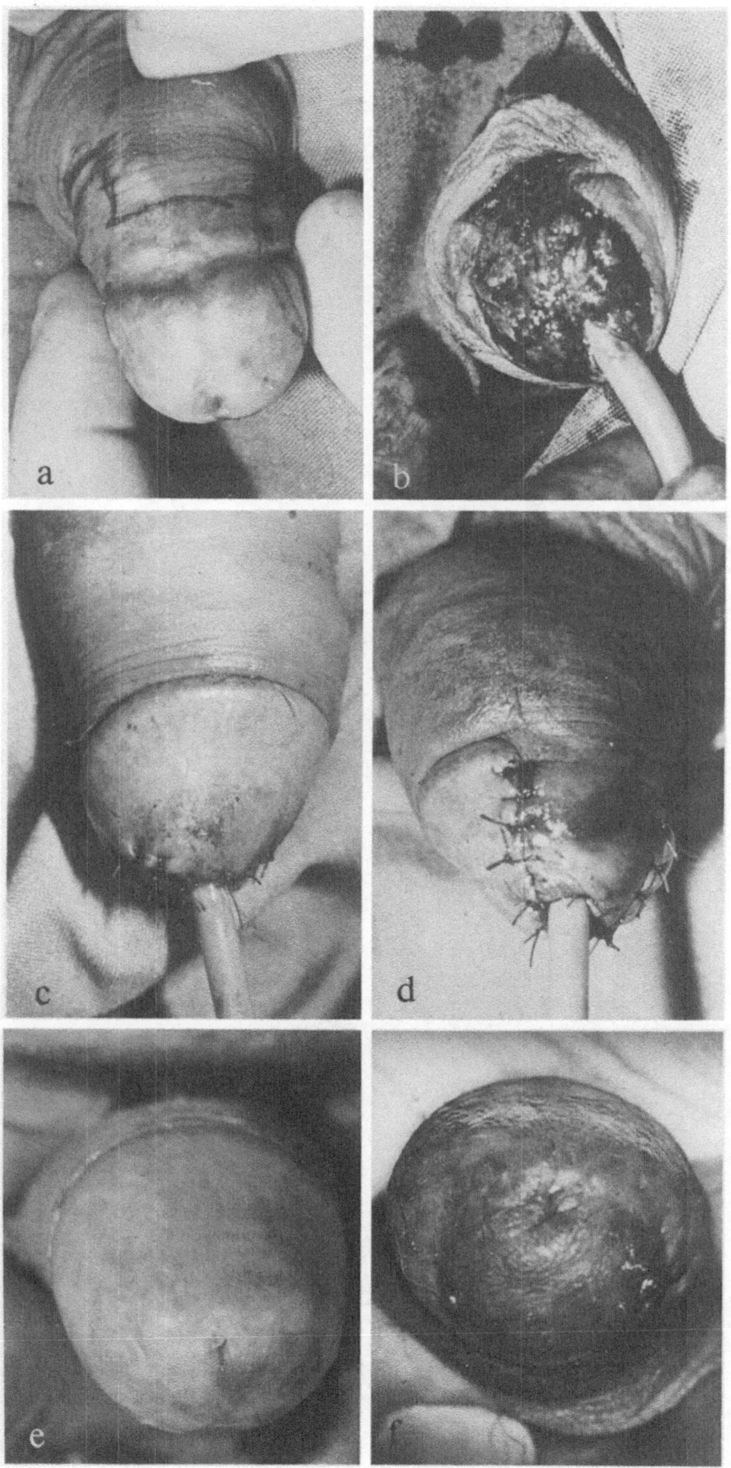

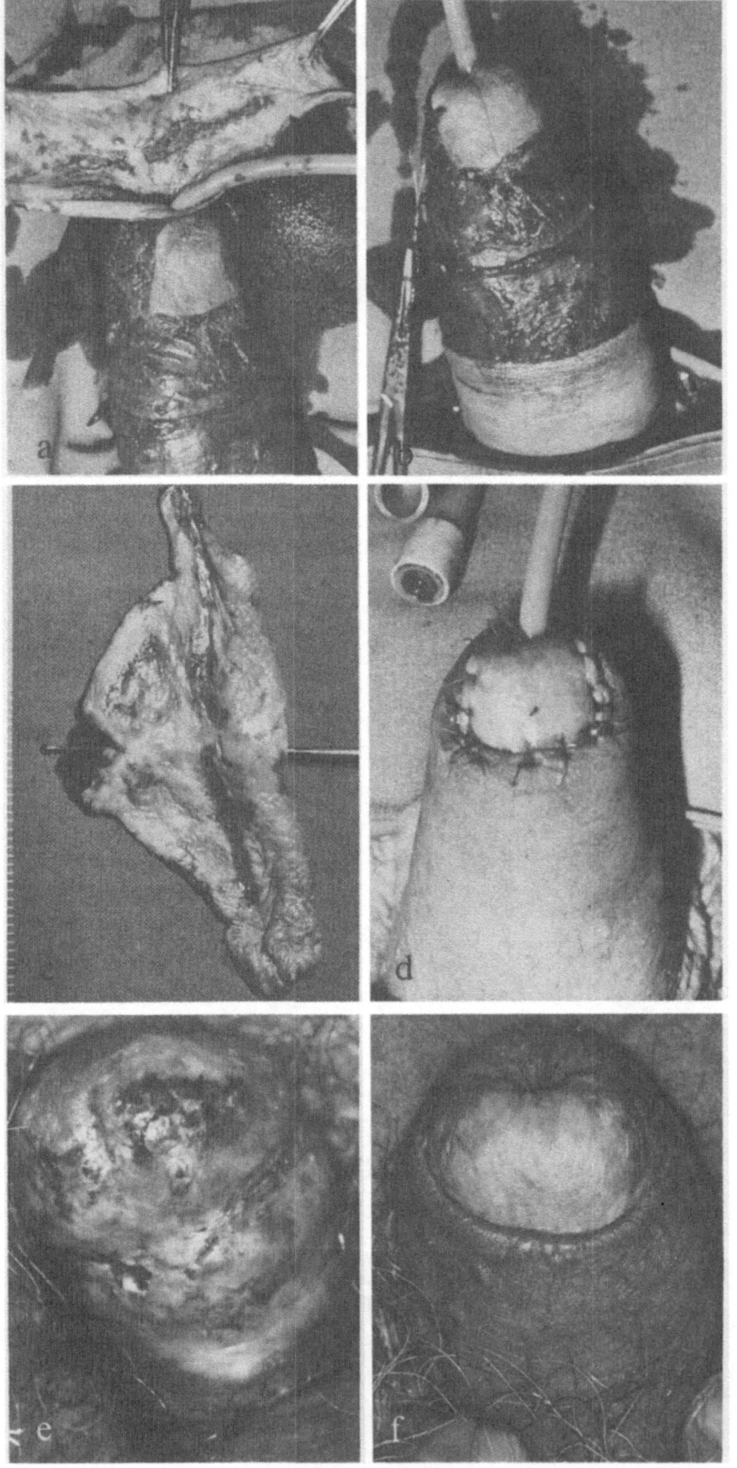
a
b
c
d
e
f

hautblatt stumpf präpariert und die restliche Vorhaut in Sulkusnähe reseziert. Abschließend wird dann die Präkanzerose mit dem anschließenden Teil des Sulcus coronareus exzidiert und nach sorgfältiger Blutstillung der entstandene Defekt mit dem gestielten Präputiallappen gedeckt. Zur Hämatomprophylaxe hat sich bei uns das subkutane Einlegen einer Saugdrainage für die Dauer von 2–3 Tage bewährt.

Diskussion

Die geschilderten Operationstechniken erlauben eine funktionell einwandfreie und ästhetisch befriedigende Beseitigung epidermaler Präkanzerosen im männlichen Genitalbereich [9, 10]. Dies ist besonders wichtig, da bei manifesten Peniskarzinomen in der Regel die Teilamputation mit prophylaktischer inguinaler Lymphadenektomie nicht zu umgehen ist. Lediglich wenn das Karzinom auf das innere Vorhautblatt beschränkt ist, kann in Ausnahmefällen auch eine erhaltende Phimose-Operation nach Rebreyoud durchgeführt werden. Die Prognose des Karzinoms dieser Lokalisation ist angeblich deshalb günstiger, da die Vorhaut durch andere Lymphkanäle drainiert wird, als die Glans penis [2].

Die Prognose des Penis- und Skrotalkarzinoms quo ad vitam wird von der Metastasierung in die regionären Lymphknoten entscheidend mitbestimmt. Dabei ist hervorzuheben, daß diese relativ frühzeitig erfolgt, was in der therapeutischen Konsequenz der gleichzeitig durchzuführenden inguinalen Lymphadenektomie seinen Ausdruck findet [5, 9].

Eine große Anzahl männlicher Genitalkarzinome könnte vermieden werden, wenn die entsprechenden Vorstadien, d.h. die präkanzerösen Läsionen, frühzeitig erkannt und entfernt würden.

Zusammenfassung

Durch einen chirurgischen Eingriff lassen sich präkanzeröse Läsionen sowohl im Skrotal- als auch im Penisbereich mit Erhaltung der Organfunktion dauerhaft beseitigen. Die operativen Techniken reichen von der einfachen Exzision im Skrotalbereich sowie an der Glans penis über die Phimose-Operation nach Rebreyoud bis zur gestielten Lappenplastik aus dem äußeren Präputialblatt zur Deckung größerer Operationsdefekte an der Glans penis.

Da das Peniskarzinom relativ frühzeitig metastasiert, ist die Erkennung und die Entfernung der präkanzerösen Läsionen von besonderer Wichtigkeit.

◀ **Abb. 4a–f.** Gestielte Lappenplastik nach Happle bei Morbus Bowen der Glans penis und des inneren Präputialblattes. **a** Präparation der Neubildung. **b** Operationsdefekt. **c** Operationspräparat. **d** Zustand bei Operationsende. **e** Präoperativer Befund. **f** Zustand 3 Jahre post operationem (Happle-Plastik kombiniert mit Meatoplastik)

Literatur

1. Happle R (1972) Zur operativen Behandlung des Morbus Bowen an der Glans penis. Hautarzt 23:125–128
2. Happle R (1977) Dermatochirurgische Eingriffe im Genitalbereich. In: Konz B, Burg G (Hrsg) Dermatochirurgie in Klinik und Praxis. Springer, Berlin Heidelberg New York
3. Henry SA (1946) Cancer of the scrotum in relation to occupation. Oxford University Press, London Toronto
4. Hueper WC (1962) Berufskrebs. In: Handbuch der gesamten Arbeitsmedizin, Bd II/2. Urban und Schwarzenberg, Berlin München Wien
5. Melczer N (1961) Präcancerosen und primäre Krebse der Haut. Verlag der Ung. Akademie der Wissenschaften, Budapest
6. Millard DR jr (1966) Scrotal construction and reconstruction. Plast Reconstr Surg 38:10–15
7. Petres J, Hagedorn M (1975) Die „Kaiserstuhl-Krankheit", ein Modell der chronischen Arsen-Intoxikation. Akt Dermatol 1:177–185
8. Petres J, Hundeiker M (1966) Berufsbedingte Scrotalcarcinome bei Automatendrehern. Z Hautkr 40:230–236
9. Petres J, Hundeiker M (1975) Korrektive Dermatologie. Operationen an der Haut. Springer, Berlin Heidelberg New York
10. Petres J, Hundeiker M (1978) Dermatosurgery. Springer, Berlin Heidelberg New York
11. Pott P (1775) Chirurgical observations relative to the cataract, polyposis of the nose, the cancer of the scrotum. The different kinds of ruptures, and the mortefication of the toes and feet. Carnegie, London
12. Rebreyoud, zit nach Scherber G (1927) Phimose und Paraphimose. In: Jadassohn J (Hrsg) Handbuch der Haut- und Geschlechtskrankheiten. Bd. 21. Springer, Berlin

Die Lokalbehandlung prämaligner epidermaler Neoplasien mit Bleomycin und 5-Fluoro-uracil-Salbe

R. Pfister

Dem Arzt liegen die prämalignen epidermalen Neoplasien und bösartigen Hauttumoren in der Diagnostik offen vor Augen. Für die einzuschlagenden therapeutischen Maßnahmen sind sie leicht zugänglich. Therapieversager bei der Behandlung prämaligner Tumoren kommen selten vor. Ich erinnere mich zurück an meine Assistentenzeit vor 30 Jahren, wo wir mittels Curettage mit dem scharfen Löffel und nachfolgender Ätzung mit Trichloressigsäure bei der Behandlung prämaligner Neoplasien sehr gute Erfolge erzielten. Stärker erhabene infiltrierte Herde haben wir exzidiert, andere, z.B. die verruköse Leukoplakie, die präkanzeröse Cheilitis, der Morbus Bowen, wurden einer Röntgentherapie unterzogen. Dieses therapeutische Vorgehen führte zu guten brauchbaren therapeutischen Ergebnissen.

Vor 10 Jahren berichteten zahlreiche Kliniker über die Rückbildung maligner und prämaligner Tumoren durch intratumorale Injektion von Zytostatika (Kohler, Peschke, Loebell u.a.). Dieses therapeutische Verfahren ging aber mit hoher Versagerquote (bis 30%) einher und war durch Nebenerscheinungen (Schwellungen, Schmerzen und Nekrosen) belastet.

Bald hat man auch zytostatische Salben lokal angewandt, und viele Autoren haben die Wirksamkeit dieser bei lokaler Anwendung gut geheißen. Es kamen vor allem die Spindelgifte, Colchicin, Colcemid, Podophyllin zur Anwendung. In neuerer Zeit war es vor allem der Antimetabolit 5-Fluoro-uracil, das in Salbenform angewandt, klinisch eindeutige, therapeutisch gute Resultate erbrachte.

An unserer Klinik haben wir vor Jahren versuchweise das Antibiotikum Bleomycin neben 5-Fluoro-uracil zur lokalen Behandlung prämaligner epidermaler Veränderungen eingesetzt.

Einzelne Autoren aus USA und Japan haben berichtet, daß Bleomycin seine Wirkung auch direkt entfaltet und sich zu einer lokalen Anwendung eignet.

Lokalbehandlung mit Bleomycin

Von diesen Mitteilungen ausgehend, haben wir Bleomycin bei prämalignen Neoplasien angewendet. Wir haben 15 mg Bleomycin in 2 ml NaCL pro Sitzung gelöst. Das Bleomycin wurde an mehreren Stellen um den Herd subkutan injiziert. Insgesamt waren je nach Ausdehnung der prämalignen Neoplasie 1–2 Behandlungen, also 15–30 mg Bleomycin, notwendig.

Bei senilen Keratosen, Morbus Bowen und bei präkanzeröser Cheilitis haben wir Belomycin über einen Zeitraum von 6 Monaten eingesetzt. Insgesamt war 1 Injektion bei senilen Keratosen, und nur in den seltensten Fällen war je nach Größe der Veränderung eine weitere Injektion nach 5–8 Tagen notwendig. Die Patienten klagten nach der Injektion von Bleomycin über einen brennenden lokalen Schmerz, der je nach Lokalisation der Veränderung und nach der Tiefe der Injektion schwächer oder stärker empfunden wurde. In allen Fällen war eine entzündliche, in ihrer Stärke schwankende, lokale Gewebsreaktion auffallend. In manchen Fällen hatte man klinisch den Eindruck, daß schon nach 10–14 Tagen die Keratose sich zurückgebildet hatte. Die lokale Reaktion dauerte in der Regel bis zu 3 Wochen. In dieser Zeit hat sich auch der Befund normalisiert.

Tabelle 1 zeigt eine Zusammenstellung der Ergebnisse bei lokaler Behandlung prämaligner Neoplasien mit Bleomycin.

Tabelle 1. Lokalbehandlung von Präkanzerosen mit Bleomycin

Senile aklinische Keratosen	28
Rückbildung	12
Teilrückbildung	16
Morbus Bowen	3
Rückbildung	0
Präkanzeröse Cheilitis	2
Rückbildung	0
Keratoakanthom	2
Rückbildung	2

Die Nachbeobachtungszeit bei lokaler subkutaner Injektion von Bleomycin war relativ kurz. Wir haben nach einer Nachbeobachtungszeit von 3–6 Monaten rein nach dem klinischen Befund beurteilt. Die Ergebnisse waren entmutigend (vgl. Tabelle 1). Sie waren abhängig von der Tiefe der Injektion sowie von der Verteilung des Bleomycins im Gewebe. Lediglich das Keratoakanthom sprach gut an (Abb. 1 u. 2).

Die Behandlungsergebnisse bei lokaler Anwendung von Bleomycin sagen aus, daß der therapeutische Wert der lokalen Anwendung von Bleomycin keine erfolgversprechende Behandlungsform darstellt. Die Versagerquote ist hoch.

Zu diesen wenig erfolgreichen Behandlungsergebnissen ist noch zu sagen, daß die Patienten über mehr oder weniger heftige Schmerzen klagten und eine deutliche Gewebsschwellung mit entzündlicher Reaktion aufwiesen, die bei weiteren Injektionen in den Herd sich noch steigerten. Auf der anderen Seite beobachtet man bei zu geringer Konzentration, bei nicht gleichmäßiger Verteilung des Bleomycins im Herd und auch bei zu tiefer Injektion, häufig Therapieversager. Ein weiterer Unsicherheitsfaktor war darin zu sehen, daß man sich bei der Dosierung nach der Gewebsreaktion richtete und somit der Unsicherheitsfaktor vom behandelnden Arzt abhängig war. Die weniger erfolgreichen Behandlungsergebnisse überwiegten und stellten den Wert eines solchen therapeutischen Vorgehens in Zweifel.

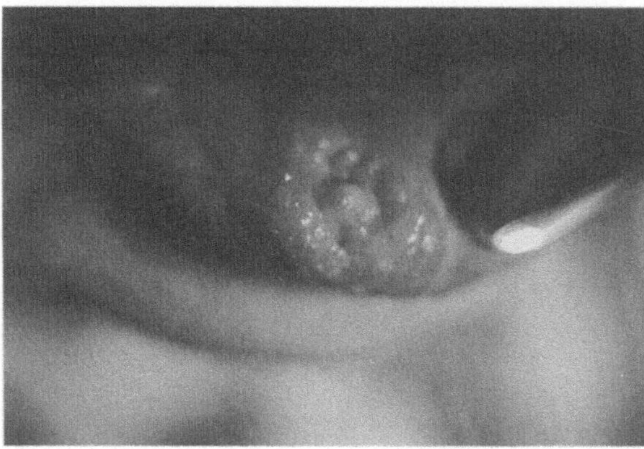

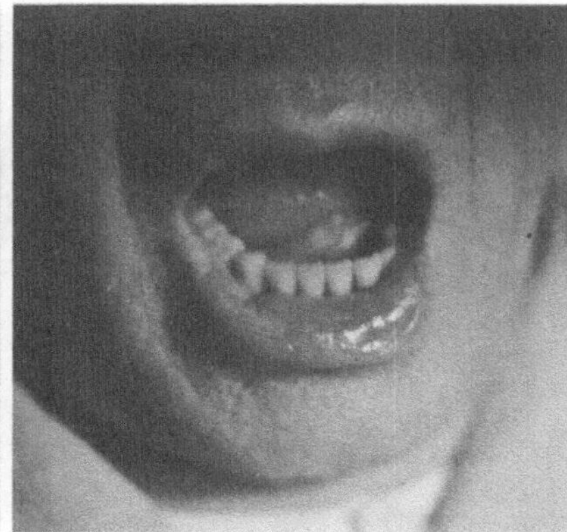

Abb. 1. Akantokeratom
Abb. 2. Nach Unterspritzung mit Bleomycin

Lokalbehandlung mit 5-Fluoro-uracil-Salbe

Zahlreiche Autoren (Belisario, Klein et al., Ott et al., Rogge u.a.) berichteten in den letzten Jahren, daß Hautgeschwülste und Präkanzerosen durch lokale Anwendung zytostatischer Salben beeinflußbar und heilbar sind. Die bei der Salbenbehandlung bevorzugte zytostatische Substanz war 5-Fluoro-uracil.

Neben den klassischen Behandlungsmethoden der Präkanzerosen der Haut, d.h. Curettage, Operation oder Bestrahlung, hat sich immer mehr die lokale zytostatische Behandlung durchgesetzt. Gerade an der Haut kann man den Erfolg zytostatischer Behandlung gut erkennen und auch die Nebenwirkungen gering halten. Bewährt hat sich eine 5%ige Fluoro-uracil-Salbe.

Unser Beobachtungsgut umfaßt 88 Patienten, die im Laufe der vergangenen 5 Jahre mit 5-Fluoro-uracil therapiert wurden.

Es wurden Präkanzerosen unterschiedlicher Art und Lokalisation mit einer 5%igen 5-Fluoro-uracil-Salbe täglich 1mal von Fall zu Fall auch 2mal über einen Zeitraum von mindestens 3–4 Wochen oder bis zum Auftreten einer Erythem- bzw. Erosiv-Reaktion behandelt (Abb. 3).

Unter zahlreichen Beobachtungen und Untersuchungen der letzten 12 Jahre hat sich gezeigt, daß 5-Fluoro-uracil für die lokale Anwendung auf der Haut am besten geeignet ist. Neben der guten therapeutischen Wirkung ist die Frequenz an Nebenwirkungen sehr niedrig. Resorptivbedingte Allgemeinstörungen sind bis jetzt nicht bekannt geworden. Die Konzentration von 5-Fluoro-uracil kann man nach Untersuchungen von Klein et al. sowie von Dillaha auf 5% belassen. Unter 5% läßt die Wirksamkeit nach und erbringt deutlich schlechtere Resultate, während bei einer über 5%igen Salbe keine besseren Resultate erzielt werden können.

Aufgrund der vielen Literaturberichte über die lokale Behandlung mit 5-Fluoro-uracil und aufgrund eigener Erfahrungen kann man sich heute über den Wert dieser Behandlung

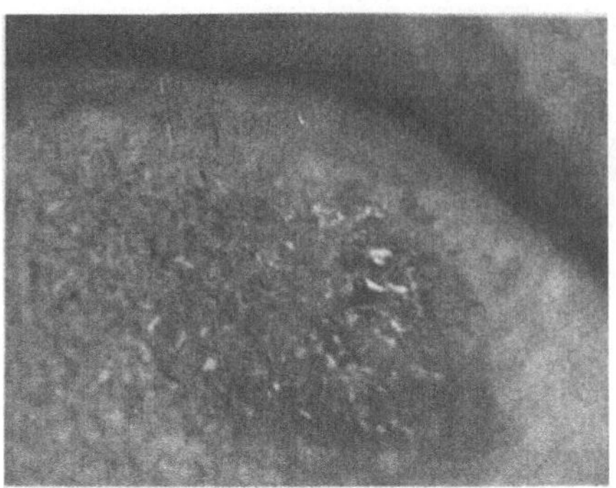

Abb. 3. Erosive Reaktion nach 5-Fluoro-uracilsalbenanwendung

ein recht gutes Bild machen. Herauszustellen ist, daß man Indikation und Methodik beobachten muß, wenn man gute therapeutische Resultate erzielen will.

Präkanzerosen, also senile und aktinische Keratosen, sowie Morbus Bowen eignen sich sehr gut für eine lokale zytostatische Therapie. Präkanzerosen, wie Cheilitis, Leukoplakie, verruköse Leukoplakie erscheinen in Anbetracht des häufigen Sitzes derartiger Veränderungen an der Schleimhaut und an der Genitalregion problematisch. Die Behandlung bei dieser Lokalisation basiert auch heute noch auf den klassischen Methoden der Chirurgie oder der Strahlentherapie.

An Behandlungsmethoden mit 5-Fluoro-uracil-Salbe unterscheiden wir:

a) *Die offene Behandlung*

Salbe 1–2 × täglich auftragen, ohne daß man die zu behandelnde Stelle mit einem Verband abdeckt.

Absolut indiziert bei Präkanzerosen, wie senilen und aktinischen Keratosen. Die Behandlungsdauer soll sich über 3–4 Wochen erstrecken.

b) *Die Okklusivbehandlung*

Die Salbe wird 1 × aufgetragen und mit luftdichter Plastikfolie abgedeckt. 1 × wechselt man täglich den Verband und säubert die Stellen.

Diese geschlossene Methode ist besonders beim Morbus Bowen indiziert, kann aber auch bei stärker infiltrierten Präkanzerosen, senilen Keratosen, angewandt werden. Zu erwähnen ist, daß dieses Vorgehen (Okklusivbehandlung) zu einer Verkürzung der Behandlungszeit führt. Die Zuverlässigkeit des Patienten spielt bei der Lokalbehandlung eine große und nicht zu unterschätzende Rolle.

Die lokale Therapie mit 5-Fluoro-uracil-Salbe erweist sich als wertvolle Behandlungsmöglichkeit von Präkanzerosen und ist für die Praxis empfehlenswert. Die Anwendung der Salbe ist einfach.

Bei 88 Patienten war die zu behandelnde Stelle bei 57 Patienten nicht mehr lokalisierbar, bei 23 Patienten sah man eine leichte Atrophie. 8 Patienten wiesen nach ca. 2–3 Monaten ein Rezidiv auf (Tabelle 2).

Tabelle 2. Ergebnisse der Behandlung von Präkanzerosen mit 5-Fluoro-uracil-Salbe

Senile und aktinische Keratosen	88
Nicht mehr lokalisierbar	57
Leichte Atrophie	23
Rezidive	8

Bei exakter Handhabung der Therapie erweist sich die lokale Chemotherapie mit 5-Fluoro-uracil-Salbe als wertvolle Behandlungsmöglichkeit. Bei Nachuntersuchungen unseres Patientengutes, die lokal behandelt wurden, fanden wir in ca. 9% ein Rezidiv. Schirren und Gruber wiesen unter 56 Patienten 7 Therapieversager aus, Ott et al. haben in 2 Fällen von 64 Patienten ein Rezidiv gesehen. Rosenberg und Czerkuta berichteten, daß unter ihrem Krankengut von Keratosen bei 20% ein unvollständiger Therapieerfolg zu verzeichnen war.

Die Gefahr einer allgemeinen Toxizität besteht bei der Anwendung von 5-Fluorouracil nicht, da die Resorptionsquote von 6% bis 60% bei der geringen Größe der Behandlungsfelder zu niedrig ist, um zu einer relevanten Wirkung auf den Gesamtorganismus zu führen. Die Toxizitätsgrenze bei i.v. Gabe liegt bei 1000 mg. Nebenwirkungen sind nicht zu erwarten. Die Sensibilität gegen 5-Fluoro-uracil scheint im Gesicht und Nacken größer als an Unterarmen und Händen (Dillaha et al.). Nachteilig sind die zuweilen starken entzündlichen Reaktionen und manchmal auch die über Wochen persistierenden Erytheme (Abb. 3).

Beim Morbus Bowen erscheinen uns nach Behandlung mit 5-Fluoro-uracil regelmäßige Kontrollen angezeigt. Bei dem geringsten Therapieversager ist aktives Vorgehen indiziert. Hier liegt histologisch ein Carcinoma in situ vor, das sich – aufgrund seiner Neigung zur malignen Entartung – in ein Bowen-Karzinom mit allen seinen Folgen umwandeln kann.

Zu beachten ist, daß 5-Fluoro-uracil-Salbe lokal zytostatisch wirkt. Es hemmt die DNA-Synthese. Eine gute Wirkung ist nur bei oberflächlich wachsenden Prozessen zu erwarten. Wegen der geringen Tiefenwirkung der Salbe besteht bei infiltrierten Herden Rezidivgefahr. Die klassische Indikation der 5-Fluoro-uracil-Salbe sind senile und aktinische Keratosen. Die richtige Indikation ist entscheidend. Unter der Therapie muß bei dem Patienten die behandelte Stelle mindestens wöchentlich kontrolliert werden.

Die Vorteile der Anwendung liegen in der guten kosmetischen Resultaten, in der Anwendung der Salbe bei ungünstigem Sitz der Keratose, bei Multiplizität der Läsionen und vor allem auch darin, daß die gesunde Haut unbeteiligt bleibt. Das Vorkommen einer Kontaktdermatitis ist möglich. Nicht behandelt werden sollen der Skrotalbereich und die Oberschenkelinnenseite. Patienten mit schweren Nierenfunktionsstörungen sind auszuschließen.

Zusammenfassend kommt man zu folgender Beurteilung der lokalen Therapie mit 5-Fluoro-uracil-Salbe:

1. 5-Fluoro-uracil in topischer Anwendung erwies sich als wirksame Behandlung bei Keratosen.
2. Die kosmetischen Ergebnisse der Behandlung sind ausgezeichnet.
3. Allgemeine Toxizität oder andere systemische Nebenwirkungen werden nicht registriert.

4. Ärztliche Aufsicht unter der Behandlung ist notwendig. Der Erfolg der Therapie ist von der Zuverlässigkeit des Patienten abhängig.
5. Die frühe Möglichkeit der Beseitigung von Keratosen auf einfache Art stellt eine wichtige Prophylaxe epidermoider Malignome dar.

Literatur

1. Belisario JC (1963) Hautarzt 14:438
2. Dillaha CJ (1965) Arch Derm Syph 92:410
3. Klein et al. (1966) J invest Derm 47:22
4. Kohler J (1961) Strahlentherapie SB 48:99
5. Loebell H (1957) Med Klin 52:620
6. Ott I et al. (1970) Dermatologica 140 Suppl 1:109
7. Peschke M (1962) Dermat Wschr 145:19
8. Rogge Th (1975) Therapiewoche 25:1946
9. Rosenberg C et al. (1970) zit.: Klostermann Dermatologica 140:47
10. Schirren CG, Gruber L (1964) Münchn Med Wschr 46:2101

Die operative Behandlung der chronischen Radiodermatitis

B. Konz

Bei der Behandlung von Hauterkrankungen mit ionisierenden Strahlen werden unerwünschte aber vorhersehbare und kalkulierbare Strahlennebenwirkungen im exponierten Hautareal sowie den subkutan gelegenen Strukturen in Kauf genommen. Das Ausmaß dieser Strahlenfolgenzustände ist von der Art der verwendeten Strahlen, der applizierten Einzeldosis, der Anwendungsdauer, der Gesamtdosis und außerdem von der Strahlenempfindlichkeit des Gewebes abhängig. Es ist eine akute Radiodermatitis von einer chronischen Radiodermatitis (Röntgenoderm) zu unterscheiden. Chirurgisch-operative Maßnahmen werden hauptsächlich bei der chronischen Radiodermatitis notwendig, sieht man von der akuten Radiodermatitis III. Grades („akutes Röntgenulkus“) einmal ab.

Die chronische Radiodermatitis entwickelt sich im Laufe von Jahren nach der Röntgenbestrahlung. Sie stellt einen dynamischen chronisch-entzündlichen Prozeß dar, der über eine zunehmende Atrophie und Sklerose der Haut, einhergehend mit Hypo- und Hyperpigmentierung, Ausbildung von Teleangiektasien und Röntgenkeratosen, zu vermehrter Verletzbarkeit gegenüber kleinen Traumen und zu schlecht heilenden Ulzerationen führen kann [1]. Außerdem können sich in solchen Arealen nach einer Latenzzeit von durchschnittlich 15–20 Jahren Röntgenkarzinome in ca. 14% der Fälle entwickeln [10]. Dabei ist hervorzuheben, daß eine maligne Entartung besonders gehäuft auftritt, wenn benigne, nichttumoröse Hautveränderungen (z.B. Hirsutismus, Akne) unregelmäßig und unsachgemäß bestrahlt werden [5, 8]. Widersprüchliche Angaben finden sich darüber, welcher maligne epitheliale Tumor am häufigsten vorkommt. Urbach [12] fand, in Übereinstimmung mit anderen Autoren [9], daß in Bestrahlungsarealen im Kopf-Hals-Bereich häufiger Basaliome auftreten, wohingegen spinozelluläre Karzinome hauptsächlich in anderen Körperregionen zu finden sind.

Die chronische Radiodermatitis (Röntgenoderm) läßt sich ätiologisch in zwei Hauptgruppen einteilen:

1. Auftreten nach kurzer, intensiver, fraktionierter Bestrahlung von malignen Hauttumoren oder internen Malignomen und
2. Auftreten nach langdauernder Applikation von Röntgenstrahlen in niedriger Dosis, was zu erheblichen kumulativen Effekten führen kann. Diese zweite Gruppe betrifft die Bestrahlungsfolgen nach der Therapie benigner Hauterkrankungen (z.B. Naevi, Ekzem, Lupus vulgaris, Akne, Hirsutismus, Angiome) und Bestrahlungsschäden bei beruflich exponierten Personen (Röntgentechniker, Radiologen, Chirurgen).

Für das Verständnis der chirurgisch-operativen Maßnahmen sind die histopathologischen Veränderungen bei der chronischen Radiodermatitis von Bedeutung. Neben epidermalen und dermalen Veränderungen, wie unregelmäßige Atrophie und Akanthose, Hyperkeratose, Parakeratose, Einzelzellverhornung, Kollagendegeneration, Fibrose und Verlust der Hautanhangsgebilde, sind die Veränderungen an den Gefäßen besonders auffallend. Die Gefäßwände sind erheblich verdickt, so daß das Lumen teilweise oder ganz verschlossen ist. Die größeren Gefäße sind oft thrombosiert. Auffallend ist weiterhin ein mehr oder minder ausgeprägtes interstitielles Ödem sowie ein chronisch entzündliches Infiltrat unterschiedlichen Ausmaßes. Ulzerationen sind dann zu finden, wenn zahlreiche Gefäße vollkommen verschlossen sind [7]. Durch die beschriebenen Gefäßveränderungen muß im Bereich eines Röntgenoderms immer mit einer verminderten Durchblutung gerechnet werden, was bei der Planung eines operativen Eingriffes zu berücksichtigen ist, um postoperative Wundheilungsstörungen zu vermeiden.

Zur operativen Therapie der chronischen Radiodermatitis können zwei Indikationsgruppen unterschieden werden: 1. eine relative und 2. eine absolute Indikation.

Relative Indikation

Diese kann bei einer unkomplizierten chronischen Radiodermatitis (keine Ulzeration, kein Tumorrezidiv, kein Röntgenkarzinom) vorliegen. Hier ist jedoch festzuhalten, daß durch die Bestrahlung das Gewebe dauerhaft geschädigt ist. Durch chronische Irritation (mechanischer und physikalischer Art) kann sich der bestehende Zustand mit der Zeit verschlechtern. Da die chronische Radiodermatitis eine straffatrophische Narbe darstellt, ist sie als fakultative Präkanzerose anzusehen. Bei entsprechender Lokalisation, z.B. in Gelenknähe, können Bewegungseinschränkungen auftreten und im Gesichtsbereich sind ggf. ästhetische Beeinträchtigungen vorhanden. Eine relative Indikation kann sich also aus prophylaktischen Gründen, funktionellen Gesichtspunkten sowie in kosmetischer Hinsicht ergeben.

Absolute Indikation

Diese ist bei einer ulzerierten chronischen Radiodermatitis, die mit konservativen Maßnahmen nicht zur Abheilung gebracht werden kann, gegeben. Hier kann nur durch eine operativ-chirurgische Intervention eine Heilung erwartet werden. Weitere Gründe für ein ausschließlich operatives Vorgehen sind ein Tumorrezidiv im oder am Rande des Bestrahlungsfeldes oder beim Vorliegen eines Röntgenkarzinoms.

Vor jeder operativen Therapie ist – als Ergänzung zur klinischen Diagnose – die Kenntnis der Bestrahlungsdaten erforderlich. Weiterhin sollte eine genaue Untersuchung des Bestrahlungsfeldes erfolgen, um festzustellen, ob dieses mit der Unterlage verbacken ist und durch die Exzision wichtige anatomische Strukturen wie Sehnen, Nerven, Knorpel oder Knochen freigelegt werden. Bei Verdacht auf ein Tumorrezidiv oder ein Röntgenkarzinom sollte vor Beginn der chirurgischen Behandlung eine histopathologische Untersuchung in jedem Fall erfolgen, da hier ausgedehntere Resektionen durchgeführt werden müssen.

Bei ulzerierten Röntgenfolgezuständen sind präoperative Maßnahmen zur Wundreinigung notwendig. Diese bestehen aus: feuchten Verbänden, abdauende Behandlung und mechanische Abtragung zur Entfernung von Nekrosen und Beseitigung von Infektionen durch lokale antibiotische Therapie nach Resistenzprüfung. Sind bei einem ulzerierten Röntgenoderm starke nekrotische Beläge („Röntgenspreck") sowie eine ausgeprägte Superinfektion vorhanden, führen die angegebenen Maßnahmen manchmal nicht zum gewünschten Erfolg. In solchen Fällen ist es besser, möglichst bald den gesamten Bezirk gut im Gesunden zu exzidieren, die Defektdeckung aber zweizeitig vorzunehmen.

Die operativ-chirurgischen Verfahren zur Defektrekonstruktion nach großzügiger Resektion des röntgengeschädigten Gewebes werden in der Regel immer von den örtlichen Gegebenheiten der Exzisionswunde bestimmt. Der primäre Wundverschluß kommt nur bei kleineren Defekten in günstiger Lokalisation und bei geringer Tiefenausdehnung in Frage. Freie Hauttransplantationen können nur bei einem transplantationsfähigen Wundgrund mit guter Durchblutung vorgenommen werden. Vaskularisierte, gestielte Hautlappenplastiken kommen immer dann zur Anwendung, wenn eine mangelhafte Gefäßversorgung im Defektbereich vorhanden ist, oder wenn durch die Exzision Knochen, Knorpel, Sehnen und Nerven freigelegt wurden, sowie beim Verlust von form- und funktionstragenden anatomischen Strukturen [6]. Darüber hinaus sind allgemein gültige Regeln für die inidkationsgerechte Anwendung dieser Operationsmethoden verständlicherweise, bei der Vielzahl der individuellen Therapiesituationen, kaum anzugeben. Daher wird von den meisten Autoren die operativ-chirurgische Behandlung von Röntgenfolgezuständen an speziellen Patientengegebenheiten dargestellt [2, 3, 4, 11, 13, 14]. Besonders im Gesichtsbereich müssen nach der Exzision eines röntgenbestrahlten Areals neben der Haut und dem subkutanen Fettgewebe auch tiefergelegene Anteile rekonstruiert werden, um gute funktionelle und ästhetisch befriedigende postoperative Ergebnisse zu erhalten.

Bei ca. 85% der von uns operativ-chirurgisch versorgten Patienten, war die chronische Radiodermatitis im Gesicht lokalisiert. Die Indikation ergab sich aus prophylaktischen und kosmetischen Gründen, wegen nicht heilender Ulzeration sowie Tumorrezidiven. In einem kleinen Prozentsatz waren Röntgenkarzinome vorhanden. In den meisten Fällen wurden zur Defektdeckung vaskularisierte Hautlappenplastiken verwendet. Diese Lappenplastiken sind von den Durchblutungsverhältnissen im röntgenbelasteten Defektareal unabhängig, da sie über einen Hautsubkutanstiel ihre eigene vaskuläre Versorgung mitbringen. Ein weiterer Vorteil dieser Lappenart ist es, daß subkutanes Gewebe in den Defekt verlagert werden kann, so daß zerstörte anatomische Strukturen form- und funktionsgerecht wiederhergestellt werden können.

An vier Beispielen soll das operative Vorgehen dargestellt werden. Es wurden bewußt Patienten ausgewählt, deren röntgeninduzierte Veränderungen im Nasenbereich lokalisiert waren.

Beispiel 1

Bei dieser Patientin (Abb. 1a) wurde wegen eines knotigen Basalioms im Bereich des rechten seitlichen Nasenflügels eine Röntgenweichstrahltherapie bis zu einer Gesamtdosis von 6000 R durchgeführt. Nach anfänglich gutem Resultat entwickelte sich über Jahre hinweg eine zentrale Defektbildung, deren Ursache rezidivierende Ulkusbildungen waren, die durch Superinfektion zu einer Knorpeleinschmelzung führten. Da mit einer weiteren Verschlechterung des Zustandes zu rechnen war, wurde die Indikation

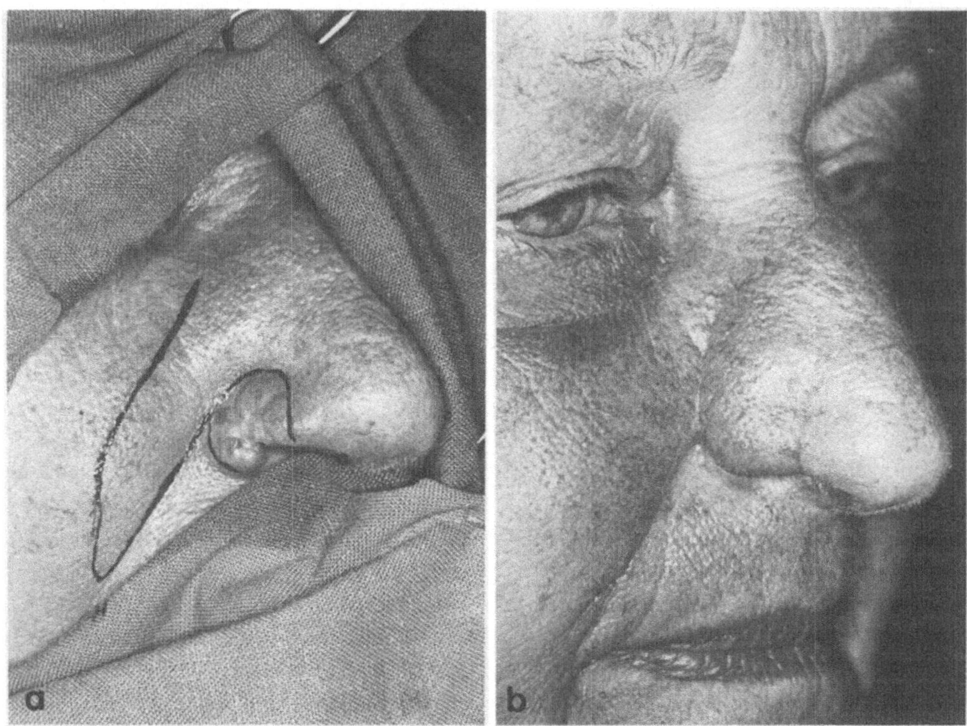

Abb. 1. a Röntgenoderm mit zentraler Defektbildung nach Basaliombestrahlung. Präoperative Situation mit Markierung des operativen Vorgehens. **b** Postoperatives Ergebnis nach 4 Monaten. Reizlos eingeheilter Nasolabialer-Transpositionslappen

zur operativen Entfernung des Röntgenoderms gestellt. Zur Defektdeckung wurde ein Nasolabialer-Transpositionslappen geplant.

Die Operation wurde in Lokalanästhesie durchgeführt. Exzision des Röntgenoderms gut im Gesunden unter Mitnahme des gesamten seitlichen Nasenflügels. Nach Umschneidung des nasolabialen Lappens wird dieser mit einem geringen Anteil subkutanen Fettgewebes von der Unterlage abpräpariert und die Entnahmestelle nach Mobilisation des wangenwärts gerichteten Wundrandes primär verschlossen. Zur Innenauskleidung des Vestibulum nasi wird das distale Lappenende umgeschlagen und die Haut mit der Nasenschleimhaut vernäht. In Abb. 1b ist der Zustand 4 Monate nach der Operation dargestellt. Das funktionelle Ergebnis ist gut; zur kosmetischen Verbesserung könnte das subkutane Fettgewebe im Lappenbereich teilweise entfernt werden. Dies wurde von der Patientin nicht gewünscht.

Beispiel 2

Bestrahlung eines kleinen knotigen Basalioms im mittleren Anteil des linken Nasenflügels mit 6500 R. Im Laufe von 4 Jahren Entwicklung einer zentralen Defektbildung sowie kleines knotiges Randrezidiv am medialen Defektrand (Abb. 2a). Entfernung des Röntgenoderms mit dem Tumorrezidiv über eine keilförmige Exzision des Nasenflügels im mittleren Anteil. Nach der Exzision waren im Bereich beider Defektränder noch Teile des Nasenflügels vorhanden. Außerdem zeigte der gesamte Wundrand eine sehr gute Durchblutung (Abb. 2b). Auf Grund dieser Verhältnisse wurde die Indikation für einen Composite-Graft gestellt. Dieses aus Haut, subkutanem Fettgewebe und Knorpel bestehende freie Transplantat wurde aus dem Ohrmuschelrand durch eine Keilexzision entnommen. Die Entnahmestelle kann primär verschlossen werden. Das Hautknorpeltransplantat wird exakt in den Defekt eingepaßt und die Haut der Ohrmuschelinnenseite mit der Nasenschleimhaut im Bereich des Vestibulum nasi mit feinen Nähten verbunden. Der ehemalige Helixrand bildet die untere Begrenzung des neuen Nasenflügels. Die Haut des neuen mittleren Nasenflügels stammt von der Ohrrückseite. Diese wird mit feinen Nähten exakt an die Nasenhaut adaptiert (Abb. 2c). In den ersten postoperativen Tagen kommt es zu einer geringen Anschwellung des Composite-graft, die sich bei zunehmender Einheilung zurückbildet. Abb. 2d zeigt das postoperative Resultat nach 6 Monaten. In der nunmehr 4jährigen Nachbeobachtungszeit hat sich das Transplantat vollkommen in die neue Umgebung eingepaßt und ist kaum noch als solches zu erkennen. Ein neuerliches Basaliomrezidiv wurde nicht beobachtet.

Beispiel 3

6 Jahre nach Bestrahlung eines Basalioma planum et cicatricans im Bereich der linken seitlichen Nase traten im Zentrum des etwas eingesunkenen Röntgenoderms knötchenförmige Proliferationen auf. Durch Biopsie wurde ein verwildertes Basaliom histologisch gesichert (Abb. 3a). Ob es sich hierbei um ein Basaliomrezidiv handelt, oder um einen neu aufgetretenen Tumor innerhalb des Röntgenoderms, läßt sich nicht sagen. Gegen ein Basaliomrezidiv spricht das lange rezidivfreie Zeitintervall. Um eine sichere, radikale Tumorexzision zu gewährleisten, wurde das Röntgenoderm mikroskopisch-kontrolliert exzidiert. Dabei wurden im mittleren Anteil Teile des knorpeligen Nasenskeletts sowie die Nasenschleimhaut mitentfernt, so daß eine zentrale Perforation in das Vestibulum nasi auftrat (Abb. 3b). Bedingt durch die Perforation wurde zum Defektverschluß die Indikation für einen medianen Stirntranspositionslappen gestellt. Der im linksseitigen Glabellabereich gestielte Stirnlappen erhält seine Blutversorgung durch die A. supraorbitalis. Der Lappen wird in Defektbreite im medianen Stirnanteil umschnitten und oberhalb des Periosts von der Unterlage abpräpariert. Die Entnahmestelle kann nach großzügiger Mobilisation der lateralen Wundränder primär verschlossen werden. Der Nasenschleimhautdefekt kann durch Mobilisation der Nasenschleimhaut im Wundrandbereich primär verschlossen werden. Anschließend wird der mediane Stirntranspositionslappen in den Exzisionsbereich hineingeklappt und mit feinen Hautnähten fixiert (Abb. 3c). 3 Wochen nach dieser Operation erfolgt die Durchtrennung des Lappenstiels und 2 Monate später die Entfettung des Stirnlappens im Empfängerareal. Abb. 3d zeigt den Zustand nach 5 Jahren, der sowohl funktionell als auch kosmetisch zufriedenstellt. Die Patientin ist nunmehr seit 7 Jahren rezidivfrei.

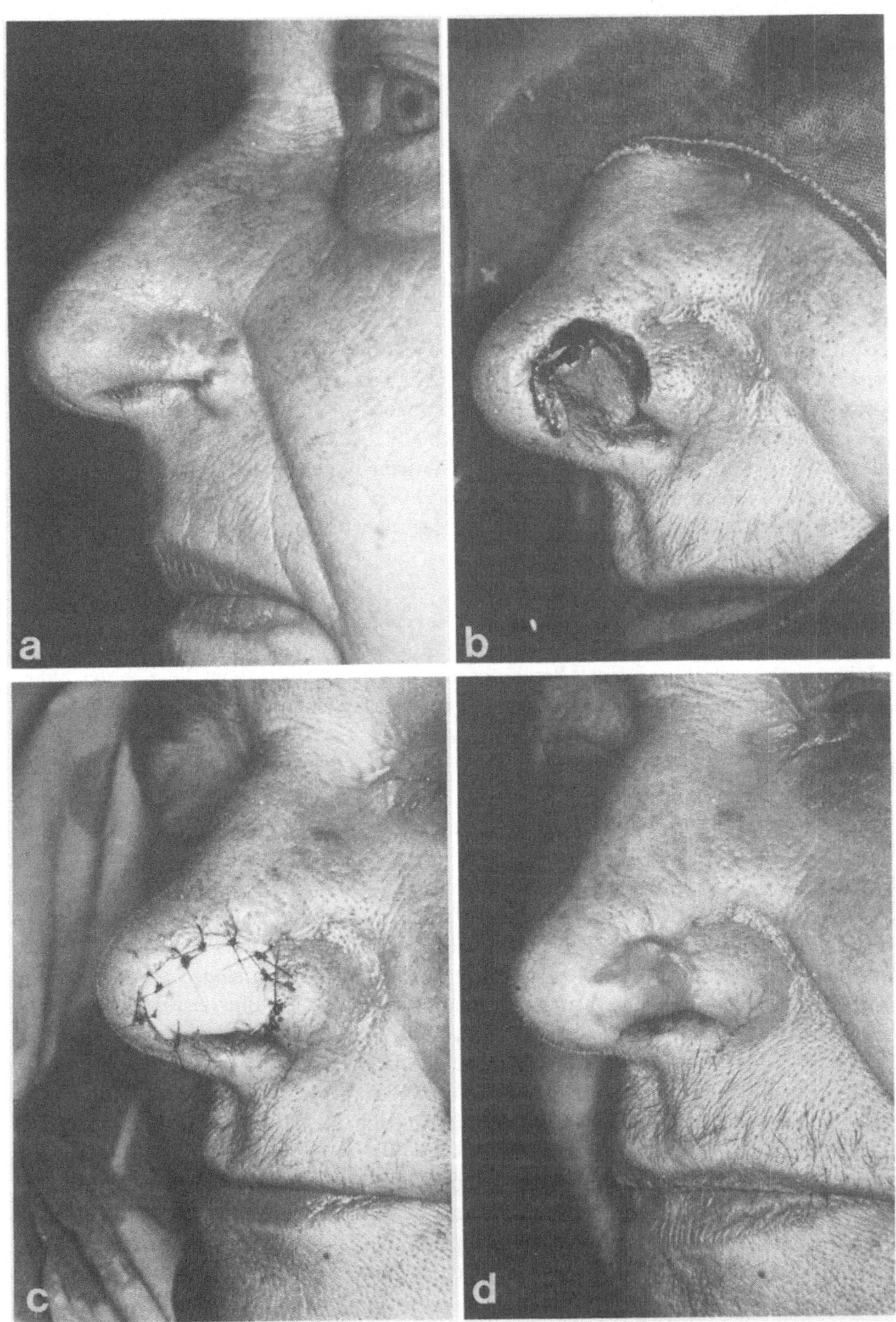

Abb. 2. (Legende s. S. 128)

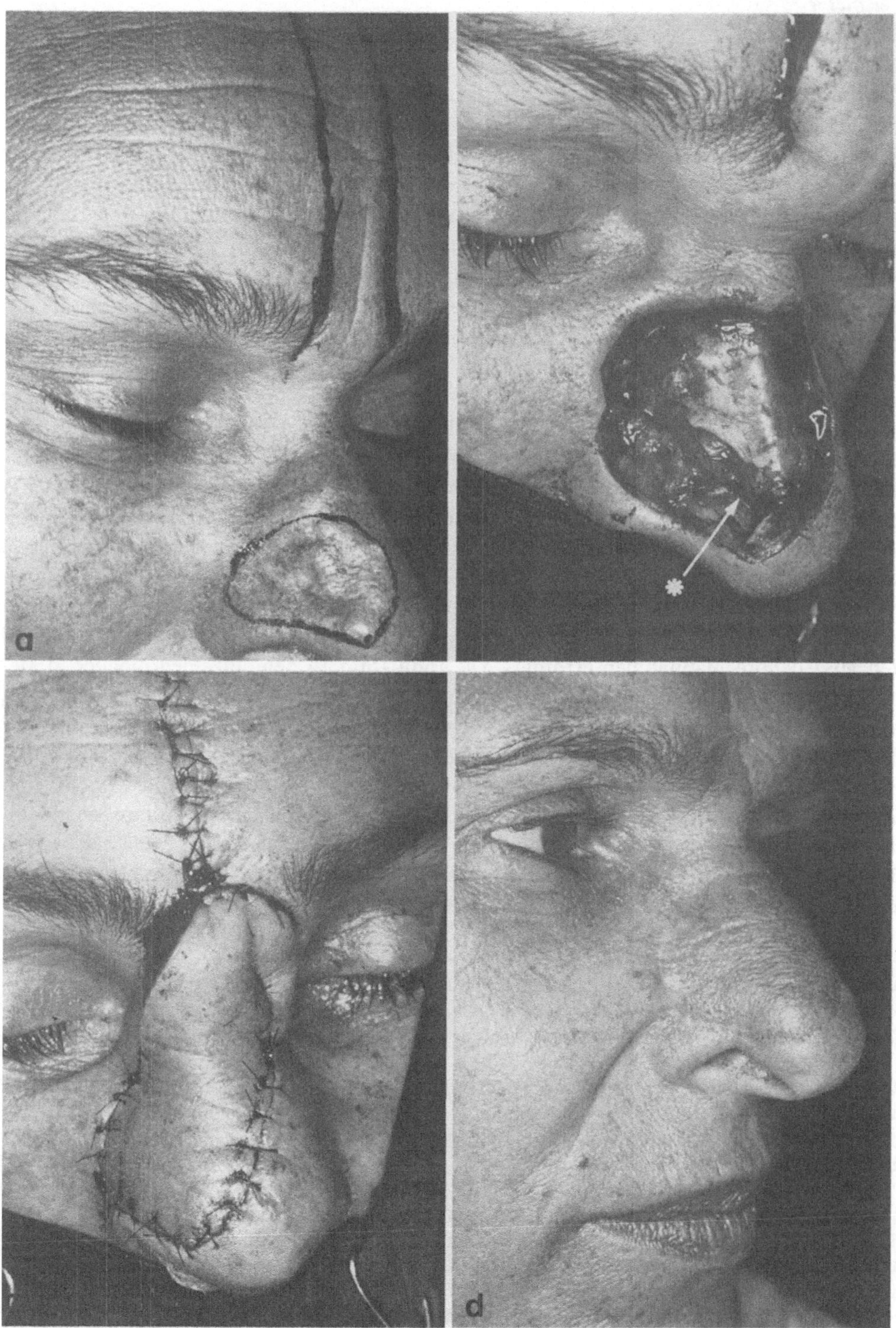

Abb. 3. (Legende s. S. 128)

Beispiel 4

13 Jahre nach Bestrahlung eines Basalioms an der rechten seitlichen Nasenwand findet sich ein ausgedehntes exulzeriertes Röntgenoderm, welches zu einer erheblichen Verziehung des rechten Nasenflügels geführt hat. Durch drei Biopsien aus dem Ulkusrand ist ein entdifferenziertes spinozelluläres Karzinom histologisch gesichert (Abb. 4a). Der gesamte Bezirk wird weit im Gesunden exzidiert, im Bereich des Röntgenulkus mit dem randständigen spinozellulären Karzinom werden Teile des knorpeligen und knöchernen Nasenskeletts mitentfernt. Hierdurch entsteht ein großer perforierender Defekt in die Nasenhöhle (Abb. 4b). Zur Deckung des ausgedehnten Defektes wird ein großer Stirnlappen geplant. Die Nasenschleimhaut im Bereich der Perforation wird durch ein kleines Spalthauttransplantat ersetzt. Nach Umschneidung des Stirnlappens wird dieser in den Defekt eingeschwenkt und dort vernäht. Die Entnahmestelle wird durch ein Spalthauttransplantat gedeckt. Der Restdefekt im Bereich des Unterlides wird durch ein freies retroaurikulares Vollhauttransplantat verschlossen (Abb. 4c). Nach 3 Wochen wird der Lappenstiel durchtrennt und ein Teil des Stirnlappens in die Entnahmestelle zurückverlagert. 2 Monate später wird der Stirnlappen im Nasenrückenbereich durch teilweise Entfettung kosmetisch korrigiert. 1 Jahr nach dem Eingriff finden sich sowohl funktionell als auch ästhetisch befriedigende Verhältnisse. Die Verziehung des rechten Nasenflügels konnte durch die Operation nicht vollständig korrigiert werden (Abb. 4d).

Die geschilderten Beispiele zeigen, daß die operativ-chirurgische rekonstruktive Behandlung einer chronischen Radiodermatitis mit oder ohne Tumoranteil unterschiedlich ausgedehnte Maßnahmen erfordert. Die Indikation zu den einzelnen möglichen Methoden wird hauptsächlich durch die Gegebenheit des Defektes nach der Exzision des röntgengeschädigten Gewebes bestimmt. Je ausgedehnter und besonders je tiefgreifender die Resektion erfolgt, um so aufwendiger werden die operativen Techniken zum Wundverschluß. Hier können schnell die Grenzen der dermatochirurgischen Möglichkeiten überschritten werden, so daß präoperativ durch genaue Untersuchung des zu behandelnden Areals die zu erwartende Defektgröße kritisch zu beurteilen ist. Dies ist um so dringender, wenn im Bereich der chronischen Radiodermatitis ein Tumorrezidiv oder ein Röntgenkarzinom histologisch nachgewiesen wurde.

Abb. 2. **a** Röntgenoderm mit zentraler Defektbildung nach Basaliombestrahlung. **b** Zustand nach keilförmiger Exzision des Röntgenoderms gut im Gesunden. **c** Implantation eines Composite-graft aus der Ohrmuschel. **d** Postoperativer Zustand nach 6 Monaten

Abb. 3. **a** Röntgenoderm mit bioptisch gesichertem Basaliom; 8 Jahre nach Röntgentherapie. **b** Defekt nach histologisch gesicherter Tumorentfernung. Perforation in das Vestibulum nasi (*). **c** Defektrekonstruktion mit einem medianen Stirntranspositionslappen. **d** Ergebnis nach 5 Jahren. Kein Anhalt für Basaliomrezidiv

Abb. 4. Dieser Patient wurde in Zusammenarbeit mit Herrn Prof. Dr. Bohmert behandelt (Abteilung für plastische Chirurgie, Chirurgische Klinik der Universität München). **a** Exulzeriertes Röntgenoderm nach Basaliombestrahlung mit biotisch gesichertem spinozellulärem Karzinom. **b** Defekt nach Resektion des Bestrahlungsfeldes gut im Gesunden. Mitentfernung der seitlichen knorpeligen und knöchernen Nasenwand im Bereich des Röntgenkarzinoms. **d** Defektrekonstruktion durch einen Stirntranspositionslappen. Entnahmestelle mit Spalthaut gedeckt. Defekt am Unterlid mit retroaurikularer Vollhaut verschlossen. **d** Postoperatives Resultat nach 1 Jahr ▶

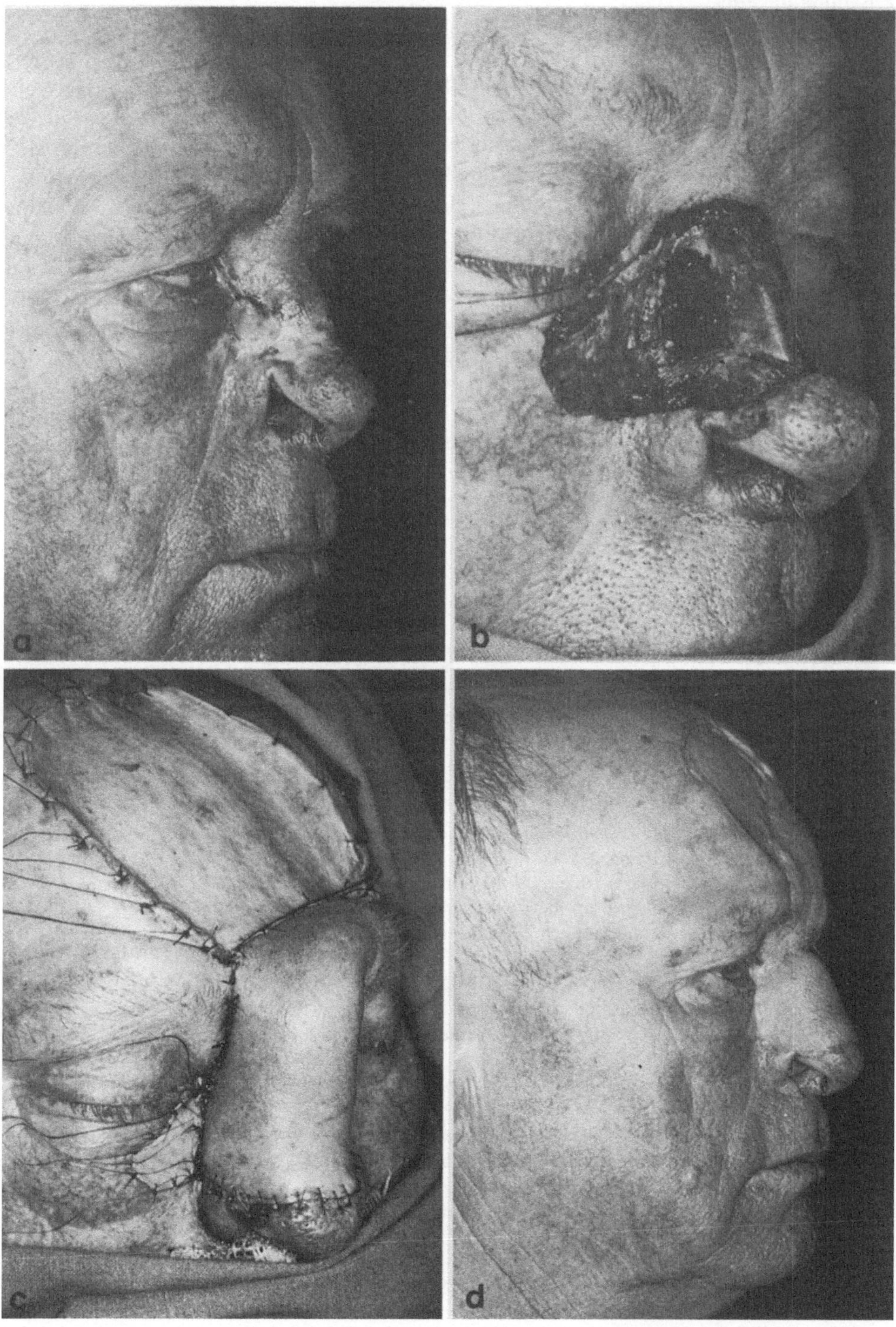
a
b
c
d

Zusammenfassung

Die Behandlung von benignen und malignen Hauterkrankungen mit ionisierenden Strahlen führt in Abhängigkeit von den Bestrahlungsbedingungen zu mehr oder weniger ausgedehnten narbigen Veränderungen im exponierten Hautareal. Daneben kommt es zu einer Verminderung der Durchblutung im Bestrahlungsbezirk, so daß Gewebenekrosen auftreten können. Die röntgenbelastete Haut ist gegenüber Traumen weniger widerstandsfähig, so daß Ulzerationen auftreten, die durch bakterielle Infektionen kompliziert sein können. Die hierdurch gekennzeichnete chronische Radiodermatitis kann nur durch operativ-chirurgische Maßnahmen erfolgreich behandelt werden. Je nach Größen- und Tiefenausdehnung der Bestrahlungsfolgen können zur Defektrekonstruktion freie Hauttransplantate oder vaskularisierte Hautlappenplastiken verwendet werden. Besondere Aufmerksamkeit verdienen Tumorrezidive innerhalb der chronischen Radiodermatitis sowie Röntgenkarzinome. Hier sind weitaus größere operative Eingriffe vorzunehmen, um einen unkomplizierten weiteren Verlauf zu gewährleisten. An vier Beispielen werden Operationstechniken zur Behandlung der chronischen Radiodermatitis mit und ohne Tumoranteil im Nasenbereich besprochen.

Literatur

1. Braun-Falco O, Lukacs S (1973) Dermatologische Röntgentherapie. Springer, Berlin Heidelberg New York, S 46–49
2. De Stefano C (1961) Möglichkeiten und Grenzen der freien Hauttransplantate bei den Radiodermitiden. Arch Klin Exp Dermatol 213:119–121
3. Drepper H (1968) Die freie Vollhautplastik nach röntgenbelasteten Gesichttumoren. Hautarzt 19:132–135
4. Friederich HC, Thomas J (1963) Über die Behandlung ulceröser Röntgenfolgezustände an der Haut des Menschen. Z Hautkr 35:42–62
5. Getzrow P (1976) Chronic radiodermatitits und skin cancer. In: Andrade R, Gumport SL, Popkin GL, Rees ThD (eds) Cancer of the skin. Saunders, Philadelphia London Toronto, p 458–472
6. Konz B (1975) Use of skin flaps in dermatologic surgery of the face. J Derm Surg Oncol 1(3): 25–30
7. Lever WF, Schaumburg-Lever G (1975) Histopathology of the skin, Lippincott, Philadelphia, p 196–198
8. Martin H, Strong E, Spiro RH (1970) Radiation-induced skin cancer of the head and neck. Cancer 25:61–70
9. Rowell NR (1973) A follow-up study of superficial radiotherapy for benign dermatoses. Br J Dermatol 88:583–590
10. Rudolph RJ, Goldschmidt H (1978) Radiodermatitis and other adverse sequelea of cutaneous irradiation. In: Goldschmidt H (ed) Physical modalities in dermatologic therapy. Springer, Berlin Heidelberg New York, p 49–64
11. Schuchardt K (1961) Die operative Behandlung der Strahlenfolgen. Arch Klin Exp Dermatol 213:89–109
12. Urbach F (1971) Pathologic effects of ionizing radiation. In: Fitzpatrick TB et al. (ed) Dermatology in general medicine, McGraw-Hill, New York, p 1036–1043
13. Wiendl HJ (1969) Die chirurgische Behandlung von Strahlenulcera. Chirurgia Plastica 6:221–234
14. Zoltan J (1966) Die plastische Deckung von Defekten nach Exzision von Strahlenschäden der Haut. Chirurgia Plastica 2:1–11

Kapitel II: Pseudokanzerosen

Die Keratoakanthome

M. Hundeiker

Keratoakanthome sind pseudomaligne Tumoren der supraseboglandulären Haarfollikelanteile. Sie sind etwa ein Viertel bis ein Drittel so häufig wie Stachelzellkarzinome. Manche Sonderformen, wie das Keratoakanthoma marginatum centrifugum oder eruptiv multiple Keratoakanthome sind sehr selten [11]. Die Häufigkeit nimmt von mittleren Alter an zu [5]. Die Ursachen des Geschwulstwachstums sind noch unbekannt. Keratoakanthome treten auf, wo es Haarfollikel oder freie Talgdrüsen gibt (Abb. 1). In ihren Prädilektionsstellen, Gesicht und Handrücken, ist eine nicht überall vorhandene Formbesonderheit der Ruhehaarfollikel besonders ausgeprägt: die Zimmermannschen „Kragen" oberhalb der Talgdrüsenmündung. In Exzisaten früher Entwicklungsstadien ist der Zusammenhang der Epithelproliferation mit diesem „Kragen"-Bereich des Haarfollikels nachweisbar [4, 7, 9, s. auch Abb. 2].

Am Anfang ist die Geschwulst von intakter Epidermis und einer schmalen Coriumlamelle bedeckt. Diese Decke ist ein Zeichen für den Ursprung von unter der Oberfläche gelegenem Gewebe. Mit zunehmendem Wachstum gewinnt der Tumor durch Ausweitung der „Opercula", der Haarfollikelmündungen, sowie Nekrosen von Deckenanteilen Anschluß zur Oberfläche. Das Horn bricht nach außen durch. Überlappung des Randes durch normale Epidermis bei krateriformen Keratoakanthomen ist ein Rest der ursprünglichen Decke (vgl. Abb. 3). Wenn sie aber erhalten bleibt, entstehen „plattenförmige" Keratoakanthome ohne Krater [9]. Charakteristisch für alle Formen ist das im Vergleich zu Karzinomen noch viel raschere infiltrative Wachstum im Beginn. Später folgen Stillstand und Spontaninvolution.

Die kurze Verlaufszeit findet oft noch zu wenig Beachtung als differentialdiagnostisches Merkmal: Keratoakanthome erreichen in wenigen Wochen eine Größe, die den Patienten beunruhigt und zum Arztbesuch veranlaßt. Bei sukzessiv multiplen Keratoakanthomen genügen hierfür wegen gezielter Aufmerksamkeit der Kranken oft wenige Tage [5]. Im Beginn findet man ein hautfarbenes, derbes, schmerzloses Knötchen mit intakter Oberfläche. Es wächst rasch zu einem rötlichen, später zunehmend gelbrötlichen harten Knoten an. Zwischen ihm und der Oberfläche bilden sich radiäre Teleangiektasien [8]. Bei weiterem Wachstum entstehen verschiedene Formen:

Krateriforme Keratoakanthome sind weitaus am häufigsten – nach Rassner [15] kommt diese „typische" Tumorform in über 90% zustande. Dabei entsteht in der Mitte des Knotens ein Krater. Darin brechen die Hornmassen zur Oberfläche durch. Nach Wochen bis Monaten hört das Wachstum auf, das Horn bröckelt heraus, der Knoten flacht ab, die Umgebung rötet sich entzündlich. Nach weiteren Monaten [8] findet sich nur noch eine unebene, wie „gestrickte" Narbe.

Plattenförmige Keratoakanthome behalten eine geschlossene Decke aus Epidermis und Bindegewebe bei fortgesetztem, randwärtigem Wachstum. So entsteht ein plattenartiger oberflächlich glatter Tumor, überzogen von radiären Teleangiektasien. Die Hornmassen

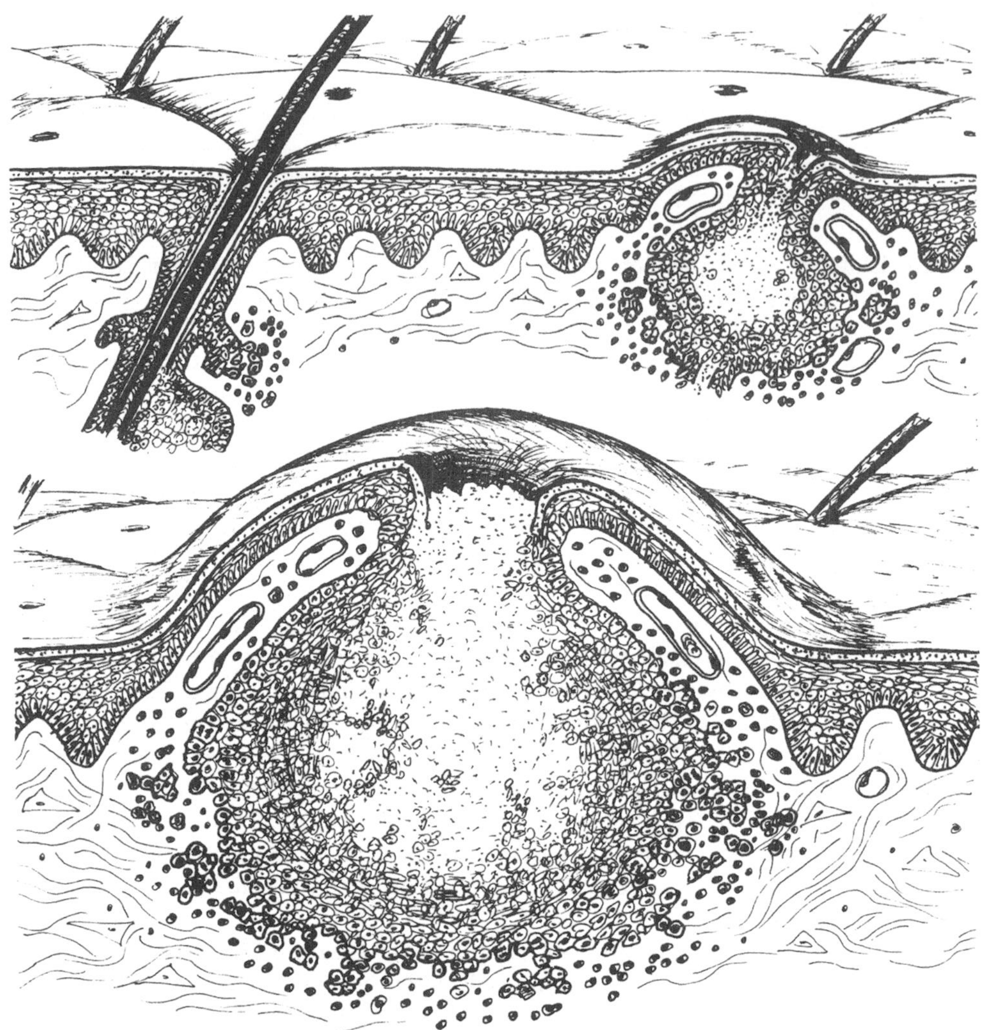

Abb. 1. Schema der Keratoakanthomentwicklung vom Beginn (oben links) bis zum Reifestadium (unten)

können wegen des Fehlens größerer Öffnungen nur langsam herausbröckeln. Dadurch kann die Rückbildung stark verzögert werden.

Keratoakanthoma marginatum centrifugum wird eine sehr seltene Form dieser Geschwülste genannt, bei der das infiltrative Wachstum des Initialstadiums an den Rändern erhalten bleibt, während im Zentrum schon das Rückbildungsstadium erreicht ist. So entsteht ein flächenhaft sich ausbreitender Prozeß mit rotem, entzündlichem Saum und Randwall aus gelbrötlichen, derben Knoten und Papeln. Im Innern bildet sich ein unebenes Narbenfeld.

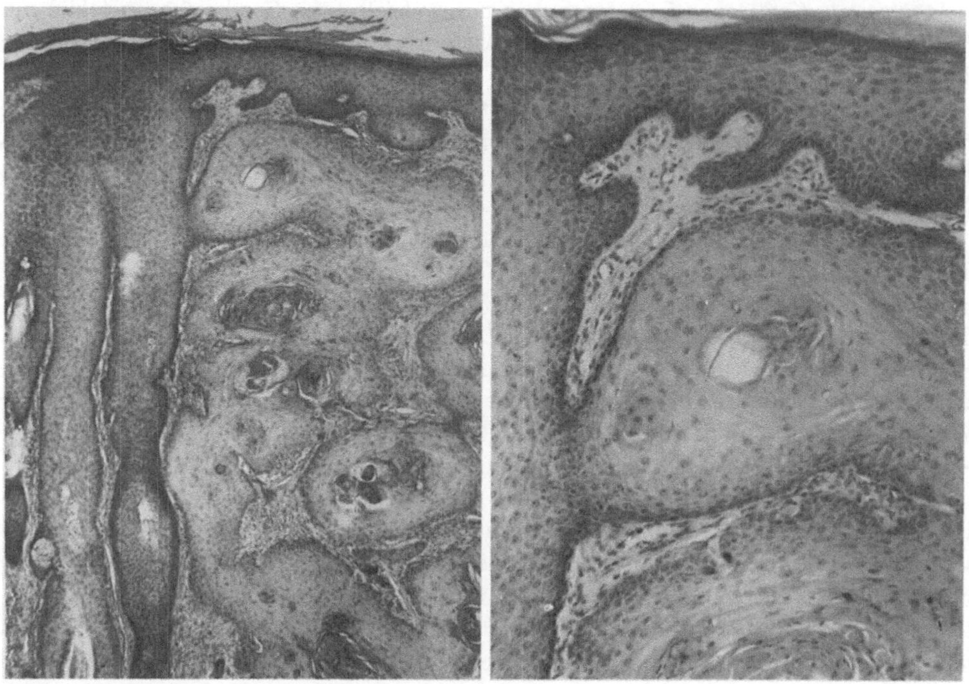

Abb. 2. Ursprung des Keratoakanthoms vom „Kragen"-Bereich des Haarfollikels. Links Übersicht, rechts Ausschnitt

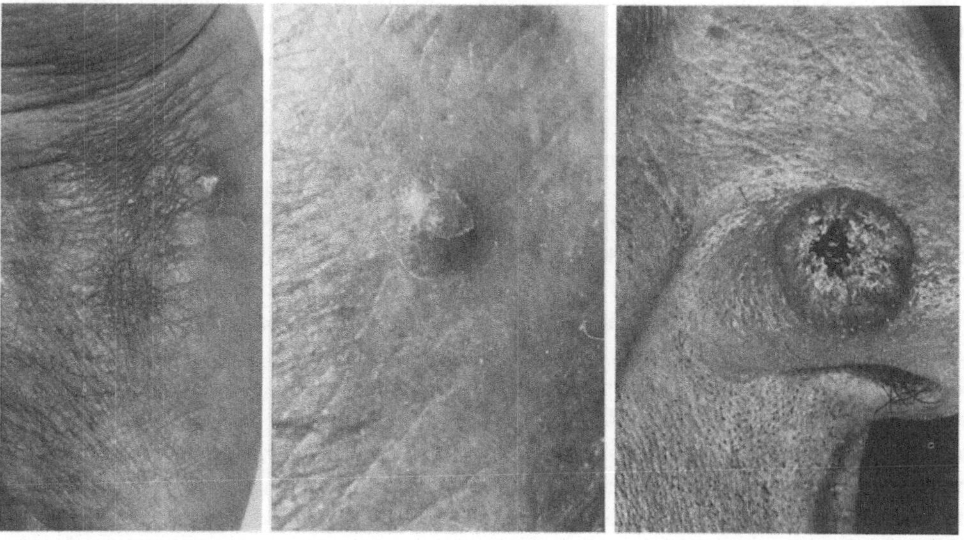

Abb. 3. Keratoakanthome verschiedener Wachstumsstadien (links beginnend, ganz rechts Reifestadium mit Krater)

Aggregierte Keratoakanthome entstehen durch gleichzeitige Geschwulstentwicklung in benachbarten Haarfollikelgruppen oder Ausbreitung mit Auflösung des Randwalls in Einzelknoten.

Sukzessiv multiple Keratoakanthome treten bei manchen Patienten über viele Jahre hinweg immer wieder an verschiedenen Körperstellen, vorwiegend in den Prädilektionsbereichen, einzeln oder in geringer Anzahl gleichzeitig auf [5], überwiegend bei älteren Menschen mit aktinisch geschädigter Haut.

Während die bis hierher aufgeführten Keratoakanthome als Varianten einer Entität aufzufassen sind, ist dies für zwei seltene Abarten vorerst noch fraglich: die *eruptiven multiplen Keratoakanthome und die Keratoakanthome mit Talgdrüsenhyperplasien, Talgdrüsen-, Haut- und Dickdarmkarzinom (Übersicht bei Hundeiker* [7]).

Das Geschwulstwachstum beginnt stets mit vom „Kragen“ oberhalb der Talgdrüsen eines oder mehrerer Follikel ausgehenden Stachelzellproliferationen. Während der Wachstumsphase konfluieren sie zu einem Tumor. Dieser wölbt eine allmählich dünner werdende Decke aus nicht präkanzerös veränderter Epidermis und von ektatischen Kapillaren durchzogenem Bindegewebe kugelig vor. Im Inneren entstehen konfluierende Hornperlen. Durch Ausweitung der Follikelostien (Opercula), oft auch partieller Nekrosen und Zerstörung der Decke, gewinnen bei der häufigsten Variante, dem „krateriformen“ Keratoakanthom, die Hornmassen Anschluß zur Oberfläche. An der Peripherie schreitet indessen das infiltrative Wachstum fort. Mitosen sind zahlreich, Kernpolymorphie ist ausgeprägt [8]. Die Tumorzapfen reichen alle etwa gleich weit. So entsteht eine trotz Infiltration scharfe Grenze. Sie wird im histologischen Querschnitt zusätzlich markiert durch einen schmalen, von Lymphozyten und Monozyten dicht durchsetzten Streifen.

In der Reifungsphase kommt das periphere Wachstum, zuerst an der Unterseite, allmählich zum Stillstand. Die Verhornung nimmt jedoch weiter zu und schließlich überholt sie die Proliferation. Hornmaterial wird randbildend. Das entzündliche Infiltrat im angrenzenden Bindegewebe verstärkt sich, Fremdkörperriesen- und Epitheloidzellen treten auf; Monozyten, Lymphozyten, vereinzelt auch eosinophile und neutrophile Granulozyten dringen in die epithelialen Tumoranteile. Im Rückbildungsstadium wird die Geschwulst hierdurch schließlich zerstört. Bei fortgeschrittener Involution im Zentrum ist seitlich an den Rändern oft noch infiltrierendes Wachstum zu finden. Schließlich hört es auch dort auf. An die Stelle der Geschwulst tritt abgeflachte Epidermis. Das Horn bröckelt heraus. Bindegewebig unterfütterte Randlippen und Reste der Decke bleiben teilweise erhalten. Sie bedingen die unregelmäßige Form der Narbe.

Im „Material“ gleichen also Keratoakanthome zwar spinozellulären Karzinomen [1]. Sie unterscheiden sich aber von Karzinomen durch ihren follikulären Ursprung [9], ihren raschen und anderen Verlauf mit Spontaninvolution und die auch in den selteneren Varianten im Prinzip stets charakteristisch ausgebildete, aus der Entstehungsweise zu erklärende besondere Architektur der Geschwulst. Deshalb ist aus einer Teilbiopsie die Differentialdiagnose zwischen beiden Geschwülsten histologisch kaum jemals möglich [13]. Hierzu benötigt man einen Querschnitt durch den ganzen Tumor- oder, da im Aufwand dann kein Unterschied besteht, besser gleich eine Totalexzision. Der Befund hängt außerdem entscheidend von Wachstumsphase und Bestandsdauer ab [6, 8, 15]. Deshalb läßt sich eine Histologieeinsendung ohne Anamneseangaben nur eingeschränkt auswerten.

Aus den beschriebenen Wachstumseigenschaften der Geschwulst ergeben sich die Prinzipien der Therapie: Möglichkeiten einer Prophylaxe bestehen wegen der ungeklärten Ätiologie bisher nicht. In Anbetracht der Spontanrückbildung, die ja Anlaß für die nosologische Abgrenzung des Krankheitsbildes von den Karzinomen war (Übersicht der alten Literatur bei Kalkoff [9]; Gründer u. Hundeiker [4]), ist es im Prinzip möglich, auf eine Therapie ganz zu verzichten. Dies tun wir auch vielfach bei eindeutigem klinischen Befund und unter wöchentlichen Verlaufsuntersuchungen mit Photodokumentation in Fällen, in denen, z.B. bei aggregierten Formen, die Exzision schwierig ist, andererseits aber funktionale und ästhetisch wichtige Strukturen nicht durch das zerstörende Wachstum gefährdet sind. Meist aber stehen einer abwartenden Haltung drei Gesichtspunkte entgegen:

Erstens ein oft vorhandener Rest diagnostischer Unsicherheit. Er kann nicht durch eine Teilbiopsie ausgeräumt werden, sondern nur durch eine Querschnitts- oder besser Exzisionsbiopsie, die die gesamte Architektur des Tumors darzustellen ermöglicht [11, 13]. Zweitens die Ungewißheit über die Zeit, nach welcher im Einzelfall das Wachstum sistieren wird, sowie die Größe, die dieser Tumor bis dahin erreicht haben kann. Drittens die lästige Dauer der Rückbildungsphase. Bei einem Patienten mit mehrfach nach auswärtigen Exzisionen rezidiviertem Keratoakanthom an der Nase setzte beispielsweise die Spontaninvolution erst nach Zerstörung der gesamten Nase ein. Die Involution kann sich über Monate erstrecken. Hinzu kommt die ästhetisch oft unbefriedigende Narbenbildung nach Spontanheilung.

Zur konservativen Therapie sind vor allem Röntgenstrahlen (vgl. schon Kalkoff [9]) sowie Lokalbehandlung mit 5-Fluorouracil (z.B. Ebner u. Mischer [2], Ebner [3]), vorgeschlagen worden. Dabei ist ganz besonders die Schwierigkeit jedes Bemühens um ein Urteil über die Wirkung eines Externums hervorzuheben. Mir ist bisher keine heutigen Anforderungen genügende statistische Studie bekannt, die einem Vergleich ermöglicht zwischen Strahlen- oder topischer Behandlung, alleinigen indifferenten Salbenverbänden oder Spontanverlauf mit Biopsie. Abflachung mit Herausbröckeln von Horn erklärt sich schon durch erweichende Salbenwirkung. Wir müssen deshalb vorerst alle Vorstellungen über eine konservative Therapie von Keratoakanthomen als ungesichert ansehen – abgesehen vielleicht von der Möglichkeit, den Ablauf der Rückbildung durch topische Anwendung von Vitamin-A-Säure, evtl. in Kombination mit 5-Fluorouracil, zu verkürzen [14]. Auch Kryotherapie kann möglicherweise eine vorzeitige Abstoßung erzwingen [16].

Insgesamt ist die einzige sichere Behandlung eines Keratoakanthoms im Wachstumsstadium die Exzision im Gesunden. Sie ist überdies für den Patienten am schnellsten überstanden [12]. Nur sie ermöglicht die histologische Diagnosesicherung. Sie führt auch zu den besten kosmetischen Resultaten, zumal sie jede, vorher nicht abschätzbare, weitere Größenzunahme beendet. Zwar metastasiert das Keratoakanthom nicht, aber dafür infiltriert es schneller als ein Karzinom. Wegen des raschen infiltrativen Randwachstums besteht in der Wachstumsphase stets erhebliche Rezidivgefahr. Deshalb ist bei noch wachsenden Keratoakanthomen ein ebenso großer Sicherheitsabstand notwendig wie bei Karzinomen.

Zusammenfassung

Keratoakanthome sind kutane Adnextumoren mit anfänglich infiltrierendem Wachstum und Spontaninvolution. Ihre besonderen Wachstumseigenschaften müssen bei der Wahl des Behandlungsverfahrens berücksichtigt werden: Der Zeitpunkt des Wachstumsstillstandes und das bis dahin erreichte Ausmaß zerstörenden Vordringens sind schwer vorauszuschätzen. Die Spontaninvolution hinterläßt oft beeinträchtigende Narben. Die Wirkung der bisher vorgeschlagenen konservativen Therapiemaßnahmen ist überwiegend nicht durch statistische Vergleichsuntersuchungen belegt. Das rasche Wachstum in frühen Entwicklungsstadien und die darauf zurückzuführende Rezidivgefahr machen bei der Exzision Sicherheitsabstände wie bei Karzinomen erforderlich. Die operative Therapie ist für den Patienten am raschesten überstanden. Sie ermöglicht als einzige Behandlungsform eine sichere histologische Kontrolle. Sie führt im allgemeinen auch zu dem ästhetisch günstigsten Resultat.

Literatur

1. Ackerman AB (1976) Histopathology of keratoacanthoma. In: Andrade R, Gumport SL, Popkin GL, Rees ThD, Cancer of the skin, Vol. 1. Saunders, Philadelphia London Toronto, p. 781–796
2. Ebner H, Mischer P (1975) Lokalbehandlung des Keratoakanthoms mit 5-Fluorouracil. Hautarzt 26:585–588
3. Ebner H (1976) Cytostatische Therapie der Basaliome, spinozellulären Karzinome und Keratoakanthome. In: Braun-Falco O, Marghescu S (Hrsg) Fortschritte der praktischen Dermatologie und Venerologie, Bd 8. Springer, Berlin Heidelberg New York, S 85–89
4. Gründer B, Hundeiker M (1973) Keratoakanthom und Karzinom. Dermatol Monatsschr 159:122–133
5. Hundeiker M, Gründer B (1975) Multiple nichteruptive Keratoakanthome im höheren Alter. Acta Gerontol 3:339–343
6. Hundeiker M (1978) Klinische Varianten der Keratoakanthome. Z Hautkr 53:563–571
7. Hundeiker M (1978) Keratoakanthome: Entwicklung und Diagnose. Diagnostik 11:427–429
8. Hundeiker M (1981) Praekanzerosen und Pseudokanzerosen. In: Korting GW (Hrsg) Dermatologie in Praxis und Klinik Bd 4. G. Thieme, Stuttgart, S 41.49–41.80
9. Kalkoff KW (1960) Das Keratoakanthom (Molluscum pseudocarcinomatosum) im Rahmen des Krebsproblems. Strahlentherapie 11:163–187
10. Kalkoff KW, Macher E (1961) Zur Histogenese des Keratoakanthoms. Hautarzt 12:8–15
11. Kopf AW (1976) Keratoacanthoma, Clinical aspects. In: Andrade R, Gumport SL, Popkin GL, Rees ThD (eds) Cancer of the skin, Vol. I. Saunders, Philadelphia London Toronto, p 755–781
12. Petres J, Hundeiker M (1978) Dermatosurgery. Springer, Berlin Heidelberg New York
13. Popkin GL, Brodie SJ, Hyman AB, Andrade R, Kopf AW (1966) A technique of biopsy recommended for keratoacanthomes. Arch Derm (Chic) 94:191–193
14. Prutkin L (1973) Antitumor activity of vitamin A acid and Fluorouracil used in combination on the skin tumor: Keratoacanthoma. Cancer Res 33:128–133
15. Rassner G (1973) Keratoakanthom. In: Braun-Falco O, Petzoldt D (Hrsg) Fortschritte der praktischen Dermatologie und Venerologie, Bd 7. Springer, Berlin Heidelberg New York, S. 52–68
16. Wittels W (1977) Kryotherapie. Verh. Dtsch. Dermat. Ges., 31. Tagung, Köln, 29.3.–2.4.1977. Hautarzt 28, Suppl. 2, 110–112

Multiple Keratoakanthome

F. Bönniger und G. Burg

Im Gegensatz zum solitären werden multiple Keratoakanthome nur selten beobachtet. Hierbei kommt es zum Auftreten mehrerer einzeln stehender oder gruppierter Keratoakanthome. Unterschiedliche Entwicklungsstadien können nebeneinander vorliegen.

Seit 8 Jahren ist uns ein Patient bekannt, bei dem wiederholt multiple Keratoakanthome auftreten [3].

Kasuistik

Anamnese

In der Familie des Patienten sind ähnliche Hauterscheinungen bisher nicht beobachtet worden.

Im Alter von 53 Jahren traten erstmals gruppierte, stecknadelkopfgroße Papeln mit zentraler Hornbildung an beiden Wangen auf. In Abständen von 4–5 Monaten bilden sich neue Herde. Zunächst sind es kleinste, hautfarbene oder rötliche Papeln mit glatter Oberfläche. Innerhalb von 4–6 Wochen entwickeln sie sich zu 10–15 mm großen, kalottenförmigen Knoten mit zentraler Hornbildung.

Hautbefund (Abb. 1)

Bei unserer ersten Untersuchung fanden sich disseminiert in der oberen Gesichtshälfte und an den lateralen Halspartien gruppiert und einzeln stehende 3–15 mm große, gut abgegrenzte, hautfarbene und gelblich rötliche, kalottenförmige Papeln mit glatter oder zentral keratotischer Oberfläche.

Befallen waren bisher die Stirn-Schläfenregion, die Wangen, die Prä- und Retroaurikularregion, die Ohrmuschel, der Hals, der Nacken, die behaarte Kopfhaut und der rechte Handrücken.

Histologie (Abb. 2a–d)

Die voll ausgebildeten Keratoakanthome zeigen histologisch eine Proliferation verhornender, spinozellulärer Zellverbände mit zentraler Hornpfropfbildung, die von einer seitlichen epidermalen Lippenbildung eingefaßt ist. Bei den initialen Veränderungen erkennt man

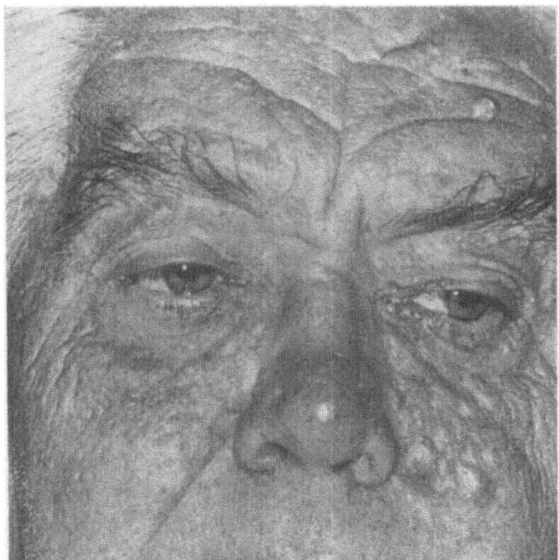
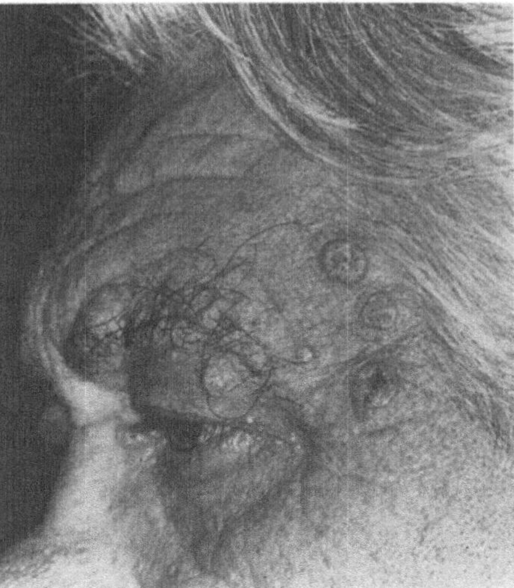

Abb. 1. Multiple Keratoakanthome im Stirn-, Wangen- und Schläfenbereich

bereits die umschriebene Verbreiterung des Epidermisbandes. Herde in Spontanremission lassen die Auflösung der Tumormasse durch eine abszedierende Entzündung erkennen.

Therapie

Mehrere Herde bildeten sich im Laufe von 4–9 Monaten unter Hinterlassen einer Narbe spontan zurück. Die kosmetisch am meisten störenden Herde wurden exzidiert oder mit dem Dermopan bestrahlt. In andere Herde wurde intraläsional Triamcinolon-Kristallsuspension injiziert. Rückbildungen der Keratoakanthome konnten in den 2–4 darauffolgenden Wochen beobachtet werden.

Besprechung

Klinisch und histologisch zeigen die multiplen Keratoakanthome die gleiche Entwicklung wie solitäre Keratoakanthome [4, 5, 11]. Aus kleinen Papeln entstehen innerhalb von Wochen 1–3 cm große Knoten mit zentralem Hornkrater. Sie neigen zu spontaner Rückbildung binnen 6 Monaten. Fast ausschließlich sind lichtexponierte Hautareale befallen.

Die Ätiologie der multiplen Keratoakanthome ist bisher noch ungeklärt.

Abb. 2a–d. Entwicklungsphasen eines Keratoakanthoms (a–c) mit Spontanremission (d) ▶

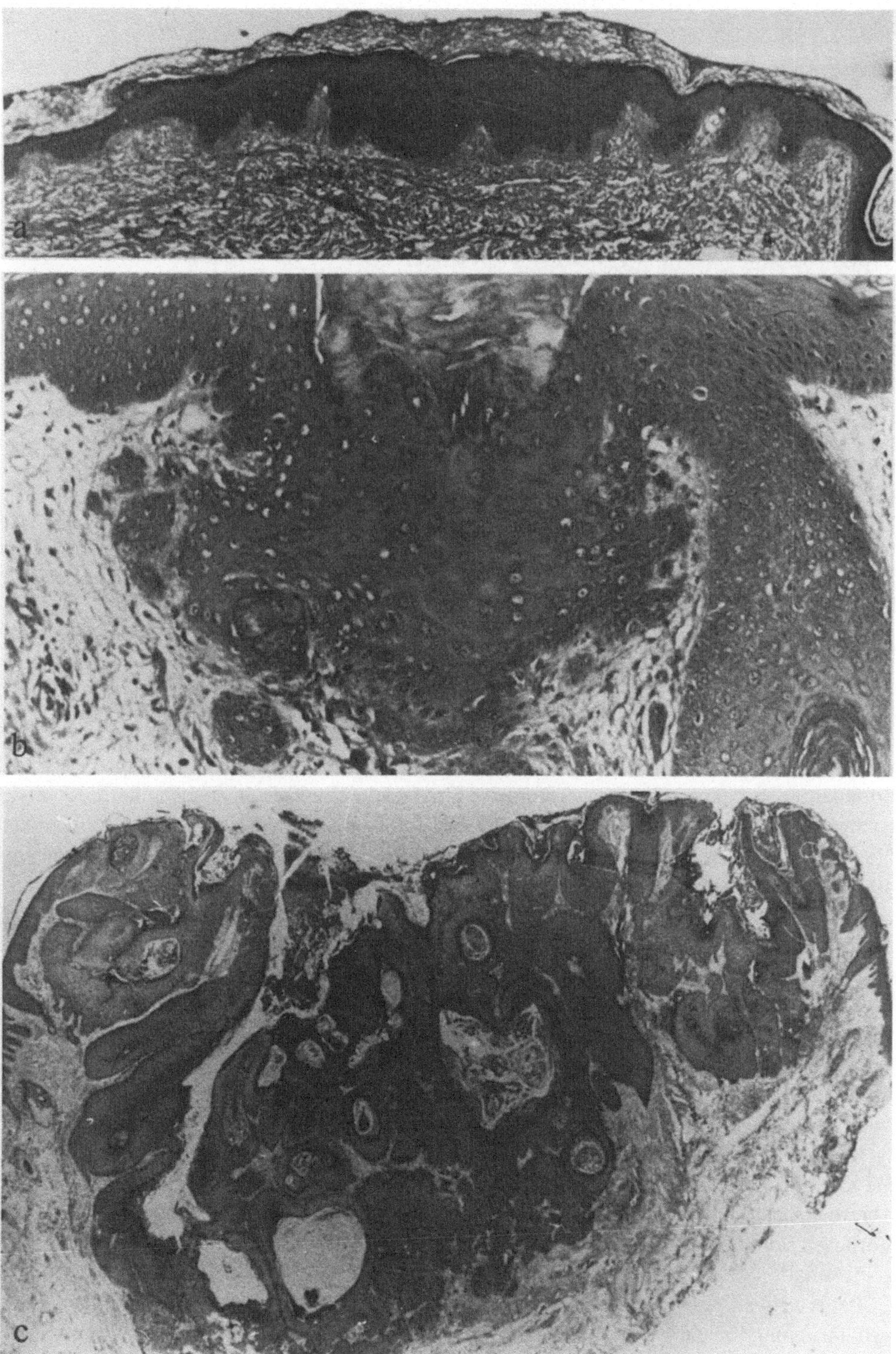
a
b
c

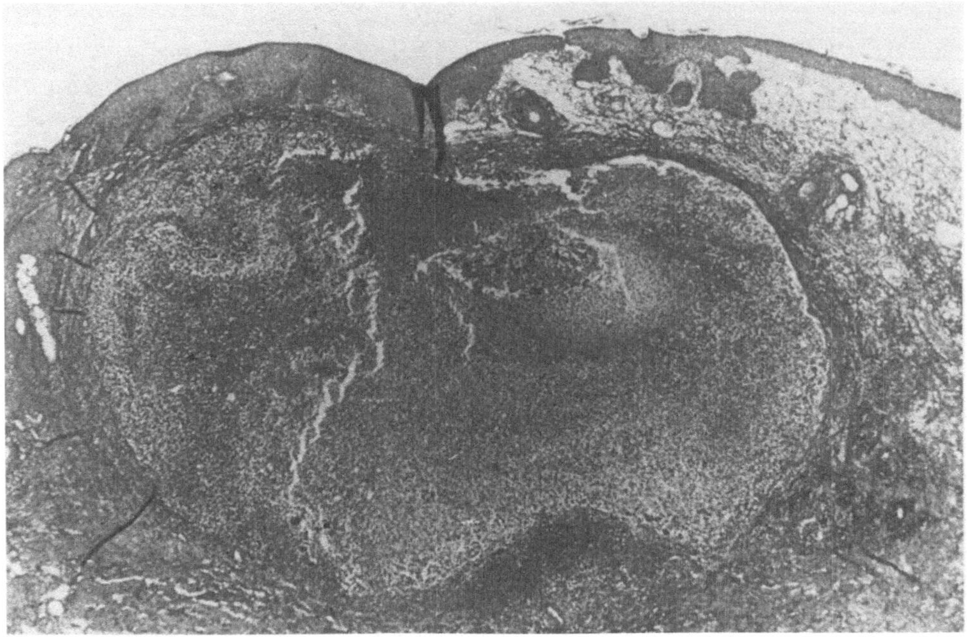

Abb. 2d

Ferguson Smith [6, 7] und andere Autoren [12] beobachteten ein Auftreten bei mehreren Familienmitgliedern ohne Bevorzugung eines Geschlechtes. Ein autosomal dominanter Erbgang wird angenommen. Ein Gendefekt konnte bisher allerdings nicht nachgewiesen werden. Auffallend ist, daß bei den familiär gehäuften Keratoakanthomen die Patienten zum Zeitpunkt der Erstmanifestation der Erkrankung in 83% jünger als 40 Jahre sind. Bei unserem Patienten bestand kein Hinweis auf eine familiäre Disposition.

Poth beobachtete erstmals das lokalisierte Auftreten von multiplen Keratoakanthomen in Bereichen extremer Sonnenexposition [10]. Dieser Faktor, ebenso wie die Auslösung durch andere exogene Reize wie Teer [9], Öl [2], Viren und Traumen [5] wird in der Literatur sowohl für solitäre wie auch für multiple Keratoakanthome diskutiert. Bisher wurden aber nur Einzelbeobachtungen berichtet, aus denen keine allgemein gültigen Rückschlüsse zu ziehen sind.

Ob Tränengas, mit dem unser Patient 2 Jahre beruflich Kontakt hatte, eine ursächliche Rolle spielte, kann nicht entschieden werden.

Differentialdiagnostisch müssen das Torre-Syndrom und die eruptiven Keratoakanthome abgegrenzt werden [14]. Es handelt sich hierbei um eine Kombination von multiplen Keratoakanthomen mit Talgdrüsentumoren und malignen Tumoren [1, 13]. Für das Vorliegen einer derartigen Symptomenkombination fand sich bei unserem Patienten kein Anhalt.

Bei eruptiven Keratoakanthomen [8, 15, 16] ist fast das gesamte Integument flächenhaft mit einer Vielzahl von einzelnen, dicht nebeneinanderstehenden Keratoakanthomen übersät. An der rechten Halsseite unseres Patienten fanden sich die Keratoakanthome einmal beetartig aggregiert. Die Anzahl und die Ausdehnung war jedoch wesentlich geringer als bei eruptiven Keratoakanthomen. Außerdem fand sich nie ein Hinweis für einen Befall der Schleimhäute und des Larynx sowie für das Vorliegen eines malignen Tumors, wie es häufig bei eruptiven Keratoakanthomen beobachtet werden kann. Bei Patienten mit multiplen Keratoakanthomen ist somit eine sorgfältige Anamnese und klinische Untersuchung erforderlich. Therapeutisch kann bei guter Nachkontrolle der Patienten eine abwartende Haltung eingenommen werden.

Zusammenfassung

Multiple Keratoakanthome zeigen klinisch und histologisch das gleiche Verhalten wie solitäre Keratoakanthome. Auch ätiologisch werden ähnliche Ursachen diskutiert. Zur Abgrenzung der familiär gehäuft auftretenden Keratoakanthome (Ferguson-Smith), des Torre-Syndroms und der eruptiven Keratoakanthome ist neben einer sorgfältigen Anamnese eine ausführliche klinische Untersuchung der Patienten erforderlich.

Literatur

1. Bakker PM, Tjon A, Joe SS (1971) Multiple sebaceous gland tumours, with multiple tumours of internal organs. A new syndrom? Dermatologica 42:50–57
2. Binkley GW, Johnson HH (1955) Keratoacanthoma. (Molluscum sebaceum). Arch Dermatol 71:66–72
3. Bönniger F, Burg G (1979) Multiple Keratoakanthome. Hautarzt 30:92–94
4. Epstein NN, Biskind R, Pollak RS (1957) Multiple primary self-healing squamous-cell „epitheliomas" of the skin. Arch Dermatol 75:210–223
5. Ereaux LP, Schopflocker P, Fournier CJ (1955) Keratoacanthomata. Arch Dermatol 71:73–83
6. Ferguson Smith J (1934) A case of multiple primary squamous-celled carcinomata of the skin in a young man, with spontaneous healing. Br J Dermatol 16:267–272
7. Ferguson Smith J (1948) Multiple primary, self-healing squamous epithelioma of the skin. Br J Dermatol 60:315–318
8. Gryzbowski M (1950) A case of peculiar generalized epithelial tumors of skin. Br J Dermatol 62:310–313
9. Oelschlaegel G (1963) Zur Histogenese und nosologischen Stellung des Keratoakanthoms. Hautarzt 14:156–166
10. Poth DO (1939) Tumor-like keratoses. Report of a case. Arch Dermatol 39:228–238
11. Rook A, Moffatt JL (1956) Multiple self-healing epithelioma of Ferguson Smith type. Arch Dermatol 74:525–532
12. Schnitzler L, Schubert B, Verret J-L, Emeriau M, Brunet A (1977) Epithéliomatose famiale de Ferguson-Smith. A propos de 2 cas familiaux. Ann Dermatol Venereol 104:206–216
13. Stewart W-M, Lauret P, Hemet J, Thomine E, Gueville R-M (1977) Kérato-acanthomes multiples et carcinomes viscéraux: Syndrome de Torre. Ann Dermatol Venenol. 104:622–626
14. Torre D (1968) Multiple sebaceous tumours. Arch Dermatol 98:549–551
15. Winkelmann RK, Brown J (1968) Generalized eruptive keratoacanthoma. Report of cases. Arch Dermatol 97:615–623
16. Witten VH, Zak FG (1952) Multiple, primary, self-healing prickle-cell epithelioma of the skin. Cancer 5:539–550

Papillomatosis cutis carcinoides Gottron

W. Nikolowski

1932 beschrieb Gottron [3] unter der Bezeichnung Papillomatosis cutis ein an beiden Unterschenkeln lokalisiertes Krankheitsbild, bei welchem von anderer Seite Verdacht auf das Vorliegen eines Karzinoms ausgesprochen und Amputation erwogen worden war, bei welchem jedoch nach Histologie und Verlauf Malignität nicht bestand. Anhand weiterer Beobachtungen wurde das Krankheitsbild von Nikolowski und Eisenlohr [7] zusammenfassend dargestellt. In Hinblick auf die makroskopisch-klinische Verwechselbarkeit wie auch die mikroskopisch-klinische Ähnlichkeit mit einem spinozellulären Karzinom wurde die Beibezeichnung „carcinoides" vorgeschlagen.

Klinik

Makroskopisch sind die Charakteristika der Papillomatosis cutis carcinoides (= P. c. c.) darin zu sehen, daß – im allgemeinen an den Unterschenkeln, jedoch auch extrakural (Verhältnis 3:1) – flächenhafte, der umgebenden Haut lappenartig aufliegende Krankheitsherde bestehen, daß sich diese Herde aus reiskorn- bis kirschkerngroßen, auch fingerendglieddicken, erodierten, mazerierten, teilweise überkrusteten bzw. auch hyperkeratotischen fleischfarbenen und leicht blutenden schwammigen Knotenbildungen zusammensetzen und daß letztere bald durch seichtere, bald durch tiefere, zum Teil mit nekrotischen Gewebsbröckeln ausgefüllte Furchen getrennt werden.

Histologie

Es findet sich eine sehr hochgradige, gegen das Bindegewebe stets scharf begrenzte Akanthose, wobei die Zellen des Stratum spinosum groß und hell sind und sich hier wie auch im kerndichten Stratum basale keine Atypien und kaum Mitosen zeigen. Die akanthotische Wucherung erfolgt multizentrisch, und zwar zunächst nur vertikal. Parallel zur Hyperakanthose kommt es zur Ausbildung eines zunächst lockeren, späterhin derben gefäßreichen bindegewebigen Stromas. In den zum Teil sehr tiefen Krypten lagern (kernhaltige) Hornmassen.

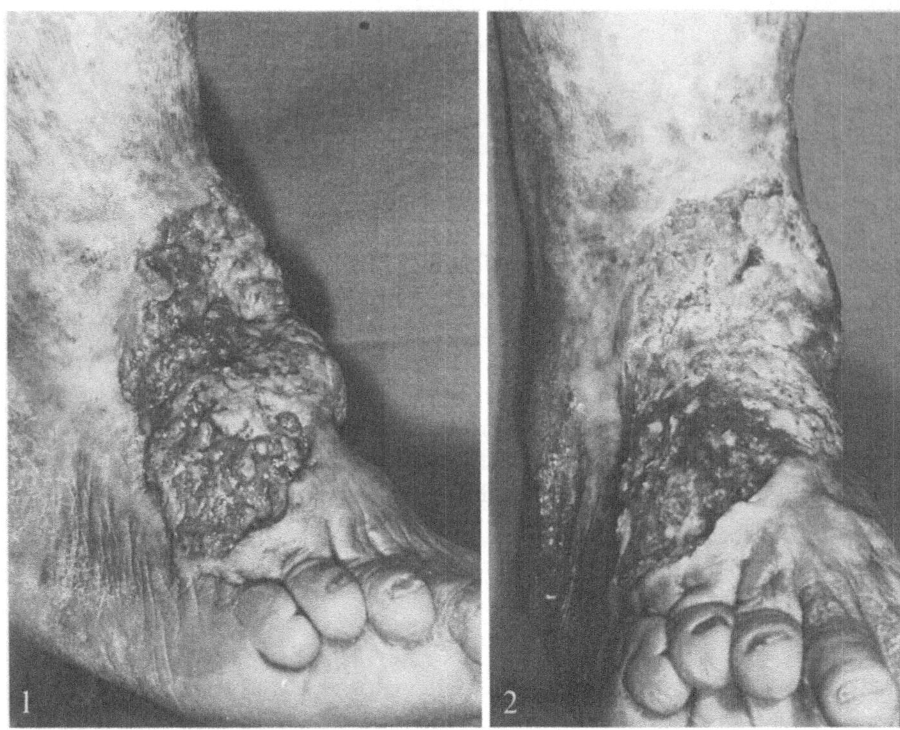

Abb. 1. Papillomatosis cutis carcinoides Gottron **Abb. 2.** P. c. c. 2 Wochen post op.

Krankenbeobachtung

S. H., 58jähriger Mann. Mit 8 Jahren Verbrühung beider Füße. Etwa mit 50 Jahren erstmals „Schrunde" am rechten Fußrücken bemerkt. Angeblich Abheilung und Wiederaufbruch wechselnd über mehrere Jahre hin. Ungefähr seit 3 Jahren allmählich sich vergrößernde praktisch schmerzfreie Wucherung.

Am linken Fußrücken depigmentierte, flächenhafte, zum Teil atrophische, jedenfalls nirgends keloidiforme Narbe.

Am rechten Fußrücken Bild der P. c. c. (Abb. 1 u. 2). Histologisch typischer Befund. Nirgends ein Anhalt für Karzinom (Gewebsentnahmen an verschiedenen Stellen sowie wiederholt in mehrmonatigem Abstand) (Abb. 3–5) kaltkaustischer Abtragung; fortlaufende Beobachtung; partielle Epithelisierung, partiell auch Hyperkeratose, bezirksweise Rezidiv. Deswegen 5 Monate später nochmals Kaltkaustik und hochtouriges Schleifen, seither weitgehend mit Epithel bedeckt, herdförmig leukoplakisch sowie in einem Restbereich erneut beginnende Vegetation, so daß dort Wiederholung der Fräsung vorgesehen ist.

Abb. 3. P. c. c. Histologie, Übersicht ▶
Abb. 4. P. c. c. Histologie, Ausschnitt
Abb. 5. P. c. c. Histologie, Ausschnitt

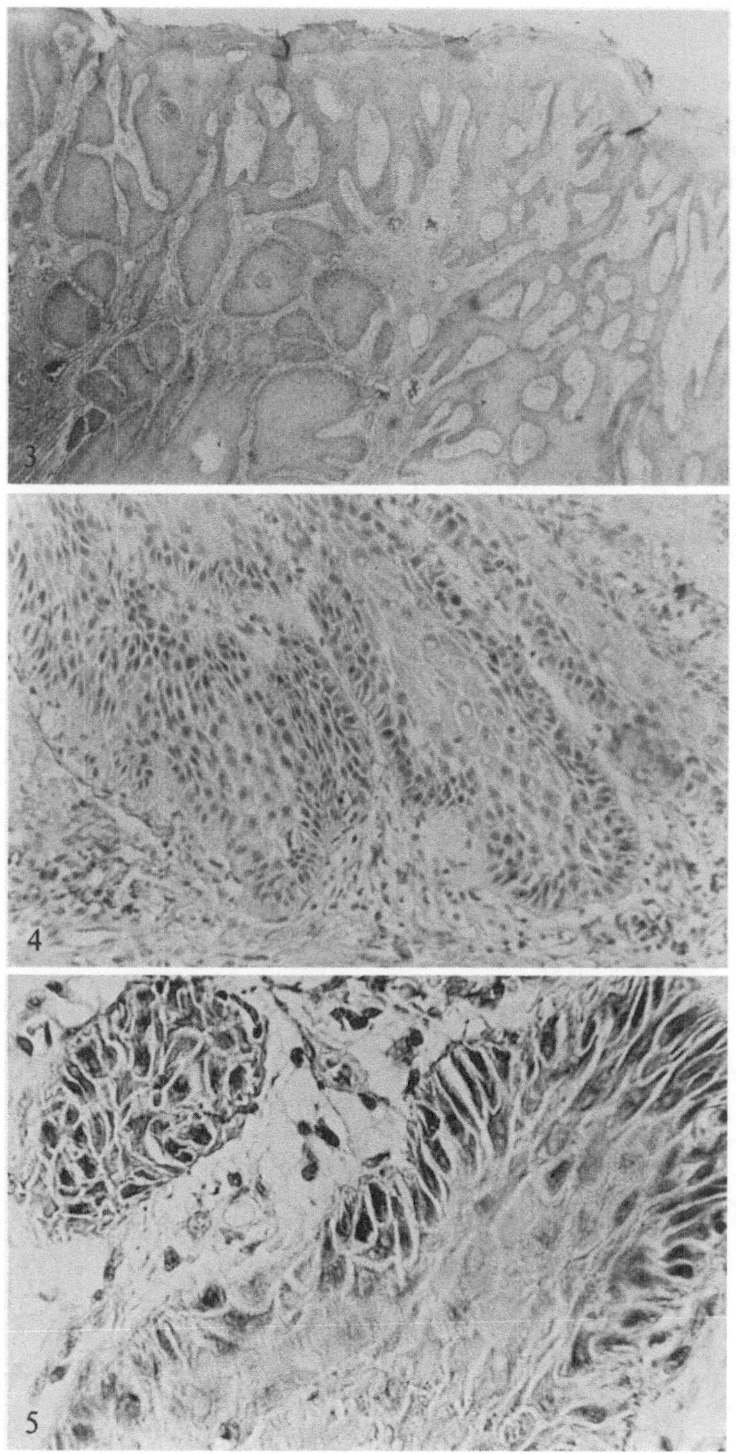
3
4
5

Diskussion

Die Bezeichnung Papillomatosis cutis wird im älteren Schrifttum verschiedentlich und unterschiedlich gebraucht. Bei der P. c. c. im Sinne Gottrons war bei der Erstbeschreibung Wert darauf gelegt worden, daß sich die Krankheitsveränderungen an den Unterschenkeln fanden, und zwar symmetrisch und auf krankhaft nicht veränderter Haut. Die nachfolgend in der Literatur mitgeteilten Beobachtungen weichen zum Teil hiervon ab: es gibt auch extrakrural lokalisierte Fälle von P. c. c. [4, 5, 8]; einseitige sind häufiger als doppelseitige Lokalisationen; meist waren irgendein Trauma sowie eine jahrelange Irritation vorausgegangen; entsprechend fanden sich mehr oder wenig deutliche Veränderungen der umgebenden Haut.

Diese Erweiterung des Erfahrungswissens ist bezüglich Ätiologie, Pathogenese und Dignität der P. c. c. sicherlich von großer Bedeutung.

Erörtert werden Beziehungen zur chronisch venösen Insuffizienz, zum Keratoakanthom (Cottini u. Randozzo) [1], zur pseudoepitheliomatösen Hyperplasie (Wodniansky) [9] sowie zur Pyodermia vegetans (Gay Prieto u. Casos) [2]). Miescher [6] deutet die P. c. c. als (hochdifferenziertes) Karzinom.

Behandlung

I. Medikamentös:

a) antibakteriell
1) topisch: immer zu bejahen;
2) systemisch: vorübergehend, V.a. bei operativen Eingriffen empfehlenswert;

b) zytostatisch
1) topisch: Pyrogallol beschränkt wirksam, Fluorouracil kann versucht werden;
2) systemisch: Bleomycin wurde als erfolgreich empfohlen;

c) Vitamine — Vitamin A in hohen Dosen, namentlich bei Kombination mit Vitamin E in der Rezidivprophylaxe offenbar effektiv;

II. Strahlentherapie: unwirksam;

III. Operative Therapie:

a) Kaltkaustik;
b) hochtouriges Fräsen und Schleifen;
c) Versuch der plastischen Deckung.

Zusammenfassung

Entsprechend den kritischen Ausführungen von Heite und Hintz [3] kann an der Sonderstellung des klinischen Erscheinungsbildes der Papillomatosis cutis carcinoides Gottron festgehalten werden. Die Diagnose einer P. c. c., also die Annahme einer Pseudokanzerose bedeutet allerdings im Einzelfall, daß der betroffene Kranke eingehend unterrichtet wird, fortlaufende Beobachtung gewährleistet ist und makroskopisch-klinische und mikroskopisch-klinische Diagnostik sowie die Therapie in einer Hand bleiben.

Literatur

1. Cottini GB, Randazzo SD (1963) Zum augenblicklichen Stand der Frage des Keratoakanthoms. Derm Wschr 147:60
2. Gay Prieto J, Cascos AM (1951) Über die Pyodermitis chronica vegetans von Azúa. Dermatologica 103:135
3. Gottron HA (1932) Ausgedehnte, ziemlich symmetrisch angeordnete Papillomatosis cutis. Zentralbl Haut- und Geschlechtskrankheiten 40:445; sowie Dermatol Z 63:409
4. Gottron HA (1938) Papillomatosis cutis. Zentralbl Haut- und Geschlechtskrankheiten 57:8
5. Heite HJ, Hintz H (1965) „Papillomatosis cutis" – eine analytisch-nosologische Studie. Arch klin Exp Dermatol 222:254
6. Miescher G (1950) Zur Frage der Papillomatosis cutis carcinoides (Nikolowski u. Eisenlohr). Dermatologica 101:217
7. Nikolowski W, Eisenlohr E (1956) Papillomatosis cutis carcinoides. Derm WS hr 121:238
8. Nikolowski W (1973) Papillomatosis cutis carcinoides. Fortschritte der praktischen Dermatologie und Venerologie, (Hrsg Braun-Falco O, Petzold D) Springer, Berlin Heidelberg New York
9. Wodniansky P (1960) Die pseudoepitheliomatäsen Hyperplasien in klinischer und differentialdiagnostischer Sicht. Dermatologica 120:1

Floride orale Papillomatose (Klinik, Morphologie und Therapie)

M. Hagedorn

Rock und Fisher [5] führten 1960 erstmals den Begriff „floride orale Papillomatose" für Mundschleimhautveränderungen ein, die allerdings schon früher unter anderem Namen in der Literatur Eingang gefunden hatten.

Es handelt sich dabei um eine seltene Schleimhauterkrankung, bestehend aus solitären oder multiplen warzenartigen Wucherungen, die sich rasenförmig ausbreiten oder großflächig konfluieren können. Bevorzugte Lokalisation ist die Mundschleimhaut, gelegentlich können aber auch Larynx, Konjunktiven und die Übergangsschleimhaut des Anus befallen sein.

Bei einem jetzt 50jährigen Mann traten 1966 erstmals leukoplakische Herde an der linken Unterlippe auf, welche auch auf die Wangenschleimhaut übergreifen (Abb. 1a). Erst nach 10 Jahren wurde die Diagnose floride orale Papillomatose gestellt. Das therapeutische Vorgehen, nämlich die Injektion von Bleomycin mit Hilfe eines intraarteriellen Katheters in die A. carotis externa wurde ausführlich beschrieben [2]. Nach 2jähriger Erscheinungsfreiheit kam es 1978/79 wieder zu einem Rezidiv. Ausgangspunkt ist der linke Mundwinkel mit Befall der angrenzenden Mundschleimhaut sowie ein 5-Mark-Stück großer Herd der Wangenschleimhaut in Höhe der hinteren Backenzähne (Abb. 2b). Die Behandlung erfolgt jetzt mit dem aromatischen Retinoid (Ro 10) 1 mg pro kg Körpergewicht. Nach jetzt 8wöchiger Behandlung sind partielle Rückbildungen zu verzeichnen. Ein abschließendes Urteil ist aber derzeit noch nicht möglich.

Pathologisch-anatomisch ist die floride orale Papillomatose gekennzeichnet durch eine ausgeprägte Akanthose und Papillomatose sowie eine Vakuolisierung der oberen Epidermisschichten bei orthokeratotischer und parakeratotischer Hyperkeratose (Abb. 2a und b). Gelegentlich findet sich ein Verlust der Polarität im unteren Epidermisanteil. Hier finden sich auch hyperchromatische Kerne und vermehrt Mitosen. Die Basalmembran ist erhalten, die Grenze Epidermis/Corium scharf. Im Corium besteht ein dichtes lymphohistiozytäres Infiltrat, was gelegentlich auch in die Epidermis eindringt.

Elektronenmikroskopisch fand sich im unteren Epidermisanteil eine Verbreiterung des interzellulären Raumes bei Abnahme des Zytoplasmavolumens der Stachelzellen. Auffällig die Nukleoli, die sowohl an Zahl und Größe und auch in Konfiguration starke Variationen aufweisen. Die wabige Struktur der Nukleolen weist auf eine verstärkte Proliferation hin, die im Rahmen einer Infektion oder einer Neoplasie auftreten kann (Abb. 3).

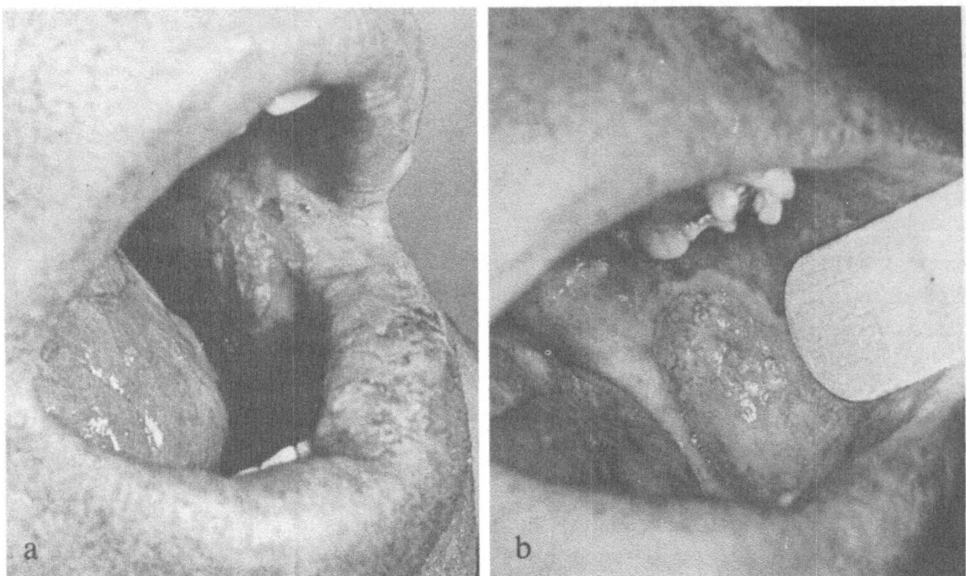

Abb. 1. a Hyperkeratosen mit verruköser Oberfläche an der linken Unterlippe mit Übergreifen auf die Mundschleimhaut. **b** Scharf umschriebener, nummulärer florider oraler Papillomatoseherd in der Mundschleimhaut. Rezidivherd von 1978/79

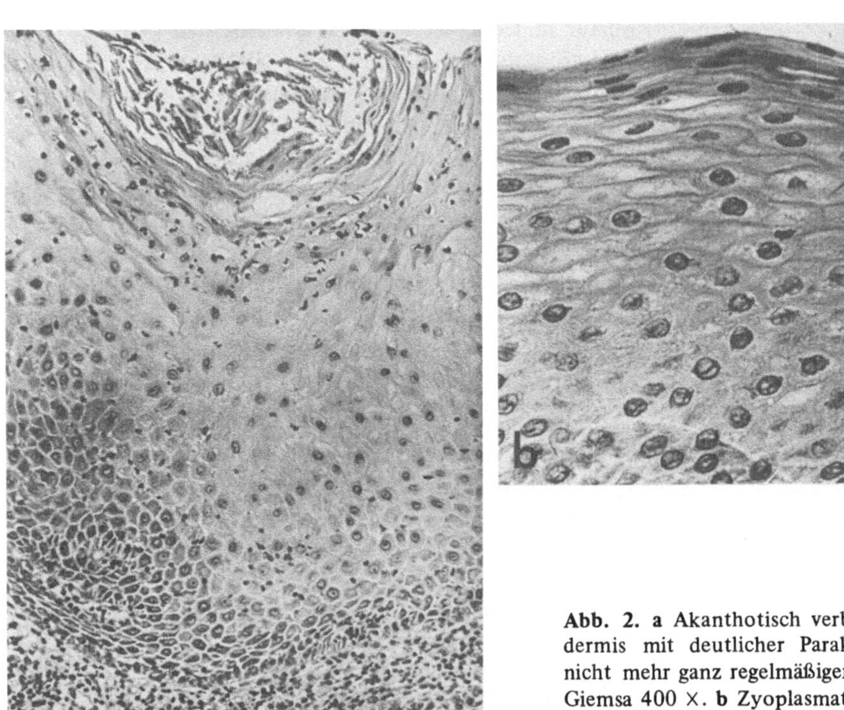

Abb. 2. a Akanthotisch verbreiterte Epidermis mit deutlicher Parakeratose und nicht mehr ganz regelmäßiger Schichtung. Giemsa 400 ×. **b** Zyoplasmatische Vakuolisierungen der oberen Stachelzellschicht. HE 640 ×

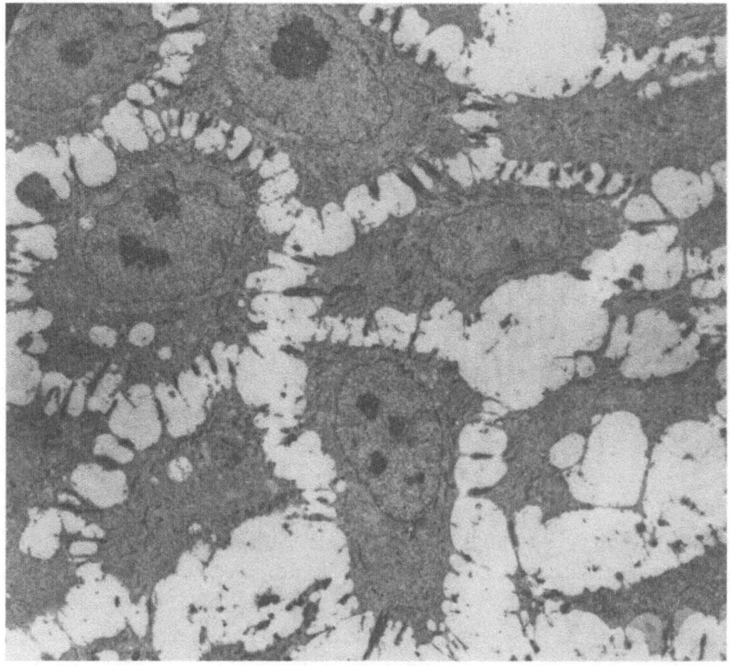

Abb. 3. Interzelluläres Ödem. Wabige, aufgelockerte Nukleolen in den Stachelzellkernen. 5000 ×

Besprechung

Bei der Auswertung von 42 bisher mitgeteilten Fällen mit florider oraler Papillomatose konnte ein leichtes Überwiegen des männlichen Geschlechtes mit 60 zu 40% gefunden werden. Die Altersverteilung zeigt eine deutliche Zunahme im höheren Alter mit Gipfel im 6. bis 8. Lebensjahrzehnt (Abb. 4). Häufigste Lokalisation ist die Wangenschleimhaut, in zweiter Linie erst Lippen und dann Gaumen (Tabelle 1). Nach den uns vorliegenden Zahlen von 30 ausgewerteten Fällen wurde die Diagnose floride orale Papillomatose durchschnittlich nach 6, 7 Jahren gestellt. Häufigste Fehldiagnosen sind: Candidamykose, Leukoplakie, Morbus Bowen und Lichen ruber.

Die Dignität der floriden oralen Papillomatose wird sehr unterschiedlich eingeschätzt. Die Geschwulst weist ein lokal infiltratives, gelegentlich aber auch destruktives Wachstum auf. Metastasen sind bisher nicht bekannt geworden. Pathologisch-anatomisch sind damit die Kriterien eines semimalignen Tumors erfüllt, andererseits können innerhalb von floriden oralen Papillomatoseherden Stachelzellkarzinome entstehen, so daß die Neoplasie gleichzeitig auch eine Präkanzerose mit niedriger Entartungsfrequenz darstellt. In dem von uns ausgewerteten Material konnten in 5 von 42 Fällen ein Stachelzellkarzinom nach jahrelangem bis jahrzehntelangem Verlauf nachgewiesen werden.

Die Ätiologie der floriden oralen Papillomatose ist unbekannt. Lokale Faktoren, wie schlecht sitzende Prothesen oder kariöse Zähne, Nikotin und Alkohol, werden als Cofak-

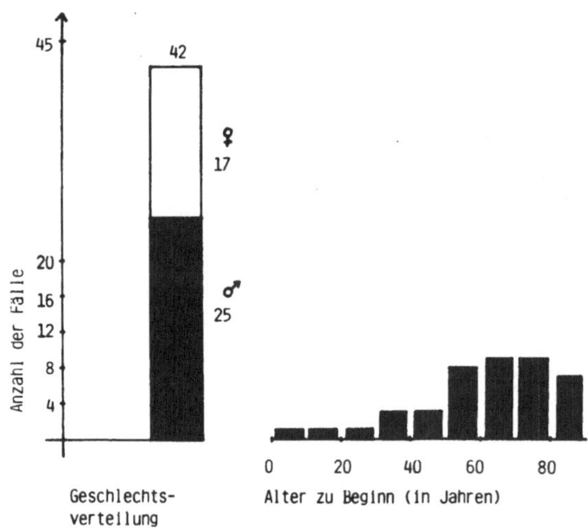

Abb. 4. Alters- und Geschlechtsverteilung der floriden oralen Papillomatose (42 ausgewertete Fälle)

Tabelle 1. Häufigkeiten der Lokalisation bei der floriden oralen Papillomatose (42 ausgewertete Fälle)

Lokalisation	Anzahl
Wangenschleimhaut	25
Lippen	20
Gaumen	10
„Mundschleimhaut"	7
Zunge	7
Lippenschleimhaut	6
oberer Alveolarfortsatz	4
Gingiva	4
Mundwinkel	3
Pharynx	1
„Mundhöhle"	1
Tonsille	1
Epiglottis	1

toren in Betracht gezogen. Regelmäßig besteht auch eine Candidabesiedelung in der Mundschleimhaut, die nach den Angaben von Nater et al. [3] doch von pathogenetischer Bedeutung sein soll. Die histologische Ähnlichkeit zu Viruspapillomen hat auch an eine Virusätiologie denken lassen, bisher ist aber ein eindeutiger Nachweis nicht geglückt. Entsprechend der nicht eindeutig geklärten Dignität und der unbekannten Ätiologie ist das therapeutische Vorgehen recht problematisch. Aus einer Zusammenstellung der bei den 42 ausgewerteten Fällen verwendeten Therapieformen geht dies hervor: Neben den chirurgischen Maßnahmen sind zytostatische Behandlung, insbesondere die Bleomycinbehandlung in jüngster Zeit versucht worden (Tabelle 2). Bisher sind allein von dieser zytostatischen Behandlung entweder lokal oder systemisch erste erfolgversprechende Berichte bekannt geworden. Über langjährige Nachbeobachtungen verfügen wir jedoch noch nicht.

Tabelle 2. Therapieversuche bei der floriden oralen Papillomatose

I Chirurgisch:	Exzision
	Elektrokaustik
	Kauterisation
	Curettage
	Elektrokoagulation
II Bestrahlung:	Röntgen
	Kobalt
	Iridium 162
	Radiumpunktur
III Cytostatika:	Methotrexat
	Fluorouracilsalbe bzw. Unterspritzung
	Bleomycin
IV Sonstige:	Vitamin A
	Tetracyclin
	flüssiger N_2
	Podophyllin
	Antibiotika und Corticosteroide

Klinisch bestehen enge Beziehungen zwischen der floriden oralen Papillomatose und dem verrukösen Karzinom von Ackerman [1], einem Stachelzellkarzinom mit niedrigem Malignitätsgrad. Außerdem finden sich sowohl klinische als auch histologische Ähnlichkeiten zur gefleckten oder „speckled“ Leukoplakie [4]. Ob die gefleckte Leukoplakie und die floride orale Papillomatose sogar eine nosologische Entität bilden, ist noch nicht eindeutig geklärt, scheint aber doch sehr wahrscheinlich zu sein.

Genauere Einblicke in die Ätiopathogenese der floriden oralen Papillomatose sind vielleicht dann möglich, wenn eine Gesamtbetrachtung dieser drei sehr ähnlichen Krankheitsbilder aus verschiedenen Fachdisziplinen erfolgt.

Zusammenfassung

Die floride orale Papillomatose ist klinisch gekennzeichnet durch verruköse Leukoplakieartige Läsionen der Lippen und der Mundschleimhaut. Pathologisch-anatomische Charakteristika dieser seltenen Schleimhauterkrankung sind Akanthose und Papillomatose der Epidermis und eine Vakuolisierung der oberen Stachelzellenschicht.

Auf Grund des biologischen Verhaltens mit lokal invasivem und destruktivem Wachstum muß die floride orale Papillomatose als semimaligner Tumor bezeichnet werden, gleichzeitig handelt es sich dabei um eine echte Präkanzerose mit niedrigem Malignitätsgrad. Als Therapie der Wahl wird heute allgemein die zytostatische Behandlung angesehen.

Literatur

1. Ackerman LV (1948) Verrucous carcinoma of the oral cavity. Surgery 23:670–678
2. Hagedorn M, Weigel K, Kiefer G, Kühnl-Petzoldt Ch, Petres J (1978) Floride orale Papillomatose. Ein Beitrag zur zytostatischen Therapie. Hautarzt 29:425–429
3. Nater JP, Zecha JJ, Heida F, Panders AK, Cuypers M, Sauer EW, te Lintum JCA (1977) Floride orale Papillomatose oder „speckled" Leukoplakie? Eine Diskussion über drei Fälle. Hautarzt 28: 18–22
4. Pindborg JJ, Renstrup G, Poulsen HE, Silverman S (1963) Studies in oral leukoplakia. V. Clinical and histological sign of malignancy. Acta Odont Scand 21:407–414
5. Rock JA, Fisher ER (1960) Florid oral papillomatosis of the oral cavity and larynx. Arch Otolaryng 72:593–597

Zur Strahlentherapie der floriden oralen Papillomatose

F. Ehring und W. Voss

In der Fachklinik Hornheide wurden in den letzten 20 Jahren insgesamt 11 Patienten mit florider oraler Papillomatose bestrahlt.

Alle sprachen auf Strahlen an, wenn auch nicht alle durch die Bestrahlung rezidivfrei abheilten [1][1]. Hierzu einige Beispiele.

Der Pat. G. H. kam 1959 mit 74 Jahren zur Behandlung mit papillomatösen Wucherungen auf der Unterlippe, im Mundwinkel und auf der gesamten Wangenschleimhaut. Er war starker Pfeifenraucher, trug schlecht sitzende Zahnprothesen und befand sich in einem schlechten Allgemeinzustand. Mit drei Probeexzisionen wurde histologisch die Diagnose bestätigt: kein Anhalt für ein Karzinom.

Nach 15 x 2 Gy unter Tiefentherapiebedingungen kam es zur Abheilung. In der Mitte der Unterlippe trat 2 Jahre später ein neuer Herd auf, der unter 8 x 5 Gy Nahbestrahlung abheilte. Nach 2 weiteren Jahren fielen bei der Nachuntersuchung im Mundvorhof rechts im Bestrahlungsfeld und links außerhalb je eine etwa 0,5 cm im Durchmesser große kontrollbedürftige Leukoplakie auf. Ein halbes Jahr später, also 4 1/2 Jahre nach der ersten Bestrahlung, starb der Kranke durch einen Unfall.

Der 57jährige Pat. P. S. hatte eine floride orale Papillomatose im linken Mundwinkel. Gleichzeitig bestand eine Lungentuberkulose. Nach 12 x 5 Gy, intraoral mit dem Monopan verabfolgt, blieb er 4 Jahre rückfallfrei. Mehrere anfangs exzidierte regionäre Lymphknoten erwiesen sich histologisch als unspezifisch.

Bei dem Pat. K. L. lernten wir, daß in der Regel keine volle Tumordosis benötigt wird. Die Papillomatose erhielt in gleicher Technik 52,5 Gy. Nach 1 Jahr kam es im Bestrahlungsfeld zu einem Ulkus, ausgelöst durch scharfkantige paradontotische Zahnstümpfe. Die Abheilung erfolgte nach der Zahnsanierung, die eigentlich der Bestrahlung hätte vorausgehen müssen.

Nach unserer Meinung ist die floride orale Papillomatose eine Präkanzerose, wie u.a. der Fall des 61jährigen Pat W. H. zeigt.

Dieser Pat. zeigte ausgedehnte Wucherungen der Mundschleimhaut der linken Wangenseite mit Übergang auf den Mundwinkel und die Unterlippe. Links submandibulär fanden wir einen palpatorisch verdächtigen Lymphknoten. Die Probeexzisionen ergaben teils eine floride orale Papillomatose, teils ein Plattenepithelkarzinom. Der Lymphknoten erwies sich histologisch als eine Karzinommetastase.

Die Mundschleimhaut erhielt mit dem Dermopan insgesamt 67,5 Gy bei einer GHWT von 19 mm, intraoral noch zusätzlich mit dem Monopan 10 Gy. Die Metastasenregion bestrahlten wir mit unserem ^{60}Co-Kurzdistanztherapiegerät, dem Cobaltron II, mit 40 Gy. Ein halbes Jahr später war nur eine kleine Leukoplakie an der linken Wangenschleimhaut

1 Eine ausführliche Veröffentlichung an anderer Stelle ist in Vorbereitung.

von etwa 1 cm Durchmesser zurückgeblieben, die nach intraoraler Bestrahlung mit 6 x 5 Gy abheilte. Der Patient war bei der letzten Untersuchung 1979 über 5 Jahre rückfallfrei. Der Mund war voll funktionstüchtig.

Eine vollständig strahlenresistente orale Papillomatose haben wir bisher noch nicht beobachtet. Allerdings können manchmal kleine Restherde zurückbleiben, die dann gut zu exzidieren sind. Auch in der Literatur ist eine Strahlenresistenz nicht konkret beschrieben. Scheicher-Gottron [4] erwähnte schon in ihrer Originalpublikation 1958 den guten Erfolg einer Röntgentherapie. Die Autoren, die eine Bestrahlung für unwirksam erklärten, waren – soweit wir das feststellen konnten – nicht einmal Strahlentherapeuten [2, 3, 5].

Wir sehen auch keinen Grund dafür, die Bestrahlung mit Bleomycin zu kombinieren. Die Wirksamkeit von Bleomycin überraschte uns nicht, da Strahlen- und Chemosensibilität oft parallel gehen.

Das erscheint jedoch wesentlich: Die Strahlentherapie derart ausgedehnter intraoraler Tumoren setzt strahlentherapeutische Erfahrungen und geeignete Bestrahlungsgeräte voraus. Ein Dermopan reicht fast nie dafür aus. Für die Heilung des einen der demonstrierten Fälle mußten drei verschiedene Bestrahlungsgeräte, ein Dermopan, ein Monopan und ein Cobaltron II miteinander kombiniert werden.

Bedenkt man, daß es sich meist um alte Menschen in schlechtem Allgemeinzustand handelt, das Durchschnittsalter unserer Kranken lag bei 70 Jahren, bedenkt man auch, daß die Bestrahlung fast ambulant erfolgen kann, so halten wir die Strahlentherapie der oralen Papillomatose für die Methode der ersten Wahl.

Zusammenfassung

Seit 1959 wurden in der Fachklinik Hornheide 11 Patienten mit florider oraler Papillomatose bestrahlt. Alle sprachen auf Strahlen an. Verwandt wurden ein Monopan-, ein Dermopan- und ein Cobaltron-II-Gerät. In Anbetracht des oft hohen Alters und des schlechten Allgemeinzustandes der Patienten mit florider oraler Papillomatose erscheint die Bestrahlung als die Methode der ersten Wahl.

Literatur

1. Ehring F, Reupke U (1976) Das Unterlippenkarzinom läßt sich gut bestrahlen! Vortrag auf der 50. Tagung der Nordwestdeutschen Dermatologischen Gesellschaft am 2. 12. 1972 in Hannover; erschienen in der Schriftenreihe der Nordwestdeutschen Dermatologischen Gesellschaft, Heft 3, Schlütersche Verlagsanstalt
2. Jaimovich L, Abulafia J, Kaminski A (1967) La papillomatose, avec réference à la papillomatose floride de la muqueuse buccale. Arch Argent Dermatol 15:296–314; Ref. in Ann Derm 94:555
3. Richter G, Engel S, Jacobi H (1972) Zum Krankheitsbild der sogenannten „oral florid papillomatosis“ (Papillomatosis mucosae oris carcinoides). Dermatologica 144:75–82
4. Scheicher-Gottron E (1958) Papillomatosis mucosae carcinoides der Mundschleimhaut bei gleichzeitigem Vorhandensein eines Lichen ruber der Haut. Z Hautkr 24:99–101
5. Wechsler H, Fisher ER (1962) Oral florid papillomatosis. Arch Dermatol 86:480–492

Pseudosarkome der Haut

P. Fritsch

Pseudosarkome der Haut sind zwar seltener als Pseudoneoplasien der Epidermis oder deren Anhangsgebilde, doch sind sie ähnlich vielgestaltig von gleicher diagnostischer und therapeutischer Bedeutung. Wie Tabelle 1 zeigt, können derartige Pseudosarkome

Tabelle 1. Pseudosarkome der Haut

Fibroblastisch:	Noduläre Fasziitis
	Pseudosarkomatöses Dermatofibrom
Histiozytär:	Atypisches Fibroxanthom
Vaskulär:	Angiolymphoide Hyperplasie mit Eosinophilie
	Pseudo-Kaposi-Sarkom

aus fast jedem der mesodermalen Bausteine der Haut entstehen; Taxonomie und Klassifikation der Pseudosarkome sind noch keineswegs abgeschlossen und werden oft verschieden gehandhabt. Die Sarkom-Ähnlichkeit dieser gutartigen knotigen Läsionen bezieht sich meist mehr auf das histologische als auf das klinische Erscheinungsbild. Die Ursache hierfür liegt in Struktur- und Wachstumseigenheiten der mesodermalen Anteile der Haut, insbesondere des Bindegewebes, die die Anwendung der histologischen Kriterien malignen Wachstums im Vergleich zu epithelialen Tumoren erschweren: Fehlen einer anatomischen Begrenzung zur Beurteilung invasiven Wachstums, die Neigung zu Kernatypien, Bildung von ein- und mehrkernigen Riesenzellen und reichlich Mitosen als Reaktion gegenüber vielen, auch entzündlichen Stimuli. Die Diagnostik kutaner Pseudosarkome beruht daher auf der richtigen Interpretation des histologischen Bildes unter Einbeziehung der klinischen Symptomatik.

Die *noduläre Fasziitis* [3] stellt das am längsten bekannte kutane Pseudosarkom dar. Sie nimmt ihren Ausgang von der tiefen Faskie, vor allem des Rumpfes, ist meist solitär und tritt typischerweise im mittleren Lebensalter – etwas häufiger bei Frauen als bei Männern – auf. Klinisch imponiert sie als langsam wachsender, tiefsitzender, derber, unverschieblicher und von der Umgebung schwer abgrenzbarer Knoten, der indolent oder nur gering schmerzhaft ist. Je nach Dicke des subkutanen Fettgewebes wölbt der Knoten die Haut nicht oder nur flach kalottenartig vor, wobei manchmal eine Gliederung des Knotens in mehrere Herde erkennbar werden kann. Die bedeckende Haut ist gelegentlich gerötet, aber sonst unauffällig und gut verschieblich.

Histologisch wird dieser Knoten durch ungeordnet ineinander verwobene fibroblastenreiche Kollagenfaszikel aufgebaut, die jedoch – zum Unterschied vom Dermatofibrosarcoma protuberans – keine Radspeichen-(storiforme)Strukturen ausbilden. Der fibroblastische Zelltyp ist spindelig, zeigt beträchtliche Kernpolymorphie und reichlich

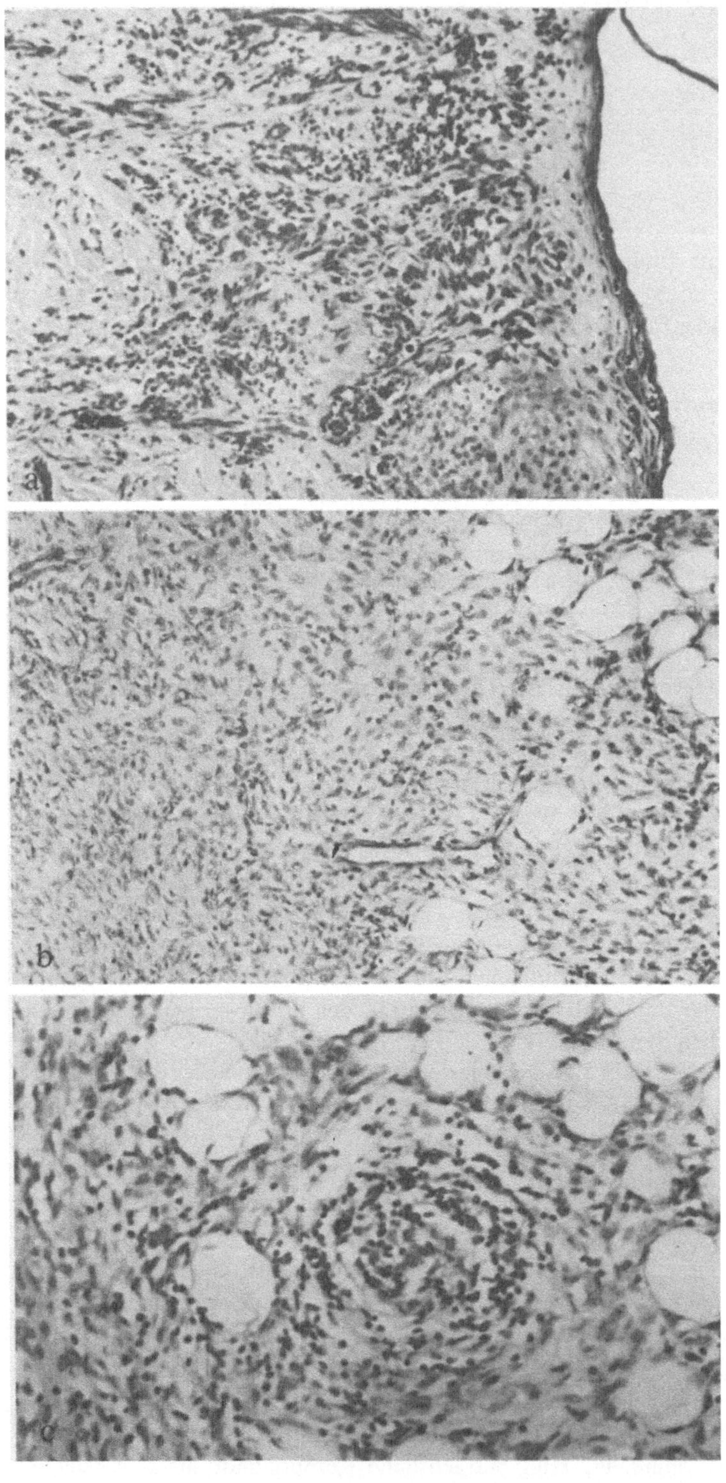
a
b
c

Mitosen (Abb. 1 b), ist aber im wesentlichen einheitlich, bildet keine mehrkernigen Riesenzellen und besitzt keine Speicherungsfähigkeit für Hämosiderin oder Fett. Auffällig sind die zahlreichen, oft inmitten von Faserwirbeln liegenden größeren und kleineren Gefäße, die durch Wand- und Intimaverdickung sowie Exozytose von Lympho- und Leukozyten die Zeichen von Entzündung besitzen (Abb. 1 c). Der gesamte Knoten wird oft beträchtlich von einem entzündlichen Infiltrat mit deutlicher eosinophiler Beimischung durchsetzt. Die Begrenzung des Knotens ist unscharf.

Die Exzision eines Herdes von nodulärer Fasziitis ist kurativ, doch sollte sie wegen Rezidivneigung relativ breit erfolgen.

Einen gleichartigen Prozeß, der jedoch seinen Ausgang aus der tiefen retikulären Dermis nimmt, stellt das *pseudosarkomatöse Dermatofibrom* dar [4]. Im Gegensatz zur nodulären Fasziitis sind diese Knoten, die oft mehrere Zentimeter Durchmesser erreichen, mit der Haut verbacken, die sie grob höckerig vorbuckeln können. Der histologische Aufbau entspricht der oben gegebenen Beschreibung; wegen der spindeligen, manchmal nävuszellnesterähnlichen Formationen bis in den Bereich der dermoepidermalen Junktionszone, besteht manchmal eine täuschende Ähnlichkeit mit Spindelzellnävi oder unpigmentierten Melanomen (Abb. 1 a).

Weitere analoge Krankheitsbilder, durch ihre besondere Lokalisation bemerkenswert, sind die palmoplantare Fibromatose sowie die juvenilen digitalen Fibrome. Letztere besitzen als histologische Eigenheit charakteristische eosinophile zytoplasmatische Einschlußkörperchen.

Histiozytärer Abkunft ist das 1963 von Helwig [2] beschriebene *atypische Fibroxanthom.* Wegen der vorzugsweisen Lokalisation an Gesicht und Unterschenkeln wurde dem Licht in der Entstehung dieser klinisch wenig charakteristischen Läsion eine kausative Rolle zugeschrieben. Es handelt sich um meist nicht mehr als münzgroße, flach erhabene, leicht pigmentierte, mäßig derbe bis sulzige Knoten von langsamem Wachstum und fehlenden subjektiven Beschwerden. Histologisch sind diese Läsionen durch einen vielgestaltigen, bezirksweise wechselnden Aufbau gekennzeichnet: kompakte fibromähnliche Areale wechseln mit Bezirken muzinöser Degeneration und oft das Bild beherrschenden Inseln von Pseudoxanthomzellen (Abb. 2 a, b). Oft finden sich erhebliche Kernpolymorphie und ein- und mehrkernige Riesenzellen vom Fremdkörper-, Langhans- und Touton-Typ. Die Knoten sind reich vaskularisiert und speichern fokal, oft intensiv, Hämosiderin. Die Begrenzung des Knotens ist unscharf. Die Differentialdiagnose zum Fibroxanthosarkom basiert auf der quantitativen Beurteilung der Kernatypien, ist jedoch außerordentlich schwierig und kann oft nur mit Hilfe des klinischen Bildes getroffen werden. Die Exzision ist kurativ, Rezidive sind selten.

Obwohl im strengen Sinn nicht zu kutanen Veränderungen zählend, kann sich unter besonderen Umständen im Rahmen von Hautläsionen eine sarkomähnliche Knochenproliferation vorfinden. Dies trifft auf den Symptomkomplex des Unguis incarnatus mit entzündlichen Veränderungen der distalen Zehenanteile unter Einschluß des Periostes

---

◄ **Abb. 1a–c.** Pseudosarkome fibroblastischer Abkunft. **a** Pseudosarkomatöses Dermatofibrom. Die bis an die dermo-epidermale Junktionszone reichenden fibroblastischen Zellzüge imitieren das histologische Bild eines juvenilen Melanoms. **b, c** Noduläre Fasziitis. b) das Fettgewebe infiltrierende fibroblastische Zellzüge; c) lymphozytäre Exozytose aus wandverdicktem Blutgefäß. HE, x 160

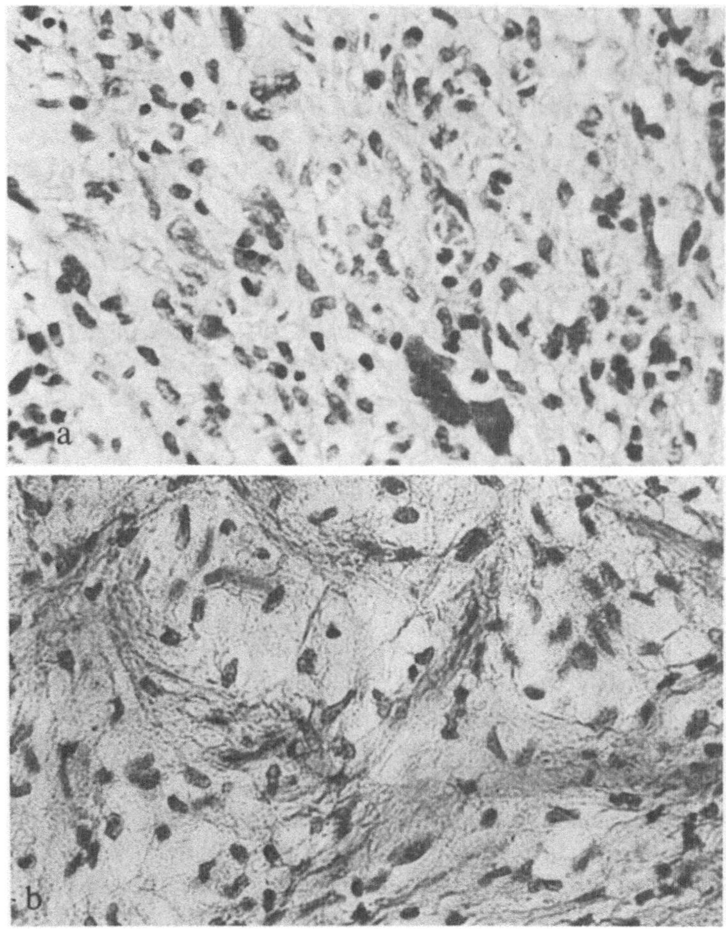

Abb. 2a, b. Atypisches Fibroxanthom. **a** Histiozytär-fibroblastisches Areal mit Kernpolymorphie und Riesenzellbildung. **b** Pseudoxanthomzellinsel. HE, x 250

zu. Als Reaktion auf den chronischen mechanisch-inflammatorischen Reiz im Bereich des abwärtsdrückenden Zehennagelrandes kommt es zur Ausbildung von Knochenspicula: histologisch findet sich inmitten einer heftigen lympho-leukozytären entzündlichen Reaktion eine Proliferation des Periostes und die Ausbildung teilweise verkalkter Osteoidbälkchen, die in das entzündliche Bindegewebe einsprießen. Kernpolymorphie der Osteoblasten können hierbei sarkomähnliches Aussehen bedingen.

Ein vom bösartigen Angioendothelio-Sarkom nicht immer leicht zu unterscheidendes Pseudosarkom stellt die sog. *angiolymphoide Hyperplasie mit Eosinophilie* dar, die von Wells [8] als eigenständiges Krankheitsbild erkannt, von anderen Autoren aber schon vorher unter anderen Bezeichnungen beschrieben worden war [6]. Es handelt sich um gewöhnlich multiple, bis einige Zentimeter große, runde Knoten, die meist am Capillitium und Gesicht bei Personen mittleren Alters, vorwiegend Frauen, auftreten (Abb. 3). Die

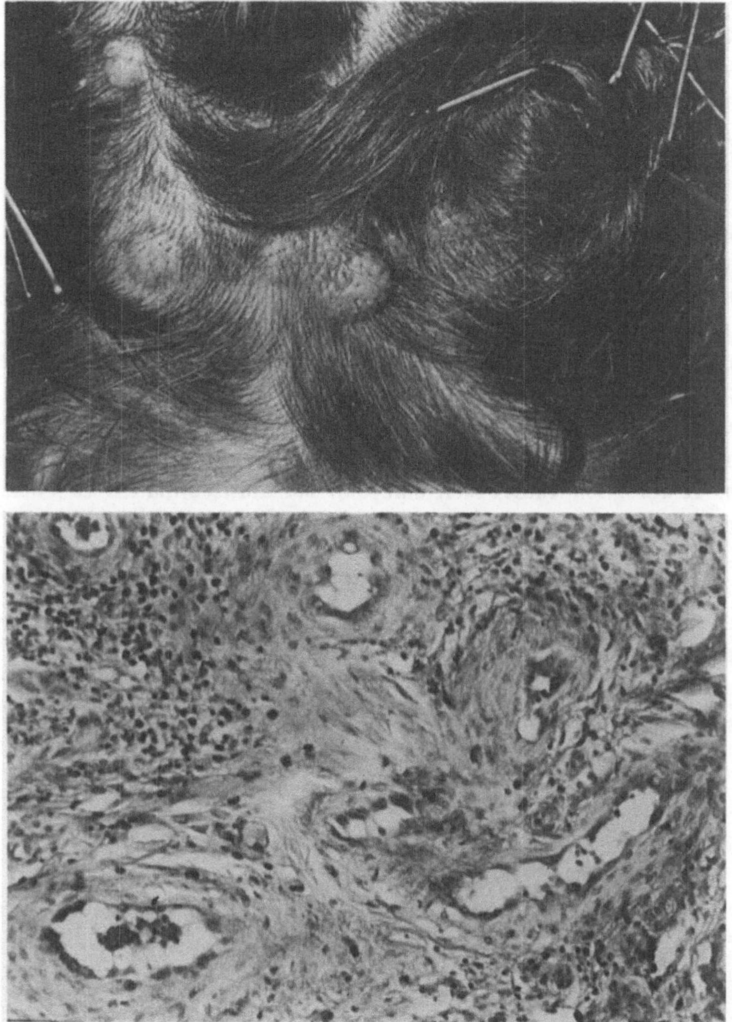

Abb. 3 u. 4. Angiolymphoide Hyperplasie mit Eosinophilie. **3** Typische multiple knotige Herde am Hinterkopf einer 41jährigen Patientin. **4** Multiple neugebildete Gefäße mit Endothelproliferation und charakteristisch vorspringenden Kernen. Lympho-leukozytäres Infiltrat mit Eosinophilen. HE, x 160

Läsionen sind teils oberflächlich, erscheinen dann rot, weich und leicht verletzlich, teils liegen sie als derbere asymptomatische Knoten in der Subkutis. Histologisch zeigen die Läsionen relativ gutartig wirkende mächtige Ansammlungen von Gefäßen sehr unterschiedlichen Kalibers, wobei dickwandige Gefäße mit deutlicher Intimaproliferation, hervorspringenden Endothelzellkernen mit typischer Vakuolisierung und oft bizarren kapillären Spalträumen abwechseln (Abb. 4). Das Stroma zeigt Erythrozytenextravasate und Hämosiderin, zusätzlich jedoch ein dichtes lymphomähnliches lymphozytäres Infiltrat mit gelegentlicher Ausbildung von Keimzentren. Charakteristisch ist ferner die reichliche Beimischung von Eosinophilen. Die Differentialdiagnose gegenüber dem gleichfalls am Capillitium lokalisierten Hämangioendothelsarkom beruht auf dem Fehlen eines derartigen Infiltrates bei letzteren, sowie dem Umstand, daß Kernatypien bei der angiolymphoiden Hyperplasie keinen besonderen Stellenwert einnehmen. Die Therapie besteht aus Exzision der einzelnen Knoten, sofern diese nicht zu multipel sind. Spontanremission kommt vor.

Von besonderer Bedeutung für den praktizierenden Dermatologen ist die Kenntnis des sog. *Pseudo-Kaposi-Sarkoms.* Hier handelt es sich um reaktive gefäßproliferative Prozesse mit Fibrosierung, häufig auf dem Boden einer chronisch-venösen Insuffizienz. Es werden zwei Typen von kaposiähnlichen Läsionen unterschieden: die Akroangiodermatitis [5] entsteht auf der Basis eines postthrombotischen Syndroms und ist durch multiple derbe, leicht schmerzhafte, lividbraune, manchmal hämorrhagische Infiltrate an der Dorsalseite von Zehen und Vorfuß, oft symmetrisch bilateral, ausgezeichnet. Auffallenderweise lokalisieren sich diese Veränderungen in jene Areale, wo kein exogener Gegendruck gegeben ist und vermeiden somit die Ventral- und Interdigitalseite der Zehen. Diese Infiltrate ähneln klinisch einem Morbus Kaposi, führen jedoch nicht zur Ausbildung größerer Knoten. Histologisch findet sich eine den bei Stasisdermatitis üblichen Grad weit überschreitende Proliferation kleinerer dickwandiger Gefäße, die Endothelproliferation zeigen. Perivaskulär besteht eine mittelgradige entzündliche Infiltration, Fibrosierung, sowie Zeichen älterer und frischerer Hämorrhagien und Hämosiderinablagerung. Kernatypien fehlen oder sind von geringem Ausmaße. Es fehlen fernen die für den Morbus Kaposi typischen kompakten Endothelzellherde und die bizarren Spaltbildungen.

Auffälliger ist das Erscheinungsbild der zweiten Variante, das von Stewart [7] und Bluefarb [1] beschriebene Pseudo-Kaposi-Sarkom, auf Basis arteriovenöser Fisteln. Auch diese Läsionen finden sich vorzüglich an den unteren Extremitäten. Die zugrundeliegen-

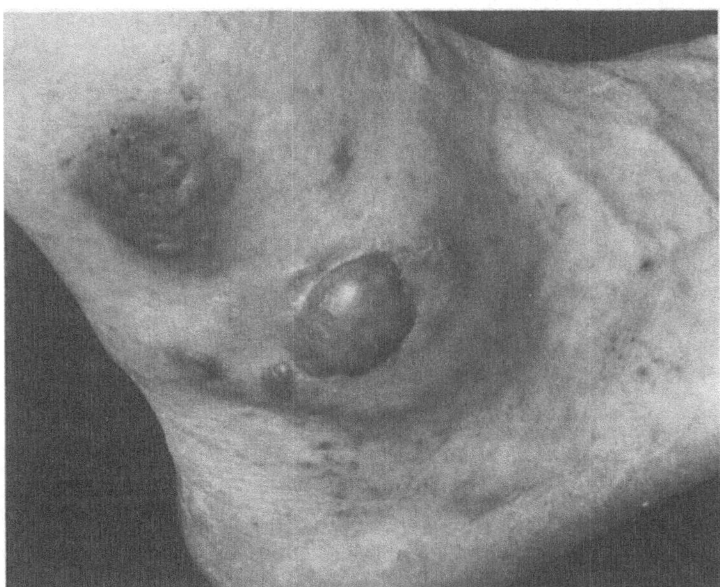

Abb. 5. Pseudo-Kaposi-Sarkom (Typ Stewart-Bluefarb). Multiple bis nußgroße, lividbraune Knoten im Knöchelbereich eines 80jährigen Mannes

den arteriovenösen Anastomosen sind entweder kongenitaler Natur, wobei sich die Läsionen schon in den ersten Lebensdezennien manifestieren, oder sie sind erworben, meistens traumatisch, und können dann auch erst in höherem Alter zur Ausbildung derartiger Läsionen führen. Klinisch finden sich in dem betroffenen Bereich multiple halbkugelig prominente, oft bis pflaumengroße Tumoren, die meist derb und schmerzhaft sind und eine rotbräunliche Farbe besitzen (Abb. 5). Durch die arteriovenösen Anastomosen bedingt, fühlt sich das betroffene Areal wärmer an als die Umgebung, die Pulse sind stärker und bei längerer Dauer kann auch eine Hypertrophie der betroffenen Extremitäten bestehen. Histologisch findet sich ein ähnliches Bild wie beim Typ der Akroangiodermatitis, doch sind Gefäßproliferation und Fibrose stärker ausgebildet.

Diese keinen Anspruch auf Vollständigkeit erhebende Zusammenstellung der Pseudosarkome der Haut sollte die Verschiedenartigkeit und Vielfältigkeit derartiger Prozesse dokumentieren. Die Kenntnis dieser Krankheitsbilder ist von großer klinischer Bedeutung, da durch richtige Diagnosestellung nicht erforderliche aggressive Therapiemaßnahmen erspart werden können.

Zusammenfassung

Aus den meist mesodermalen Bausteinen der Haut können knotige Läsionen hervorgehen, die klinisch und histologisch Ähnlichkeit mit Sarkomen besitzen. Die in Hinsicht auf eine adäquate Therapie entscheidend wichtige Unterscheidung solcher Pseudosarkome von echten Sarkomen im histologischen Bild wird dadurch erschwert, daß bei mesodermalen proliferativen Läsionen die Merkmale von Kernpolymorphie und infiltrierendem Wachstum nur beschränkt als Kriterien der Malignität ausgewertet werden können. Klinische Kriterien spielen in solchen Fällen stets eine wichtige Rolle in der Gesamtbeurteilung der Läsionen. In der vorliegenden Studie werden die klinischen und histologischen Merkmale von Pseudosarkomen fibroblastischer und vaskulärer Abkunft besprochen.

Literatur

1. Bluefarb SM, Adams LA (1967) Arteriovenous malformation with angiodermatitis. Stasis dermatitis simulating Kaposi's disease. Arch Dermatol 96:176–181
2. Helwig EB (1963) Atypical fibroxanthoma. Tex State J Med 59:664–667
3. Konwaler BE, Keasbey LE, Kaplan L (1955) Subcutaneous pseudosarcomatous fibromatosis (fasciitis). Am J Clin Pathol 25:241
4. Levan N, Hirsch P, Kwong MQ (1963) Pseudosarcomatous dermatofibroma. Arch Dermatol 88:276–280
5. Mali JWH, Kuiper JP, Hamers AA (1965) Acro-angiodermatitis of the foot. Arch Dermatol 92: 515–518
6. Peterson WC, Fusaro RM, Goltz RW (1964) Atypical pyogenic granuloma. Arch Dermatol 190: 197–201
7. Stewart WM (1967) Fausse angiosarcomatose de Kaposi par fistules artério-veineuses multiples. Bull Soc Fr Derm Syph 74:664–665
8. Wells GC, Whimster IW (1969) Subcutaneous angiolymphoid hyperplasia with eosinophilia. Br J Dermatol 81:1–15

Kapitel III: Papillomatosen

Viruspapillome—Klinik, Diagnose und Differentialdiagnose

T. Nasemann und S.W. Wassilew

Warzen sind benigne Virustumoren, die eine erhebliche morphologische Spielbreite aufweisen und durch unterschiedliche Typen des Papillomvirus (H.P.V) hervorgerufen werden [1, 5, 6].

Epidemiologisch zeigt sich eine weltweite Zunahme der virusinduzierten Papillome, ohne daß der Grund dafür klar wäre. Eine mögliche Erklärung könnten heutige Lebensgewohnheiten, aber auch Umweltfaktoren sein.

Die Differentialdiagnose der Warzenerkrankungen ist in der Regel nicht schwierig, sie setzt aber eine Kenntnis der unterschiedlichen Warzen des Menschen voraus. Dabei kann man klinisch 6 Gruppen unterscheiden:

1. Vulgäre Warzen
2. Plane (juvenile) Warzen
3. Schleimhautwarzen
4. Plantarwarzen
5. Spitze Kondylome
6. Verrucosis generalisata (Epidermodysplasia verruciformis von Lewandowski und Lutz).

Die vulgären Warzen werden am häufigsten gesehen. Sie kommen meistens multipel im Bereich der Hände vor und können hier zu regelrechten Warzenbeeten konfluieren. An den Haut-Schleimhautgrenzen, aber auch im Bereich des übrigen Integumentes können vulgäre Warzen filiform auftreten. Eine Sonderform stellen die Einschlußwarzen dar, die bevorzugt im Bereich der Palmae und Plantae vorkommen. Sie treten im Gegensatz zu den vulgären Warzen überwiegend isoliert auf.

Differentialdiagnostisch müssen gegenüber den vulgären Warzen selten seborrhoische Warzen, Fibrome oder Angiokeratome abgegrenzt werden. Dieses gelingt in der Regel durch eine histologische Untersuchung. Bei den Verrucae vulgares finden sich typisch nach innen gebogene Reteleisten mit stark verbreitertem Stratum granulosum sowie eine mächtige Ortho- und Para-Hyperkeratose.

Mit der Ölimmersion erkennt man ballonierende Retezellen mit basophilen Einschlußkörperchen neben den Nukleolen [4].

Die planen Warzen kommen im wesentlich bei Jugendlichen an Stirn, Wangen und typischerweise in der Mundumgebung vor, können aber auch an Händen und Armen gesehen werden.

Differentialdiagnostisch muß in seltenen Fällen an einen Lichen ruber, Lichen nitidus, an Milien und manchmal auch Syringome gedacht werden. Die exakte Diagnose gelingt gewöhnlich durch eine histologische Untersuchung. Es findet sich typischerweise eine große Anzahl vakuolisierter Zellen im gesamten Stratum spinosum. Eine Papillomatose – wie bei den Verrucae vulgares – fehlt.

Das Stratum corneum hat ein locker verfilztes korbgeflechtähnliches Aussehen, das histogenetisch gesehen durch die Vakuolisierung der Hornzellen bewirkt wird. Elektronenoptisch können in Ultraschnitten die typischen etwa 50 nm großen Viruselementarkörper nachgewiesen werden, die sich in Form und Lagerung nicht von denen der vulgären Warzen unterscheiden [4].
Unter den Schleimhautwarzen unterscheiden wir:
1. Isolierte Formen
2. Disseminierte Formen
3. Das Larynxpapillom.

Die isolierten Formen sind häufig nur histologisch von Fibromen zu unterscheiden, bei den disseminierten Formen ist zu beachten, daß auch Condylomata acuminata in den Schleimhautbereichen disseminiert vorkommen können.

Eine große Gruppe klinisch besonders lästiger Warzen stellen die Plantarwarzen dar. Neben Einschlußwarzen – ähnlich denen der vulgären Warzen – unterscheidet man oberflächliche, meist disseminierte Formen und Mosaikwarzen, die manchmal differentialdiagnostisch von Hyperkeratosen klinisch nicht sicher zu trennen sind.

Besonders schmerzhaft sind die in die Tiefe proliferierenden sog. Dornwarzen.

Differentialdiagnostisch müssen neben den Clavi besonders bei den Riesenformen der Plantarwarzen Karzinome in Erwägung gezogen werden.

Immer mehr Patienten suchen die dermatologische Sprechstunde wegen spitzer Kondylome auf. Ihr Auftreten kann durch die folgenden prädisponierenden Faktoren begünstigt werden [3]:
1. Medikamente (Ovulationshemmer, Kortikosteroide oder Zytostatika)
2. Genitale Candidose
3. Andere Genitalerkrankungen mit Fluor (Urethritis gonorrhoica, Trichomoniasis)
4. Diabetes mellitus
5. Phimose
6. Immundefekte.

Besonders bei Vorliegen solcher prädisponierenden Faktoren kann es zur Schnellentwicklung von Monsterformen mit oder ohne Hyperkeratose kommen.

Differentialdiagnostischer Ausschluß von Condylomata lata ist in jedem Fall notwendig, bei pigmentierten Condylomata acuminata kann in seltenen Fällen an ein Melanom oder an seborrhoische Warzen gedacht werden. Histologisch ist die Diagnose zu klären, wobei der Nachweis des Virus elektronenoptisch schwierig sein kann

Außerhalb des Genitale werden Condylomata acuminata am Nabel, im Bereich der Augenschleimhäute und perianal im Rektum und Dammbereich gefunden.

Eine klinische Sonderform sind die sog. Buschke-Löwenstein-Tumoren, destruierend wachsende Kondylome, die klinisch Ähnlichkeit mit Karzinomen aufweisen und bei denen Übergänge in Karzinome beschrieben wurden [4].

Die Verrucosis generalisata wurde erstmals 1922 von Lewandowski und Lutz beschrieben. Der Terminus Epidermodysplasia verruciformis weist darauf hin, daß es sich hier um eine makroskopisch und mikroskopisch zunächst auf die Epidermis beschränkte Dermatose handelt, die große Ähnlichkeit mit dem klinischen Bild der planen juvenilen Warzen hat. Das Krankheitsbild ist aber wesentlich polymorpher. Nebeneinander kann man verschiedene Warzen- und auch echte Epitheliome, Basaliome, Bowen-Tumoren und Spinaliome sowie aktinische Keratosen und seborrhoische Warzen beobachten. Die Virusätiologie der Krankheit wird heute nicht mehr bestritten [2], bei ihrer Ausprägung scheinen aber andere Faktoren auch eine Rolle zu spielen, wie beispielsweise die familiäre Disposition und evtl. immunologische Faktoren.

Zusammenfassung

Die klinischen Unterschiede der 6 menschlichen Warzentypen – vulgäre Warzen, plane (juvenile) Warzen, Schleimhautwarzen, Plantarwarzen, spitze Kondylome und Verrucosis generalisata (Epidermodysplasia verruciformis) – werden an Hand ihrer morphologischen Unterschiede und ihrer Lokalisation demonstriert.

Die Diagnose ist fast immer nach klinischen Kriterien möglich. Nicht-virusbedingte Akanthome und Papillome können durch histologische Kriterien abgegrenzt werden.

Literatur

1. Gissmann L, Pfister H, zur Hausen H (1977) Human papilloma viruses (HPV): Characterization of four different isolates, Virology 70:569–580
2. Kaufmann J, Meves C, Ott F (1978) Die Epidermodysplasia verruciformis Lewandowsky-Lutz in licht- und elektronenoptischem Vergleich mit den übrigen Papova-Virus-Akanthomen. Arch Dermatol Res 261:39–54
3. Kinghorn GR (1978) Genital warts: Incidence of associated genital infections. Br J Dermatol. 99: 405–409
4. Nasemann Th (1974) Viruskrankheiten der Haut, der Schleimhäute und des Genitales. Thieme, Stuttgart
5. Staquet MJ, Viac J, Thivolet J, Chardonnet Y (1978) Characterization of human papilloma virus (H.P.V.) present in genital warts. Arch Dermatol Res 261:77–79
6. zur Hausen H (1977) Humanpathogene Papillomviren. Arzneim Forsch 27:212–215

Virus-Papillome, Immunologie

S.W. Wassilew

Die Warzenvirusinfektion führt beim Menschen zu humoralen und zellulären immunologischen Reaktionen. Maderna konnte bei Patienten mit Condylomata acuminata erstmalig Komplement bindende Antikörper nachweisen [15]. Almaida und Goffe [1], fanden mit der Immundiffusionsmethode und immunelektromikroskopisch bei ca. 50% von Patienten mit Hautwarzen humorale Antikörper. Auch mit anderen Methoden (Tabelle 1) wurden

Tabelle 1. Immunologie der Papillomviruserkrankungen. Verschiedene Nachweismethoden für Warzenvirusantikörper. (Die in Klammern stehenden Zahlen geben die Referenznummern der Autoren im Literaturverzeichnis an.)

Gel-Immunpräzipitation	[1]
Immunelektrophorese	[5]
Hämagglutination	[5, 13]
Komplementfixation	[15]
Immunfluoreszenz	[20, 21]
Radioimmunessay	[14]

Antikörper gegen verschiedene Warzen nachgewiesen [1, 5, 11, 14, 19, 21]. Die meisten Antikörper gehörten der IgM- und der IgG-Klasse an, es wurden aber auch IgA-Antikörper nachgewiesen. Die verschiedenen angewandten Methoden, die sich in ihrer Empfindlichkeit sehr unterscheiden, machen einen Vergleich der Untersuchungsergebnisse nahezu unmöglich [18].

Nach den neuen Erkenntnissen über die Heterogenität der menschlichen Papillomviren [23] erscheint der Nachweis typspezifischer Antikörper oder kreuzreagierender Serumantikörper besonders interessant. Typspezifische Antikörper gegen menschliches Papillomvirus (HPV 1) haben bisher nur Pfister und zur Hausen [14] nachweisen können. In einer epidermiologischen Studie konnten sie Warzenvirus-Typ 1–3-Infektionen von Typ-4-Infektionen unterscheiden.

Für klinische Fragestellungen ist es interessant zu wissen, ob die sicher nachweisbaren Antikörper vor Neuinfektionen zumindest partiell schützen und/oder ob sie eine Rolle bei der Abheilung von Warzenerkrankungen spielen. So weist die Beobachtung von Oehlschlägel und Rakoski [12] einer generalisierten Verrukosis bei einem Patienten mit Hypogammaglobulinämie auf eine solche mögliche Rolle der humoralen Antikörper hin. Andere Autoren fanden eine Korrelation zwischen dem Auftreten von antiviralen Antikörpern und der Rückbildung der Warzen bei Patienten, deren Warzen spontan oder nach der Therapie abheilten [11, 13]. Andere Berichte sind widersprüchlich und die meisten Autoren sind sich heute darüber einig, daß die Anwesenheit von humoralen Antikörpern nicht grundsätzlich vor einer Infektion mit Warzenvirus schützen kann [15, 18]

Während die Rolle humoraler Antikörper für den Ablauf der Infektion mit menschlichen Papillomviren noch weitgehend unklar ist, deuten klinische Beobachtungen darauf hin, daß zelluläre Immunmechanismen bei der Abwehr solcher Virusinfektionen eine größere Rolle spielen. So fand Morison [10] bei Patienten mit Erkrankungen, die mit einem zellulären Immundefizit einhergehen, statistisch signifikant prozentual häufiger Warzenerkrankungen als in einer Kontrollgruppe. Bei Patienten mit Erkrankungen, die mit humoralen Immundefiziten einhergehen, waren Warzenerkrankungen im Vergleich zu der Kontrollgruppe nicht erhöht (Tabelle 2).

Tabelle 2. Immunologie von Papillomviruserkrankungen. Vorkommen von Warzenvirusinfektionen bei Patienten mit Malignomen [10]. Auffällig ist der hohe Prozentsatz von Patienten mit Warzenvirusinfektionen bei Erkrankungen, wie z.B. Morbus Hodgkin oder bei malignen Lymphomen oder bei der chronischen lymphatischen Leukämie, die mit einem gemischten Immundefizit einhergeht. Dagegen ist die prozentuale Anzahl von Patienten mit Warzenvirusinfektionen bei multiplen Myelomen, die mit humoralen Immundefiziten einhergehen, gegenüber der Kontrollgruppe nicht erhöht.

Myelome (78)	0,0%
M. Hodgkin (159)	29,6%
Maligne Lymphome (109)	20,1%
Chron. lymphatische Leukämie (51)	17,6%
Basaliome (80)	6,2%
Kontrolle (348)	2,3%

Ingelfinger et al. [7], untersuchten Kinder unter immunsuppressiver Therapie nach Nierentransplantationen und fanden im Vergleich entsprechender Altersgruppen 3mal mehr Patienten mit Warzen im Vergleich zu gesunden Kindern. Bei Kindern mit nephrotischem Syndrom, die immunsuppressiv behandelt wurden, fanden sie doppelt so viele Kinder mit Warzen als in der Kontrollgruppe. Bekannt ist auch, daß bei angeborenen Immundefiziten mit kombiniertem Immundefekt, wie beispielsweise beim Wiskott-Aldrich-Syndrom, vermehrte und schwer therapierbare generalisierte Warzenerkrankungen gefunden wurden [22].

In-vitro und in-vivo-Studien stützen diese Beobachtung. So beschrieben Chretien et al. [4] statistisch signifikant verminderte prozentuale T-Zellen bei Patienten mit Warzen. Brodersen et al. [3] fanden die Tuberkulinreaktion als Parameter der zellulären Immunität in einer Gruppe von 100 BCG-geimpften Kindern mit Verrucae vulgares signifikant vermindert im Vergleich mit einer Gruppe von 400 Kontrollkindern. Morison untersuchte 38 Patienten mit schwer therapierbaren Warzen und fand bei ihnen eine verminderte Leukozytenmigrationshemmung auf Mitogene, was er als unspezifische Verminderung der Kompetenz des zellvermittelten Immunsystems deutet. In Verlaufskontrollen über die Lymphozytenstimulierbarkeit mit hitzeinaktiviertem Warzen-Virus-Antigen im Lymphozytentransformationstest zeigte derselbe Autor, daß die Stimulierbarkeit der Lymphozyten nach der Therapie oder Spontaninvolution der Warzen ansteigt. Eine Korrelation mit dem Titer der humoralen Antikörper bestand nicht [8, 9, 10, 11]. Viac et al. fanden bei Patienten mit Hautwarzen und genitalen Warzen positive Intrakutanteste mit Plantarwarzenantigen, besonders häufig bei Patienten mit abheilenden Warzen [20, 21].

Ausgeprägte zellvermittelte Immundefekte werden bei der Epidermodysplasia verruciformis beschrieben. Glinski et al. [6] fanden bei 6 Patienten eine verminderte prozentuale Anzahl von T-Zellen (SRBC-Rosetten) und eine verminderte Lymphozytentransformation nach Mitogenstimulation im Lymphozytentransformationstest. Die DNCB-Sensibilisierung war bei allen Patienten negativ. Die Störung der zellvermittelten Immunität in dieser Untersuchung war proportional der Dauer und der Ausdehnung der Erkrankung. Die Verminderung der zellulären Immunreaktionen war aber unabhängig von der Ausbildung von spinozellulären Malignomen bei 3 der Patienten.

Aus den Berichten in der Literatur kann geschlossen werden, daß zelluläre Immunmechanismen für den Verlauf von Warzeninfektionen eine wichtigere Rolle spielen als die humorale Immunität. Die Abhängigkeit immunologischer Reaktionen vom Warzentyp ist noch nicht geklärt. Es ist ebenfalls unklar, ob die bisher nachgewiesenen funktionellen Defizite zellulärer Immunmechanismen Ursachen oder evtl. Folge der Warzeninfektion sein können. So beschreiben Reid et al. [16] einen Patienten mit generalisierten Warzen, bei dem sich die erniedrigten humoralen und zellulären Immunparameter nach chirurgischer Behandlung der Verrucae normalisierten. Eine beinahe identische Fallbeobachtung wurde auf den Dermatologentagen in Paris von Aron-Brunetière mitgeteilt [2].

Therapeutische immunsuppressive Maßnahmen, wie beispielsweise nach Organtransplantationen notwendig, scheinen Infektionen mit den Warzenviren zu begünstigen. Inwieweit therapeutische sog. immunstimulatorische Maßnahmen den Verlauf von Warzenvirusinfektionen beeinflussen können, ist noch nicht abgeklärt.

Zusammenfassung

Die Warzenvirusinfektion führt beim Menschen zu humoralen und zellulären immunologischen Reaktionen. Die Abhängigkeit der Immunantwort vom Virustyp ist unklar.

Das gehäufte Vorkommen von Warzen bei Patienten mit einem zellulären Immundefizit und die erniedrigten zellulären Immunreaktionen bei Patienten mit generalisierter Verrukosis oder mit der Epidermodysplasia verruciformis indizieren, daß die zelluläre Immunität bei der Entwicklung und Abheilung von Warzen eine größere Rolle zu spielen scheint, als humorale Immunmechanismen. Es ist unklar, ob die bisher nachgewiesenen funktionellen Defizite zellulärer Immunmechanismen Ursache oder evtl. Folge der Warzeninfektion sind.

Literatur

1. Almaida JD, Goffe AP (1965) Antibody to wart virus in human sera demonstrated by electronmicroscopy and precipitin tests. Lancet II:1205–1207
2. Aron-Brunettiere R, Binet O, Orth G, Bernard A, Arouete J, Robin J, Girard J (1979) Maladie verruqueuse de l'adulte. Jouées Dermatologique de paris, Société Française de Dermatologie
3. Brodersen I, Genner J, Brodthagen H (1974) Tuberculin sensitivity in BCG-vaccinated children with common warts. Acta Derm Venereol (Stockh) 54:291–292

4. Chretien JH, Esswein JG, Garagusi VF (1978) Decreased T-cell levels in patients with warts. Arch Dermatol 114:213–215
5. Cubie HA (1972) Serological studies in a student population prone to infection with human papilloma virus. J HYG 70:677–690
6. Glinski W, Jablonska S, Langner A, Obalek S, Haftek M, Proniewska M (1976) Cell-mediated immunity in epidermodysplasia verruciformis. Dermatologica 153:218–227
7. Ingelfinger JR, Grupe WE, Topor M, Levey RH (1977) Warts in a pediatric renal transplant population. Dermatologica 155:7–12
8. Ivanyi L, Morison WL (1976) In vitro lymphocyte stimulation by wart antigen in man. Br J Dermatol 94:523–527
9. Morison WL (1974) In vitro assay of cell-mediated immunity to human wart antigen. Br J Dermatol 90:531–534
10. Morison WL (1975) Viràl warts, herpes simplex and herpes zoster in patients with secondary immune deficiencies and neoplasms. Br J Dermatol 92:625–630
11. Morison WL (1975) In vitro assay of immunity to human wart antigen. Br J Dermatol 93:545–556
12. Oehlschlägel G, Rakoski J (1975) Verrucosis generalisata bei Hypoproteinämie und Hypogammaglobulinämie. Z Hautkr 50:922–924
13. Ogilvie MM (1970) Serological studies with human papova (wart) virus. J Hyg 68:479–490
14. Pfister H, zur Hausen H (1978) Seroepidemiological studies of human papilloma virus (HPV-1) infections. Int J Cancer 21:161–165
15. Pyrhönen S (1978) Antibody response against human papilloma viruses. Academic dissertation. Department of Virology, University of Helsinki
16. Reid TMS, Fraser NG, Kernohan IR (1976) Generalized warts and immune deficiency. Br J Dermatol 95:559–564
17. Thivolet J, Hegazy MR, Viac J, Chardonnet Y (1977) An in vivo study of cell-mediated immunity in human warts. Acta Dermatol venereol 57:317–319
18. Thivolet J, Viac J (1978) Immunologie des verrues humaines. Ann Dermatol Venereol 105: 257–264
19. Viac J, Schmitt D, Thivolet J (1978) An immunoelectron microscopic localization of wart associated antigens present in human papilloma virus (HPV) infected cells. J Invest Dermatol 70:263–266
20. Viac J, Thivolet J, Hegazy MR, Chardonnet Y, Dambuyant C (1977) Comparative study of delayed hypersensitivity skin reactions and antibodies to human papilloma virus (HPV). Clin Exp Immunol 29:240–246
21. Viac J, Staquet MJ, Miguet M, Chabanon M, Thivolet J (1978) Specific immunity to human papilloma virus (HPV) in patients with genital warts. Br J Vener Dis 54:172–175
22. Zinn KH, Belohradsky BH (1977) Wiskott-Aldrich-Syndrom mit Verrucae vulgares. Hautarzt 28:664–667
23. zur Hausen H (1977) Humanpathogene papillomviren. Arzneim Forsch 27:212–215

Humanpathogene Papillomviren

H. zur Hausen

Zwischen 1920 und 1930 wurde eine Reihe von Übergangsversuchen mit zellfreien Extrakten aus verschiedenen Warzenarten des Menschen unternommen. Dabei sah man, daß beispielsweise Extrakte aus Genitalwarzen (Condylomata acuminata), aus Larynxpapillomen und aus einer Reihe von Hautwarzen bei Freiwilligen gelegentlich zur Bildung von typischen Verrucae vulgares oder Verrucae planae führten. Aus diesen Versuchen wurde abgeleitet, daß die verschiedenen Warzenformen des Menschen nur durch einen Warzenvirus-Typ hervorgerufen sein könnten.

Möglichkeiten zur eingehenden Charakterisierung von Warzenviren wurden erst in den letzten 20 Jahren erarbeitet. Die Viruspartikel gehören in die Gruppe der Papovaviren. Sie besitzen einen Durchmesser von ca. 50 nm und enthalten ein relativ kleines Desoxyribonukleinsäure-(DNA)-Molekül als genetische Substanz. Diese DNA hat eine Molekulargewicht von etwa 5×10^6, eine ringförmige Struktur und besteht aus zwei einander komplementären Strängen.

Papillomviren können bis heute nicht in der Gewebekultur vermehrt werden. Untersuchungen über diese Viren müssen daher an klinischem Material durchgeführt werden, was in der Regel nur sehr begrenzt verfügbar ist.

Unser eigenes Interesse an dieser Virusgruppe resultierte aus Untersuchungen über den menschlichen Genitalkrebs. Nachdem wir mit negativem Ergebnis der Frage nachgegangen waren, ob Herpes-simplex-Viren hier eine Rolle spielten, rückten Viren, die bei Condylomata acuminata gefunden werden und die offensichtlich durch den Geschlechtsverkehr übertragen werden, als weitere Kandidaten in den Vordergrund des Interesses. Es galt zunächst zu klären, ob diese Viren mit den Partikeln in anderen menschlichen Papillomen identisch sind, oder ob es ein eigenes Genitalwarzenvirus gibt.

Diese Fragestellung führte zur Isolierung und Charakterisierung einer Vielzahl von Warzenviren auf biochemischem und serologischem Wege. Über Nukleinsäure-Hybridisierungen und über Spaltungen der Virus-DNA bakterieller Restriktionsendonukleasen konnte von unserer wie auch von einer Pariser Gruppe gezeigt werden, daß es mindestens sechs verschiedene Warzenvirustypen gibt, die sich mit diesen Methoden sehr grundlegend voneinander unterscheiden. Von besonderem Interesse ist dabei, daß Virustyp und Warzentyp relativ eng miteinander korrelieren.

Der Typ 1 (HPV-1) liegt vorwiegend in einschlußkörperreichen Verrucae vulgares vor, die häufig die Fußsohlen befallen.

Der Typ 2 (HPV-2) findet sich in einschlußkörperreichen Verrucae vulgares, überwiegend im Handbereich.

Der Typ 3 (HPV-3) induziert die planen Warzen (Verrucae planae).

Der Typ 4 (HPV-4) verursacht einschlußkörperarme Warzen an Händen und Füßen.

Der Typ 5 (HPV-5) wurde bisher nur bei der sehr seltenen Epidermodysplasia verruciformis und bei zwei Nierentransplantat-Patienten beobachtet. Diese Warzen zeigen eine erhöhte Tendenz zur malignen Entartung.

Der Typ 6 (HPV-6) schließlich ist das Virus der spitzen Kondylome.

Es läßt sich also zusammenfassend feststellen, daß Papillomviren eine verhältnismäßig heterogene Gruppe darstellen und daß spezifische Papillomvirusinfektionen mit bestimmten Krankheitsbildern korrelieren.

Von besonderem Interesse ist die mögliche Rolle einzelner Papillomvirustypen bei der Karzinogenese, zumal bestimmte Warzenformen eine gewisse Tendenz zur malignen Entartung zeigen.

Schon in den dreißiger Jahren wurde beobachtet, daß Papillomvirusinfektionen bestimmter amerikanischer Wildkaninchen gelegentlich zu Plattenepithelkarzinomen der Haut führen. Wenn solche Viren auf Hauskaninchen übertragen werden, kommt es regelmäßig zur Karzinomentwicklung innerhalb von primär entstehenden Papillomen. Durch chemische Kanzerogene läßt sich die Tumorentstehung noch wesentlich verstärken, wobei die Latenzzeiten verkürzt werden.

Auch bei einer anderen Tierspezies, Mastomys natalensis, treten spontan Papillome auf, die (zwar ohne Metastasierung) invasiv wachsen und zum Tod der betroffenen Tiere führen. In jüngerer Zeit mehren sich die Hinweise, daß auch beim Menschen Papillomtypen auftreten, die eine erhöhte Tendenz zur malignen Entartung aufweisen: bei der recht seltenen Epidermodysplasia verruciformis kommt es bei 20–30% der betreffenden Patienten innerhalb lichtexponierter Körperregionen zum Auftreten von Plattenepithelkarzinomen der Haut. Relativ selten, aber dennoch wiederholt beobachtet, kommt es zur spontanen Malignisierung rezidivierender multifokaler Larynxpapillome, die durch ein bisher nicht identifiziertes Papillomvirus hervorgerufen werden. Früher durchgeführte Röntgenbestrahlungen solcher Papillome führten dagegen regelmäßig zu Plattenepithelkarzinomen des Larynx, wobei die Latenzzeiten zwischen 5 und 40 Jahren variieren.

Von Bedeutung sind noch die genitalen Papillome: eine Reihe von Berichten belegen, daß Condylomata acuminata – wenn auch sehr selten – in Plattenepithelkarzinome der Vulva oder des Penis übergehen können. Inzwischen mehren sich Berichte, daß auch Dysplasien der Portio wohl in größerem Umfang durch genitale Papillomviren hervorgerufen sein können. Diese Befunde zeigen an, daß die mögliche Rolle von Papillomviren beim menschlichen Genitalkrebs einer intensiven weiteren Untersuchung bedarf.

Zum Schluß noch ein Wort zur Serologie bei Papillomvirusinfektionen: die Infektion mit Viren dieser Gruppe führt erst nach langen Latenzzeiten (meist 3–9 Monaten) zum Auftreten nachweisbarer Papillome. Innerhalb dieses Zeitraumes und auch in den ersten Wochen und Monaten nach dem Auftreten der Papillome lassen sich in der Regel keine humoralen Antikörper gegen Virusantigene nachweisen. Erst im späteren Verlauf kommt es zu verhältnismäßig niedrigen Titern gegen typenspezifische Antigene, die besonders gut bei spontanen Regressionen nachweisbar sind. Häufig handelt es sich hier um IgM-Antikörper.

Zelluläre Immunitätsvorgänge spielen sicherlich die Hauptrolle bei Warzenregressionen. Insgesamt liegen noch wenige Untersuchungen zu diesem Fragenkomplex vor.

Zusammenfassung

Es läßt sich feststellen, daß Warzenviren eine relativ heterogene Virusgruppe darstellen, daß spezifische Warzenhistologie mit spezifischen Virustypen korreliert, daß einige dieser Virustypen meist im Zusammenwirken mit Umweltkanzerogenen selbst karzinogen wirksam werden können und daß seroimmunologische Verfahren wohl nur in begrenztem Umfang zur Papillomvirusdiagnostik herangezogen werden können.

Weiterführende Literatur

1. Rowson KEK, Mahy BW (1967) Human papova (wart) virus. Bacteriol Rev 31:110–131
2. zur Hausen H (1977) Human papillomaviruses and their possible role in squamous cell carcinomas. Curr Topics Microbiol Immunol 78:1–30
3. zur Hausen H (1980) The role of viruses in human tumors. Adv Cancer Res (in Druck)

Therapie der Verrucae vulgares

M. Hundeiker

In der Behandlung der gewöhnlichen Warzen hat sich „der Aberglaube breit gemacht und eine Menge widersinniger Mittel sind vom Volke und selbst von Ärzten gegen diese Gebilde wirksam befunden und angepriesen worden“ [4]. Hieran hat sich in mehr als hundert Jahren wenig geändert. So ist zwar heute die von Hebra einst energisch abgelehnte infektiöse Genese der Verrucae vulgares selbstverständliches Allgemeinwissen, aber doch ist es fast allgemein üblich, noch vitale Warzen mit der Curette zu traktieren [3]. Die Problematik dieses mit der Inokulation infektiösen Materials in das angrenzende Gewebe verbundenen Verfahrens wird vielen nie bewußt, wegen der langen Latenzzeit der Rezidive und zum Teil auch deswegen, weil die Patienten damit schließlich andere Ärzte aufsuchen. Diese langen Latenzzeiten und die Möglichkeit der Spontaninvolution von Viruspapillomen machen jeden Versuch, ein fundiertes Urteil über den Nutzen verschiedener Verfahren zu gewinnen, schwierig und langwierig [8]. So haben sich viele Behandlungsmethoden erhalten, für die in der Literatur jeweils ganz unterschiedliche Erfolgsquoten angegeben werden (Übersichten bei [2, 3, 6, 14, 16]).

Neue Möglichkeiten sind inzwischen hinzugekommen in der Kryotherapie ausgedehnterer oder tiefreichender Veränderungen [7, 15] der externen Fotochemotherapie [4] und der topischen Anwendung von 5-Fluorouracil [9].

Ziel dieses Beitrages kann noch nicht eine Wertung der verschiedenen Verfahren sein, sondern lediglich eine Bestandsaufnahme: Welchen Prinzipien muß eine Warzentherapie folgen, welche Möglichkeiten gibt es dafür, und wie kann man ihre Wirksamkeit prüfen?

Die Therapie eines harmlosen, aber infektiösen Tumors muß nicht nur dessen Entfernung für den Augenblick, sondern auch die Vermeidung von Rezidiv oder Aussaat berücksichtigen [11]. Sie darf möglichst wenige Beschwerden verursachen und keine nachteiligen Folgen, wie z.B. Narben, hinterlassen, die man bei einem malignen Prozeß akzeptieren würde. Sie muß schließlich bei „banalen“, häufigen Veränderungen, wie es Warzen sind, mit möglichst wenig Aufwand verbunden sein.

Dementsprechend wird sich das Vorgehen einerseits nach Wachstumsform und Ausdehnung der Papillome, andererseits nach den Besonderheiten der Lokalisation richten (Abb. 1). Dabei werden auch längere Behandlungszeiten in Kauf genommen, wenn sie weniger Beschwerden oder Aufwand verursachen, sicherere Dauererfolge oder weniger Narben mit sich bringen.

Eine klare Trennung „konservativer“ von den „operativen“ Verfahren ist kaum möglich, weil meist mehrere kombiniert werden (z.B. Scharfer Löffel nach Salizylpflaster). An konservativ-medikamentösen Mitteln haben „Kaustika“ weite Verbreitung, vorwiegend starke Säuren, wirksam, aber in ihrer Wirkung für den ungeübten Patienten schwer zu dosieren. Die „keratolytische“ Salizylsäure [10] wird auch in Fertigpräparaten als Tinktur oder Lack angewendet. Wesentlich effektiver ist bei dieser Applikationsform die Kombination mit 5-Fluorouracil [9]. Vorteilhaft ist die einfache Anwendung auch an

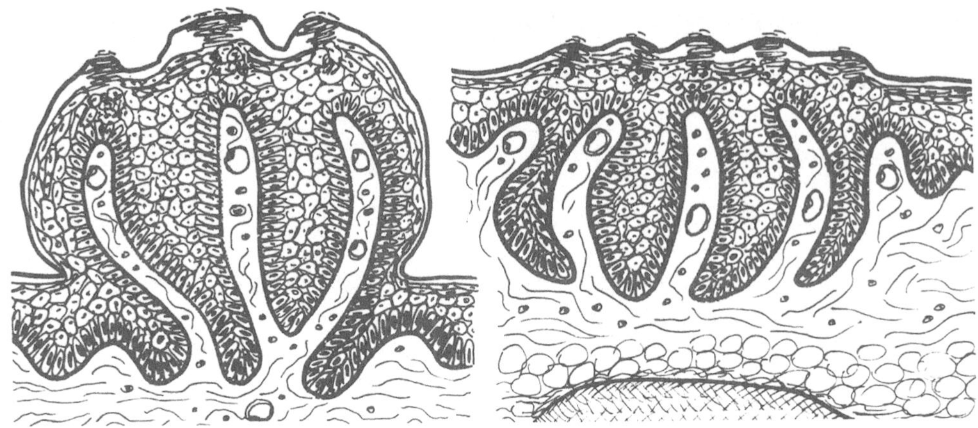

Abb. 1. Das unterschiedliche räumliche Verhältnis zur Hautoberfläche und Umgebung bei vulgären und filiformen (links) und den „invers wachsenden" Plantarwarzen (rechts) ist Hauptgrund für die unterschiedliche Anwendbarkeit der „kleinen" Kryotherapie mit dem Watteträger sowie der Elektrodesikkation (mangelhafte Beurteilbarkeit der Tiefenausdehnung bei Plantarwarzen)

„Problemstellen", wie im Nagelbereich, sowie die Sicherheit, daß kaum Narben entstehen. Nachteilig sind manchmal relativ stark brennende Beschwerden nach Auftragen des Lacks und die wie bei allen rein konservativen Methoden lange Behandlungsdauer. Andere Zytostatika haben bei vulgären Warzen keine Bedeutung erlangt, im Gegensatz zu den Plantarwarzen, bei denen auch Podophyllin nach Abtragung der Hornauflagerungen als gut wirksam gilt [3, 8].

Pflaster mit höheren Salizylsäurekonzentrationen, wie Guttaplast, haben zwar ihr Hauptanwendungsgebiet ebenfalls bei den Plantarwarzen, aber auch bei Verrucae vulgares gibt es Indikationen dafür: Vor allem große, zusammenhängende Warzenbeete sind damit so weit vorzubereiten, daß dann die einzelnen Papillenstöcke hervortreten und ohne großes Narbenrisiko im Hinblick auf eine kürzere Behandlungsdauer „operativ" angegangen werden können. Das Salizylpflaster muß genau auf die Läsion zugeschnitten und mit Heftpflaster befestigt werden. Vielfach läßt man es über mehrere Tage einwirken und erneuert dann nötigenfalls in der Sprechstunde den Verband. Bei uns hat es sich bewährt, den Patienten gleichmäßig alle 24 Stunden selbst den Pflasterverband erneuern zu lassen. Dabei gibt es seltener Beschwerden oder entzündliche Reaktionen. Die weißlich verfärbten Hornauflagerungen bleiben teilweise manchmal am Pflaster haften, teils kann man sie und meist schließlich auch den nekrotisierten „Kern" der Warze mit der Curette abtragen. Der Hauptnutzen der Pflasterbehandlung besteht darin, bei großen beetartigen Herden die zugrundeliegenden Einzelwarzen freizulegen und einer gezielten „punktuellen" Therapie zugänglich zu machen, die auf der gesamten Fläche sonst leicht zu Narben führen würde. Hier kommen vor allem Elektrodesikkation mit der „Kugel" oder Kryotherapie in Frage.

Die Elektrodesikkation erfordert fast immer Lokalanästhesie [1, 13]. Die Tiefenerstreckung der Koagulationsnekrose und damit die „Radikalität" einerseits, das Narbenrisiko andererseits sind schwerer zu beurteilen, als bei Kryotherapie. Diese hat sich in der Warzenbehandlung deshalb den ersten Platz erobert, seit CO_2, noch mehr, seit flüssiger

Stickstoff überall mit mäßigen Kosten beschaffbar sind. Neben diesen beiden Kühlmedien (etwa -70° bzw. -195°) sind andere ohne Bedeutung. Wegen der hyperkeratotischen Auflagerungen der Papillome hat sich der direkte Kontakt bewährt, nicht aber die Anwendung von Metall-Kryosonden. So ist der alte Watte-Stieltupfer mit Stickstoff bzw. das Röhrchen beliebiger Provenienz, gefüllt mit bei raschem Ausströmen von CO_2 aus der Gasflache in irgendein Gefäß gewonnenem CO_2-Schnee nach wie vor üblich. Eine Anästhesie ist bei gewöhnlichen Einzelwarzen nicht erforderlich. Nachschmerzen kommen vor. Über hautnahen Nerven muß wegen der Gefahr langdauernder Nachschmerzen eine andere Methode angewendet werden. Meist bildet sich während des ersten Tages eine Blase, auf deren Decke dann die Warze „abstirbt". Eine Nachschau nach 24 Stunden empfiehlt sich, um die evtl. Notwendigkeit einer Wiederholung bei nicht ganz abgehobenen Papillomen beurteilen zu können. Viele Therapeuten tragen dann Warze und Blasendecke mit Scherenschlag ab, danach ist ein Pflasterverband nötig. Da aber nur äußerst selten die Verruca wieder „anwächst", kann man sich auch weitere Maßnahmen ganz sparen und damit Infektionsrisiko und Materialverbrauch verringern.

Die eigentliche Operation, die Exzision, ist bei Verrucae vulgares ein Ausnahmefall. Sie kommt vor allem an Stellen, für die die anderen Methoden sich nicht eignen, wie an den Augenlidern in Frage [12]. Dafür ist nicht der relativ große Aufwand wesentlich, sondern das an belasteten Hautstellen nicht vermeidbare Narbenrisiko. Nur bei Plantarwarzen in Leistenhautarealen ist die Heilung fast stets ohne sichtbare Narbe, auch wenn auf die hier unangenehme Naht verzichtet wird. Wo man näht, ist Instrumentenwechsel zur Vermeidung der Reinfektion erforderlich. Entsteht dann doch ein Rezidiv, kann man annehmen, daß eine eng benachbarte Hautstelle schon vorher infiziert war.

Damit sind wir wieder bei der Frage der Effizienz-Beurteilung dieser Methoden und der Rezidivvermeidung. Der bisherige Stand auf diesem Gebiet ist der, daß fast alle Angaben der Literatur außer wenigen Arbeiten der letzten Jahre über Fertigpräparate nicht auf kontrollierten Studien beruhen, sondern auf ganz unterschiedlichen subjektiven Beurteilungskriterien. Um den Wert verschiedener Methoden für verschiedene Warzentypen und Lokalisationen wirklich beurteilen zu können, müßten aber dort, wo die meisten Warzen behandelt werden, nämlich in den Praxen, mit einheitlicher Dokumentation und nachfolgender statistischer Analyse jeweils wenige „bewährte" Methoden kontrolliert gegeneinander verglichen werden. Nur so kann die gegenwärtige Situation, in der noch „Erfahrung" – d.h. gläubiger Selbstbetrug über den erhofften Erfolg – vielfach die Wahl der Methode bestimmt, überwunden werden.

Zusammenfassung

Bei der Behandlung von Viruspapillomen der äußeren Haut muß wegen der damit verbundenen Rezidivgefahr alles vermieden werden, was eine Inokulation erregerhaltigen Materials in noch nicht befallene Hautanteile begünstigt. Die weit verbreitete Anwendung der Curette an intakten oder, z.B. unmittelbar nach Kryotherapie, noch erregerhaltigen Warzen ist deshalb obsolet. Bei scharfer Exzision ist aus dem gleichen Grunde Instrumentenwechsel vor der Naht erforderlich. Exzision ohne Naht heilt in Leistenhautarealen der Extremitäten meist spurlos. An den Akren konkurrieren Elektrochirurgie und die weniger unangenehme Kryotherapie, an den Sohlen auch die Ätzbehandlung vor allem mit Salizylsäurepflastern. Kombinationspräparate mit Lokalzytostatika, wie 5-Fluorouracil, haben in letzter Zeit das Spektrum der Möglichkeiten bei ausgedehntem Befall und bei exponierten Patientengruppen erweitert. Insgesamt wird die Wahl der Methode vor allem von der Lokalisation bestimmt.

Literatur

1. Burdick K (1977) Electrocautery of minor skin lesions. In: Epstein E (ed) Skin surgery, 4th ed., Springfield/Thomas, Springfield/Ill. p 317:324
2. Götz H (1979) Über die Zweckmäßigkeit chirurgischer Maßnahmen bei Verrucae vulgares. In: Salfeld K (Hrsg) Operative Dermatologie. Springer, Berlin Heidelberg New York, S 189–191
3. Harman RRM, Nagington J, Rook A (1972) Virus infections. In: Rook, A, Wilkinson DS, Ebling FJG, (eds) Textbook of Dermatology, Vol. 1, Blackwell, Oxford London Edinburgh Melbourne, P 538–607
4. Hebra FV (1876) Hautkrankheiten. In: Handbuch der speciellen Pathologie und Therapie (redig. v.R. Virchow), Bd III/2, T 2. Enke, Stuttgart, S 1–475
5. Jung EG, Schoenian R (1976) Lokale Fotochemotherapie der Warzen. Z Hautkr 51:491–498
6. Korting GW (1974) Therapie der Hautkrankheiten, 3. Aufl. Schattauer, Stuttgart New York
7. Lenz H (1976) Praktische Anwendung der Kryochirurgie an Haut und Schleimhäuten. In: Braun-Falco O, Marghescu S (Hrsg) Fortschr. prakt. Derm. Venerol. Bd. 8, Springer, Berlin Heidelberg New York, S 49–54
8. Luger A (1977) Cytostatica in der Dermatologie, Indikation, Kontraindikation, Nebenwirkung. Springer, Berlin Heidelberg New York
9. Meyer-Rohn J, Schmersahl P (1978) Die äußerliche Anwendung von Fluoruracil zur Behandlung von Warzen. Z Hautkr 53:697–700
10. Nasemann Th, Hanke R, Schaeg G (1972) Bericht über elektronenoptisch kontrollierte Stickstoff- und Salicylsäure-Behandlungen von Warzen. Therapeut Bildber Z Hautkr 47:39–44
11. Nasemann Th (1974) Viruskrankheiten der Haut, der Schleimhäute und des Genitals. Thieme, Stuttgart
12. Petres J, Hundeiker M (1978) Dermatosurgery. Springer, New York Heidelberg Berlin
13. Popkin GL (1977) Electrosurgery. In: Epstein E (ed) Skin surgery, 4th ed. Thomas, Springfield, Ill., p 285–316
14. Steigleder GK (1975) Therapie der Hautkrankheiten mit Hinweisen zur Differentialdiagnostik. Thieme, Stuttgart
15. Wittels W (1977) Kryotherapie. Verh. Dtsch. Dermat. Ges. 31. Tagung, Köln, 29. 3.–2. 4. 1977. Hautarzt 28 (Suppl 2): 110–112
16. Woringer F (1960) Warzen und ihre Behandlung. In: Marchioni A, Röckl H (Hrsg) Fortschr. prakt. Derm. Venerol., Bd 3. Springer, Berlin Heidelberg New York S 167–179

Die Therapie der spitzen Kondylome

U. Runne

Die Therapie der spitzen Kondylome (s. K.) stellt noch immer ein Problem dar. Besonders nachteilig ist die große Rezidivneigung dieser Virus-Akanthome. Obwohl Spontanremissionen vorkommen, zwingen lokale Beschwerden, hygienisch-ästhetische Faktoren, eine oft lebhafte Ausbreitungstendenz und die Möglichkeit der Entartung zu einer wirksamen Behandlung. Auch wegen der Infektionsgefahr für den Partner ist eine effektive Therapie der s. K. erforderlich.

Vor Therapiebeginn sollte nach disponierenden Faktoren wie Candida, Trichomonaden, Gonorrhoe, rezidivierenden Balanitiden und Diarrhoen gesucht und diese gezielt behandelt werden [8]. Nach weiteren, ebenfalls sexuell übertragbaren Krankheiten ist zu fahnden. Zur Vermeidung einer Keimschädigung, z.B. durch eine Lokalbehandlung mit Podophyllin, sollte bekannt sein, ob eine Schwangerschaft vorliegt. Schließlich ist die Mituntersuchung auch des Partners zu empfehlen.

Da es sich bei s. K. lediglich um eine benigne Schleimhauthyperplasie handelt, muß jede Behandlung trotz der erforderlichen Gründlichkeit streng oberflächlich erfolgen. Zur Behandlung selbst dienen sowohl operative als auch konservative Methoden.

Die einzelnen Therapiemethoden

Operative Therapie

In Frage kommen die Exzision, Kürettage und Elektrokaustik, neuerdings auch kryochirurgische Maßnahmen und die Lasertechnik.

Die *Exzision* wird vor allem bei Befall des Präputiums und der Glans penis in Form der Zirkumzision durchgeführt (Abb. 1a–f). Hiermit wird gleichzeitig das begünstigende feuchte Milieu beseitigt. Eine umschriebene Exzision einzelner s. K. kommt dagegen nur selten in Frage, so etwa bei beetartigem Befall der verhornenden Epidermis. Im Perianalbereich gelegene s. K. werden von manchen Autoren in Allgemeinnarkose mit 1:300 000 Adrenalin in physiologischer Kochsalzlösung unterspritzt und anschließend mit der spitzen Schere abgetragen [21]. Hierbei soll die Blutung gering und die Schonung gesunden Gewebes besonders gut sein.

Größere Kondylommassen lassen sich auch leicht mit der *Kürette* entfernen; anschließend ist nachzukoagulieren [22]. Bei der *elektrokaustischen Behandlung* leistet die Drahtschlinge zur Abtragung größerer s. K. gute Dienste, insbesondere im Perianalbereich (Abb. 2a–d). Die Nadelelektrode dient dagegen zur gezielten Koagulation einzelnstehender kleinerer s. K.

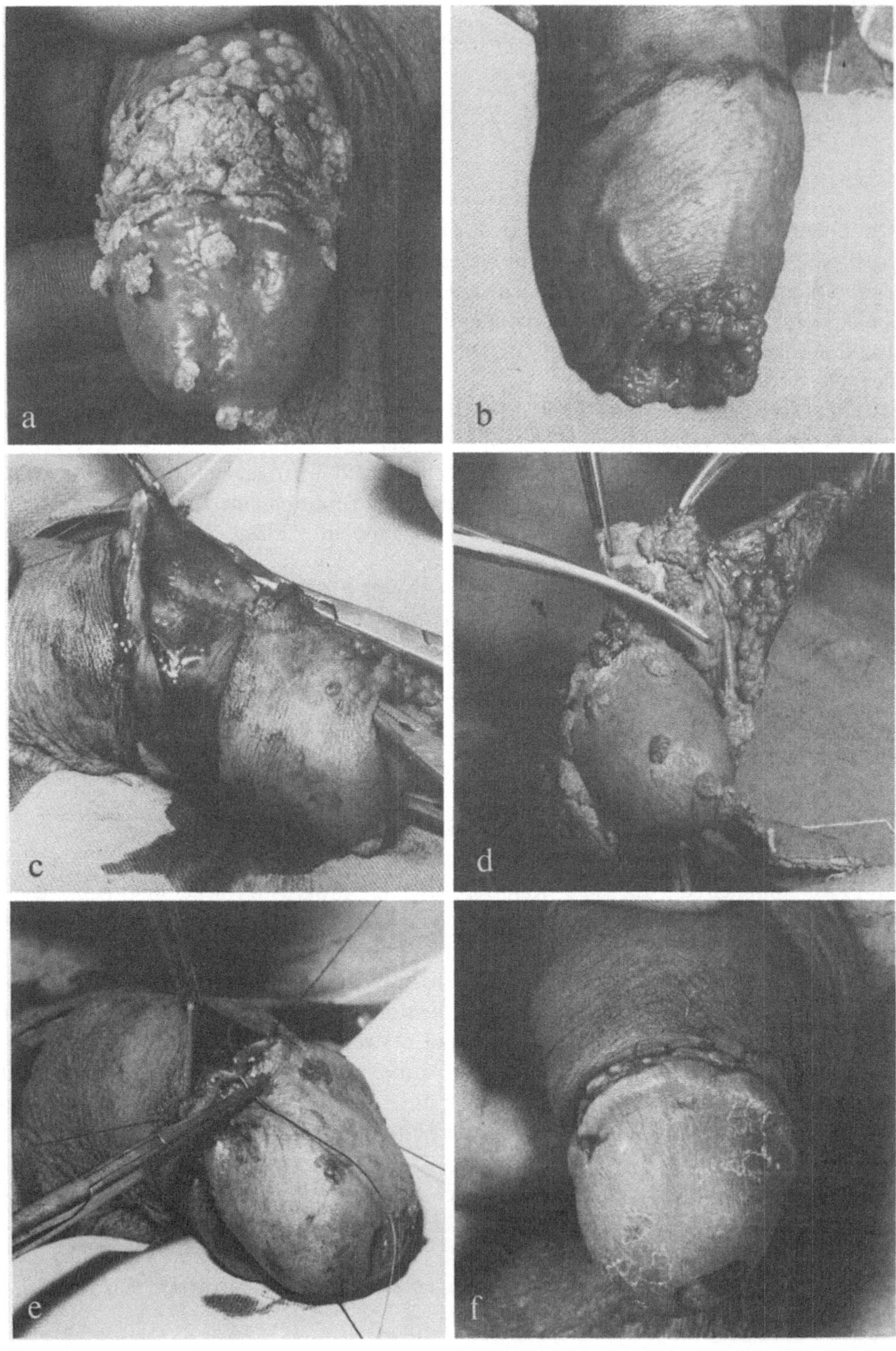
a
b
c
d
e
f

Darüber hinaus werden *kryochirurgische Maßnahmen* empfohlen [5, 6, 16]. Dieses sind jedoch insbesondere perianal recht schmerzhaft. Die moderne, aber außerordentlich teure *Lasertechnik* besitzt die größten Vorteile bei der Beseitigung s. K. der Harnblase.

Konservative Therapie

Hier kommt einerseits die zytostatische Lokaltherapie und andererseits die systemisch wirkende autologe Vakzination in Frage. Unter den lokal applizierbaren *Zytostatika* wird am häufigsten Podophyllin angewendet, daneben auch 5-Fluorouracil und Colchicin [4, 7, 9, 10, 24]. 5-FU kann dabei als Creme sogar in die Urethra appliziert werden [25]. Thio-thepa, Bleomycin und andere Zytostatika spielen dagegen nur eine untergeordnete Rolle.

Wegen der potentiellen Intoxikationsgefahr durch Resorption insbesondere von Podophyllin [11, 12, 17, 20] – u. U. mit Todesfolge! [3] – müssen die Zytostatikakonzentration, die zu behandelnde Fläche und die Einwirkungszeit klein gehalten werden. Auch das Trägermedium und eingetretene Reizungen der Haut wirken sich auf die Resorptionsquote aus! Während der Schwangerschaft ist die zytostatische Lokalbehandlung kontraindiziert.

Interessanterweise wurden neuerdings mit der *Vakzinationstherapie* überzeugende Ergebnisse erzielt, insbesondere bei persistierenden, häufig rezidivierenden und schwer zugänglichen s.K., z.B. der Urethra oder der Blase [1, 2, 15]. Wegen der Möglichkeit einer inkogenen Wirkung beschränkt man sich bei der Herstellung der Vakzine auf autologes Material, das vom Patienten gewonnen, anschließend aufgearbeitet und wiederholt injiziert wird. Auch eine Kombination mit lokalen Behandlungsmaßnahmen ist möglich [13].

Vor- und Nachteile operativer und konservativer Therapiemethoden

Die Vorzüge der *Operation* liegen im gezielteren und radikaleren Vorgehen und in der Behandlung innerhalb einer Sitzung. Gewisse Nachteile stellen die mitunter erforderliche stationäre Aufnahme und eine Allgemeinnarkose dar.

Demgegenüber lassen sich die *konservativen* Maßnahmen häufig ambulant durchführen. Die lokale Applikation der Zytostatika kann im Vergleich zur Operation allerdings nicht so scharf umschrieben erfolgen und muß zudem mehrfach wiederholt werden. Außerdem gelingt es bei ausgedehntem Befall mitunter nicht, auch die letzten Effloreszenzen zu beseitigen. Nachteile bilden ebenso die resultierende entzündliche Reizung und die Möglichkeit einer resorptiven Intoxikation.

◀ **Abb. 1.** Operative Beseitigung multipler spitzer Kondylome. **a** Massiver Befall des Präputialsackes und der Glans. **b–e** Zirkumzision nach Foederl: Markierung in Höhe des Sulcus coronarius (**b**); Durchtrennung des äußeren (**c**) und des inneren Vorhautblattes (**d**); Wundnaht und zusätzliche Elektrokoagulation s. K. an der Glans (**e**). **f** Befund 7 Tage post operationem

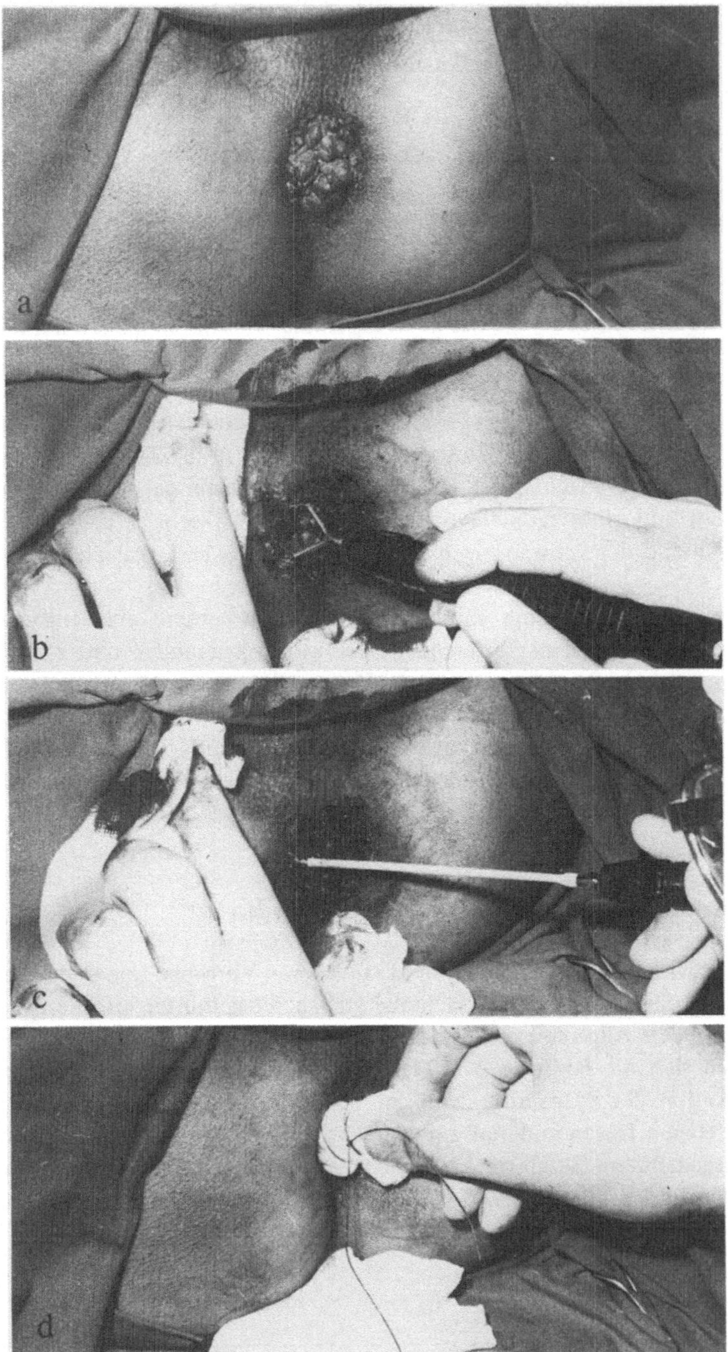

Abb. 2. Elektrokaustische Behandlung spitzer Kondylome im Perianalbereich. Abtragung mit der Drahtschlinge (**b**); Elektrokoagulation kleinerer s. K. unter Verwendung einer Nadelelektrode mit isoliertem Stumpf (**c**). Anschließend Tamponade des Analkanals (**d**)

Eigenes Vorgehen

Wir machen die Art der Therapie vor allem vom Ausmaß und von der Lokalisation der s. K. abhängig. Einzelne kleinere Herde werden in der Regel ambulant koaguliert oder lokal mit einem Zytostatikum behandelt. Aber auch größere Kondylombeete lassen sich mit dieser Methode erfolgreich beseitigen. Bei unzureichendem Ansprechen kann man das Präparat wechseln oder zu umfangreicheren Operationen übergehen.

Bei Befall der *Glans und des Präputiums* führen wir von vornherein eine Zirkumzision durch (Abb. 1). Auch flächenhafte oder disseminierte s. K. von *Anus, Vulva* und/oder *Damm* werden häufig operativ behandelt, ggf. in Allgemeinanästhesie (Abb. 2a–d). Zur Nachbehandlung dienen Kaliumpermanganat-Sitzbäder und ein inertes Puder.

Bei der Entfernung perianal gelegener s. K. verzichten wir zunächst bewußt auf eine Proktoskopie, um die s. K. nicht ins Rektum zu implantieren. Im Falle eines massiven Rektumbefalls droht sonst die Rektumexstirpation! Erst nach abgeschlossener Wundheilung wird auch die Schleimhaut selbst inspiziert und erforderlichenfalls saniert.

Bei der konservativen Behandlung wird die Umgebung stets mit Zinkpaste abgedeckt. Kleinere Herde betupfen wir mit 20% *Podophyllin* in Azcton und decken anschließend Zinkpaste darüber [18]. Als wesentlich stärker wirksam hat sich uns 20% Podophyllin in Ung. emulsificans aquosum erwiesen [4]. Nach maximal 3stündiger Einwirkung wird die Salbe entfernt und die Stelle gründlich gewaschen. Bei stärkerer Reizung sind Intervalltage und eine Steroidcreme erforderlich.

Mit ebenfalls gutem Erfolg haben wir eine Kombination von 0,5% *5-Fluorouracil* mit 10% Salizylsäure und 8% DMSO in Form von Verrumal angewandt. Dank seiner filmbildenden Grundlage haftet es gut auf den einzelnen Effloreszenzen. Allerdings ist eine Anwendung auf der Schleimhaut vom Hersteller bisher nicht vorgesehen.

Prognose

Die Prognose der s. K. ist sowohl von ihrer Zahl als auch von ihrer Lokalisation abhängig. Hinzu kommen offenbar immunologische Faktoren. Als ungünstig gelten multiple und besonders große Herde sowie der Befall der Fossa navicularis oder der Urethra. Dagegen sollen bereits früher durchgemachte s. K. und angeblich auch gleichzeitig bestehende Verrucae vulgares die Prognose begünstigen [10, 23].

Trotz sorgfältiger Behandlung und geübter Technik entwickeln sich häufig *Rezidive.* Die Angaben reichen dabei von 10 bis zu 70% [1, 6, 21]. Wir selbst beobachteten sowohl bei operativer als auch bei konservativer Therapie unter 54 nachuntersuchten Patienten in etwa der Hälfte der Fälle ein oder mehrere Rezidive. Der größte Anteil davon manifestierte sich bereits während der ersten drei Monate nach Abschluß der Therapie.

Als Ursache für diese hohe Rezidivrate kommen vor allem drei Möglichkeiten in Betracht: (a) Die Behandlung war unzureichend; (b) das Virus ist zum Behandlungszeitpunkt bereits subklinisch in die Umgebung disseminiert und ruft dort erst anschließend sichtbare Läsionen hervor; (c) es handelt sich um eine Reinfektion. Derartige Effloreszenzen sind wegen der langen Inkubationszeit allerdings erst nach durchschnittlich (2,8 Monaten (8 Wochen bis 8 Monaten) zu erwarten [14].

Auf Grund dieser Erfahrungen sollten Patienten mit s. K. möglichst frühzeitig behandelt und sorgfältig nachuntersucht werden. Am wertvollsten ist die Infektionsprophylaxe.

Zusammenfassung

Die Therapie der spitzen Kondylome (s. K.) beginnt mit der Ausschaltung disponierender Faktoren und der Untersuchung auch des Partners. Zur Behandlung selbst stehen je nach Ausmaß und Lokalisation operative und konservative Methoden zur Verfügung. Die Operation umfaßt vor allem die Zirkumzision, Kürettage und Elektrokaustik, daneben kryochirurgische und Laser-Techniken. Zur konservativen Behandlung dienen zumeist lokal applizierbare Zytostatika, wie z.B. Podophyllin und 5-Fluorouracil. Wegen der Gefahr einer resorptiven Intoxikation müssen Konzentration, Fläche und Applikationszeit gering gehalten werden. Während der Schwangerschaft ist diese Behandlung kontraindiziert. Zukunftweisend scheint die Therapie der s. K. mittels Vakzination. – Bei perianalen s. K. sollte bis zur Sanierung auf eine Proktoskopie verzichtet werden, um eine Infektion des Rektums zu vermeiden. Wegen der hohen Rezidivrate der s. K. ist eine sorgfältige Nachuntersuchung der Patienten erforderlich, insbesondere während der ersten 3 Monate.

Literatur

1. Abcarian H, Sharon N (1977) The effectiveness of immunotherapy in the treatment of anal condyloma acuminatum. J Surg Res 22:231–236
2. Ablin RJ, Curtis WW (1975) Condylomata acuminata: treatment by autogenous vaccine. Ill Med J 147:343–344
3. Cormane RH (1968) Condylomata acuminata en podophylline. Ned T Geneesk 112:2305–2307
4. Drawz G, Bog H (1978) Podophyllin-Therapie bei Condylomata acuminata. Zbl Chir 103:641–643
5. Ghosh AK (1977) Cryosurgery of genital warts in cases in which podophyllin treatment failed or was contraindicated. Br J Vener Dis 53:49–53
6. Green AN, Smith NH, Balsdon MJ (1978) Testing the effectiveness of cryosurgery for genital warts in men. Nurs Mirror 147:26–27
7. Harzmann R, Chiari R (1975) Ergebnisse der konservativen Behandlung von spitzen Kondylomen. Z Urol Nephrol 68:273–277
8. Kinghorn GR (1978) Genital warts: incidence of associated genital infections. Br J Dermatol 99:405–409
9. Krogh von G (1976) 5-Fluoro-uracil cream in the successful treatment of therapeutically refractory condylomata acuminata of the urinary meatus. Acta Derm Venereol (Stockh) 56:297–301
10. Krogh von, G (1978) Topical treatment of penile condylomata acuminata with podophyllin, podophyllotoxin and colchicine. Acta Derm Venereol (Stockh) 58:163–168
11. Montaldi DH, Giambrone JP, Courey NG, Taefi P (1974) Podophyllin poisoning associated with the treatment of condyloma acuminatum: a case report. Am J Obstet Gynaecol 119:1130–1131

12. Naidus RM, Rodvien R, Mielke CH jr (1977) Colchicine toxicity: a multisystem disease. Arch Intern Med 137:394–396
13. Nel WS, Fourie ED (1973) Immunotherapy and 5% topical 5-fluoro-uracil ointment in the treatment of condylomata acuminata. S Afr Med J 47:45–49
14. Oriel JD (1971) Natural history of genital warts. Br J Vener Dis 47:1–13
15. Powell LC, Pollard M, Jinkins JL (1970) Treatment of condyloma acuminata by autogenous vaccine. South Med J 63:202–205
16. Renziehausen K (1974) Die Kryotherapie spitzer Kondylome und anderer gutartiger Neubildungen an der Vulva. Zentralbl Gynäkol 96:1135–1139
17. Schirren CG sr (1966) Schwere Allgemeinvergiftung nach örtlicher Anwendung von Podophyllinspiritus bei spitzen Condylomen. Hautarzt 17:321–322
18. Steigleder GK (1977) Therapie der Hautkrankheiten. Thieme, Stuttgart
19. Steigleder GK (1978) Histology of benign virus induced tumors of the skin. J Cutan Pathol 5:45–52
20. Stoehr GP, Peterson AL, Taylor WJ (1978) Systemic complications of local podophyllin therapy. Ann Intern Med 89:362–363
21. Thomson JP, Grace RH (1978) The treatment of perianal and anal condylomata acuminata: a new operative technique. JR Soc Med 71:180–185
22. Tritsch H (1976) Dermatochirurgie für die Praxis. In: Folia Ichthyolica, Heft 21, Mitt. Ichthyol. Ges., Cordes, Hermanni & Co Hamburg
23. Vuori J, Alfthan O, Pyrhoenen S, Kiistala U, Lassus A (1977) Treatment of condyloma acuminata in male patients. Eur Urol 3:213–215
24. Wallin J (1977) 5-fluorouracil in the treatment of penile and urethral condylomata acuminata. Br J Vener Dis 53:240–243
25. Wein AJ, Benson GS (1977) Treatment of urethral condyloma acuminatum with 5-fluorouracil cream. Urology 9:413–415

Multizentrisches bowenoides Akanthom

M. Hagedorn, V. Riede und G. Gross

Der sog. multizentrische Morbus Bowen (MBA) in der Genito-krural-Region ist klinisch charakterisiert durch multiple Papeln mit verrуköser oder mehr glatter Oberfläche von teils weißer, teils braun-rötlicher Farbe. Diese Herde, die vor allem bei jungen Erwachsenen vorkommen, können sich spontan im Verlaufe von Wochen bis Monaten wieder zurückbilden. Klinisch bestehen Ähnlichkeiten mit Condylomata acuminata oder einem Lichen ruber planus. Histologisch aber besteht das pathologisch-anatomische Bild des Morbus Bowen [1].

Bei einer 28jährigen Frau ohne vorausgegangene epidermale Viruskrankheiten im Bereich der Genitalorgane haben sich derartige Herde, davon drei perianal (Abb. 1) und einer an der hinteren Kommissur der vaginalen Mukosa entwickelt. Histologisch fand sich eine akanthotische und papillomatöse Epidermis mit orthokeratotischer und parakeratotischer Hyperkeratose. Des weiteren eine nicht mehr ganz regelmäßige Schichtung der Epidermis mit Mitosen, Dyskeratosen und Zellen mit erheblicher Vakuolisierung sowie hyperchromatischen Kernen. Das subepidermal lokalisierte entzündliche Infiltrat – bestehend aus Lymphozyten und Makrophagen – ist dicht, es besteht eine intakte Basalmembranzone (Abb. 2).

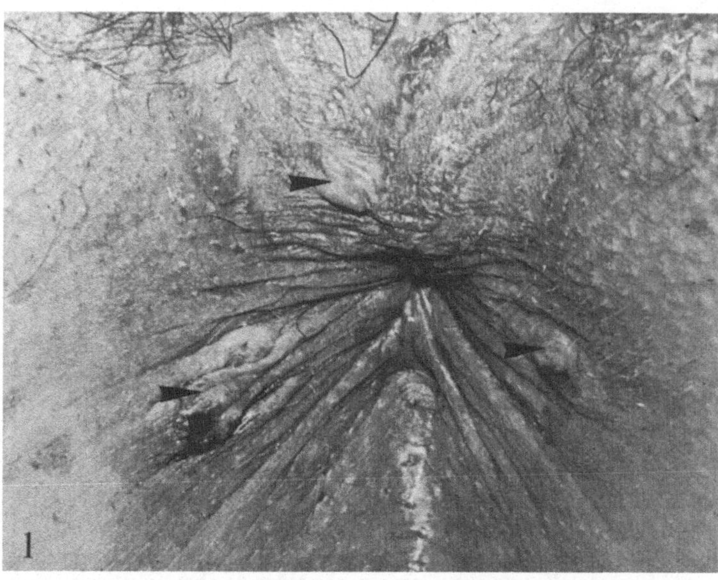

Abb. 1. Papulöse, in den Analfalten liegende Läsionen mit glatter, geröteter Oberfläche (►)

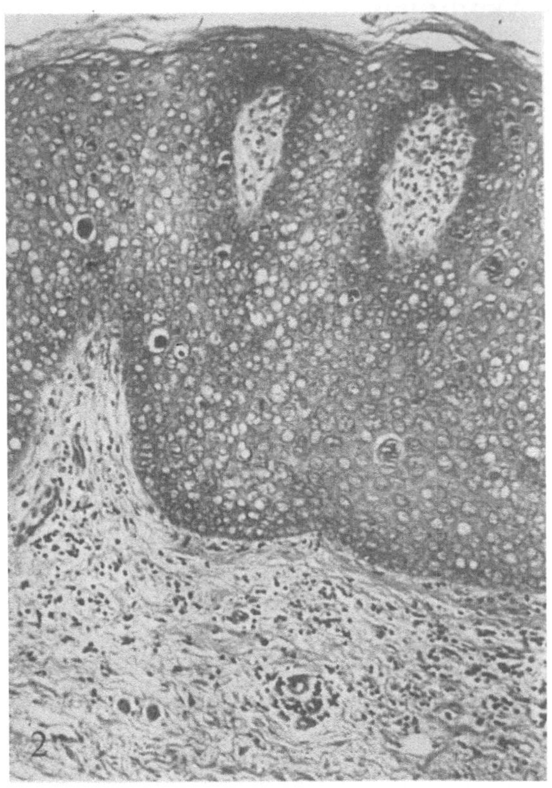

Abb. 2. Akanthotisch verbreiterte Epidermis mit bowenoiden Stachelzellen bei Aufhebung der regelmäßigen Schichtung. HE 400 ×

Elektronenmikroskopisch konnte eine intrazytoplasmatische Vakuolisierung des Golgi-Apparates gefunden werden. Diese unterschiedlich stark ausgeprägte Vakuolisierung kann bis zum Untergang der Zelle führen (Abb. 3). Es scheint möglich, daß es sich dabei um den primären Zellschaden handelt [2]. Ein Virusnachweis gelang bisher weder elektronenmikroskopisch noch molekularbiologisch. Im Gegensatz zum histologischen Bild weist aber das elektronenmikroskopische Bild Abweichungen vom regulären Morbus Bowen auf, so daß wir, auch auf Grund des unterschiedlichen klinischen Bildes, diese Läsionen als „multizentrisches bowenoides Akanthom" bezeichnen möchten. Die Therapie der Wahl ist die Exzision. Bei der Patientin wurden die analen Herde exzidiert, der vaginale Herd wurde mit Laser-Strahlen verkocht. Die bisherige 5monatige Nachbeobachtungszeit ist unauffällig.

Die Dignität und die Ätiopathogenese dieses erstmals von Lloyd [3] beschriebenen Krankheitsbildes ist noch unbekannt. Am wahrscheinlichsten scheint trotz des fehlenden Nachweises eine Virusätiologie. Die Abgrenzung vom echten Morbus Bowen ist vor allem wegen dem therapeutischen Vorgehen notwendig, da sonst unter der Diagnose Morbus Bowen – gleich intraepidermales Karzinom – zu einschneidende therapeutische Maßnahmen ergriffen werden.

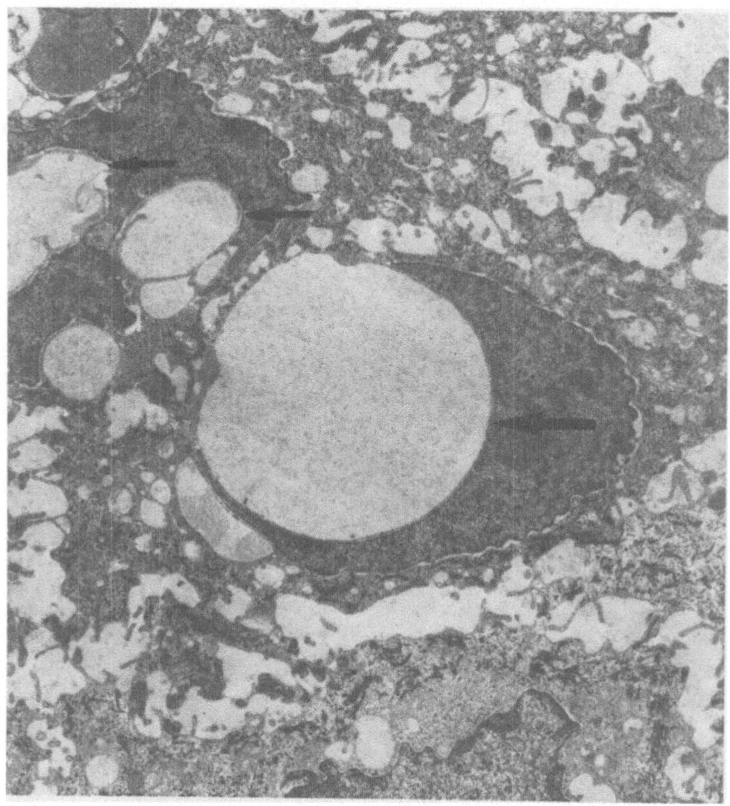

Abb. 3. Hochgradige, intrazytoplasmatische Vakuolisierung einer Stachelzelle (→). Daneben können auch Schwellungen des Golgi-Apparates gesehen werden (→). 12 000 ×

Zusammenfassung

Das in jüngster Zeit erstmals beschriebene Krankheitsbild des sog. multizentrischen Morbus Bowen in der Genito-krural-anal-Gegend ist klinisch gekennzeichnet durch teils papulöse, teils verruköse Herde. Pathologisch-anatomisch bestehen die charakteristischen Merkmale des klassischen Morbus Bowen.

Dennoch muß auf Grund des unterschiedlichen klinischen Bildes, der Neigung zu Spontanremissionen und des Erkrankungsalters eine klare Trennung zum Morbus Bowen gezogen werden, weshalb wir die Bezeichnung „multizentrisches bowenoides Akanthom (MBA)“ einführen möchten. Trotz des fehlenden Nachweises scheint eine Virusgenese wahrscheinlich.

Literatur

1. Hagedorn M, Faber M (1979) Multizentrisches bowenoides Akanthom – ein neues Krankheitsbild im genito-cruralen Bereich. Acta dermatol 5:185–190
2. Hagedorn M, Riede U (1979) Multicentric bowenoid acanthomas. First Meeting of the Society of Cutaneous Ultrastructure Research. Barcelona, 7.–9. 6. 1979
3. Lloyd, KM (1970) Multicentric pigmented Bowen's disease of the groin. Arch Dermatol 101:48–51

Kapitel IV: Grenzgebiete

Verschiebeplastiken bei der Behandlung gutartiger und präkanzeröser Veränderungen der Haut

C. Walter

Die Therapie gutartiger und maligner Läsionen im Gesichtsbereich ist rein chirurgisch, will man von einigen Fällen absehen, in denen wegen der histologischen Wertigkeit eine reine Strahlentherapie angezeigt erscheint.

Im Rahmen dieser Ausführungen soll zu den chirurgischen Möglichkeiten Stellung genommen werden, wobei plastisch-chirurgischen Methoden ein besonderer Stellenwert zukommt.

1. Vor jeder Exzision und sei es der kleinste, gutartige Nävus, sollte man sich das Schema der sog. Relaxed Skin Tension Lines (RSTL) vergegenwärtigen und danach die Achse der Inzision legen. Auf diese Weise hat man mit der abschließenden Naht die bestmögliche Chance einer wenig sichtbaren Narbe (Abb. 1).

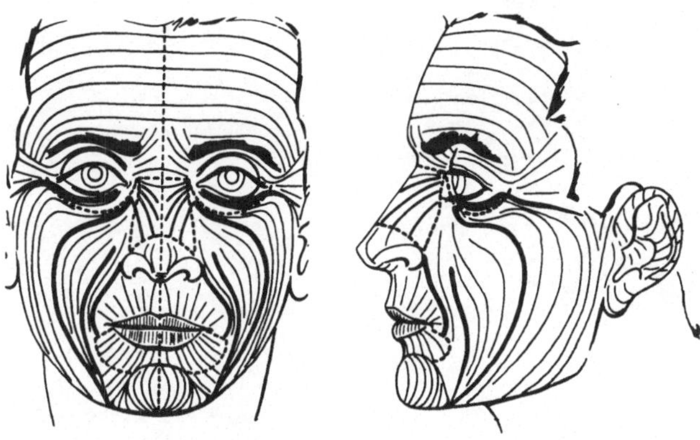

Abb. 1. RSTL im Gesicht

2. Wir unterscheiden bei der Defektdeckung weiter die VY-Verschiebeplastik, mit der kleine Defekte ausgeglichen werden, wenn der direkte Wundverschluß nicht gelingt (Abb. 2).

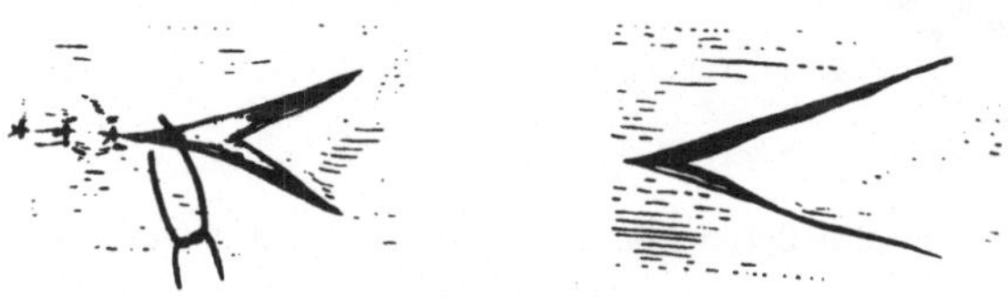

Abb. 2. Technische Zeichnung einer VY-Verschiebeplastik

3. Die horizontale Verschiebeplastik, die sowohl ein- und doppelseitig auszuführen ist. Sie wird aber nur gelingen, wenn gut verschiebliche Haut seitlich zur Verfügung steht. Die Unterminierung eines entsprechend zurechtgeschnittenen Hautstreifens ist vor der Verschiebung notwendig, wobei man sich bei der Größenbestimmung nach dem Verhältnis 2:1 Länge zu Breite richten sollte. Im Gesichtsbereich könnte man etwas über dieses Verhältnis hinausgehen. Gleichzeitig aber müssen die sog. Burowschen Dreiecke herausgeschnitten werden (Abb. 3).

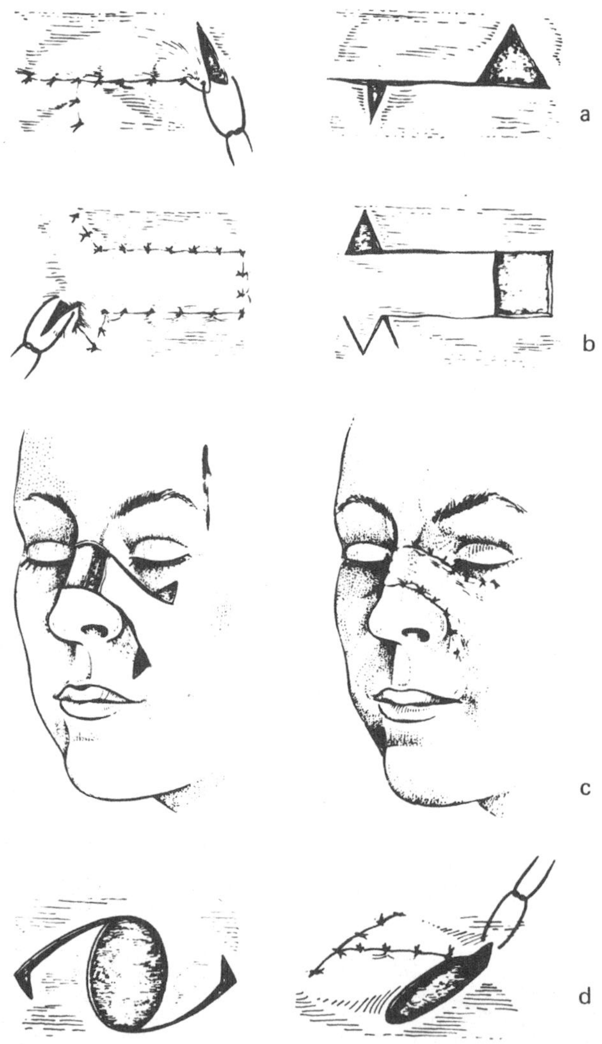

Abb. 3 a bis e. Technische Zeichnung und ein klinisches Beispiel für eine horizontale Verschiebeplastik

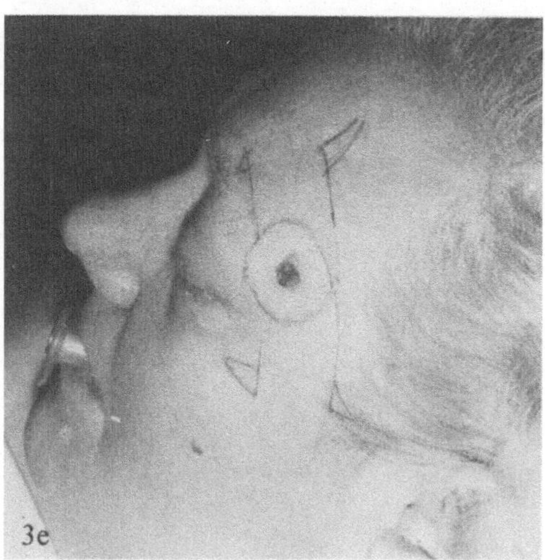

4. Die Rotationsplastik bedeutet eine Verschiebung um einen festen Punkt (Abb. 4). Hierbei können sowohl große Hautbezirke als auch kleine Hautteile in ähnlicher Weise behandelt werden. Bei der Planung dieser Lappen ist große Vorsicht geboten.

Es empfiehlt sich hier, den Rotationspunkt genau zu beachten und mit dem Zirkel die notwendige Länge abzumessen. Mit Markierungsfarbe sollte man in jedem Falle das Schnittmuster festlegen und erst danach schneiden. Unliebsame Überraschungen lassen sich damit vermeiden.

Bei der Planung sollten die am leichtesten zu bewegenden Hautteile und der Verlauf der RSTL mitberücksichtigt werden.

In Erweiterung der einfachen Rotation bietet die Doppelrotationsplastik noch mehr Möglichkeiten, Gewebedefekte zu verschließen (Abb. 5).

Gewebe von der Stirn oder aus dem Wangenbereich eignet sich wegen der guten Blutversorgung vorzüglich dafür.

5. Der sog. rhomboide Lappen ist ein genau ausgemessener und rhombusartig geschnittener. Mit ihm lassen sich sehr schön Defekte an der Nase, aber auch anderswo decken. Besonders Borges hat sich mit der exakten Kalkulation und Planung dieser Gewebeverschiebung beschäftigt (Abb. 6).

6. Als Möglichkeit zur Nasenstegverlängerung finden Nasolabiallappen hier und da ihren Platz (Abb. 7).

7. Der Insellappen besticht durch seine Anwendbarkeit, wobei man auf den ernährenden subkutanen Gewebestiel Rücksicht nehmen muß. Zu starkes Abknicken gefährdet die Blutzirkulation und damit das Überleben.

Man sollte bei der Planung auf den Verlauf der wichtigsten Arterien und Venen Rücksicht nehmen. Feste Regeln bezüglich der Größe lassen sich nicht aufstellen (Abb. 8).

8. Eine abgewandelte Art der Hautverschiebung stellt die Z-Plastik dar.

9. Schließlich haben wir noch die Möglichkeit, zur Defektdeckung nach Entfernung von Basaliomen oder präkanzerösen Veränderungen aus dem Oberlidgewebe zum Unterlid zu transformieren (Abb. 9).

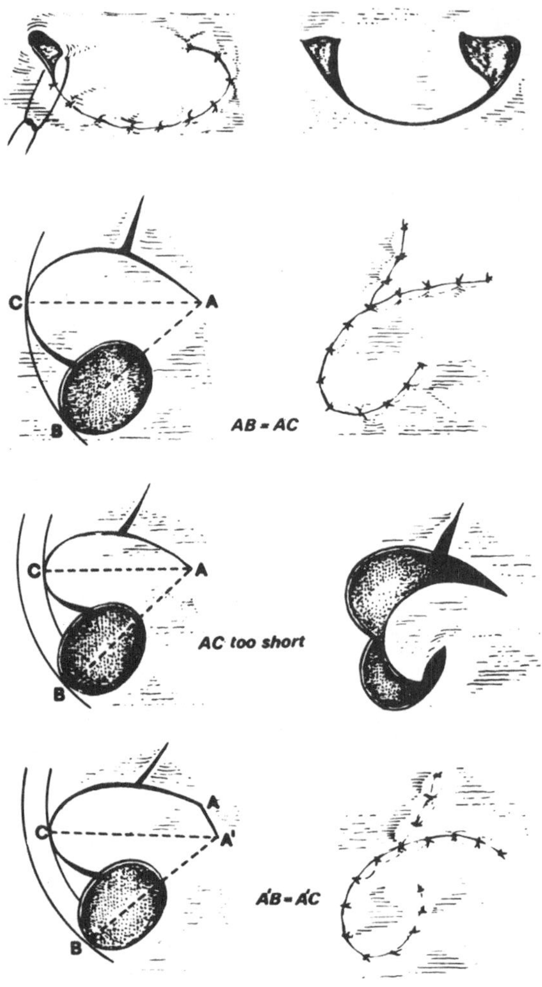

Abb. 4. Zeichnung einer schematischen Rotationsplastik

10. Als letzte Möglichkeit sollte man an die Zunge denken bei der Beseitigung von Lippenrotdefekten (Abb. 10).

Es müssen nicht immer die großen plastisch-chirurgischen Eingriffe sein, die Bewunderung hervorrufen. Nur erscheint es viel wichtiger, gerade bei den scheinbar kleinen Eingriffen alle Möglichkeiten plastisch-chirurgischer Techniken parat zu haben, um im Gesichtsbereich bestmöglich therapieren zu können.

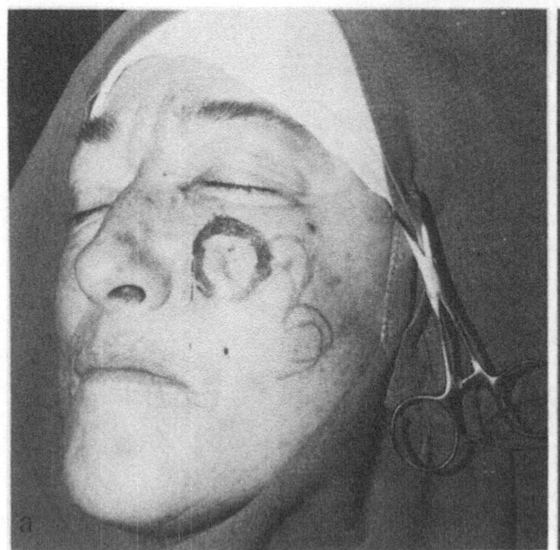

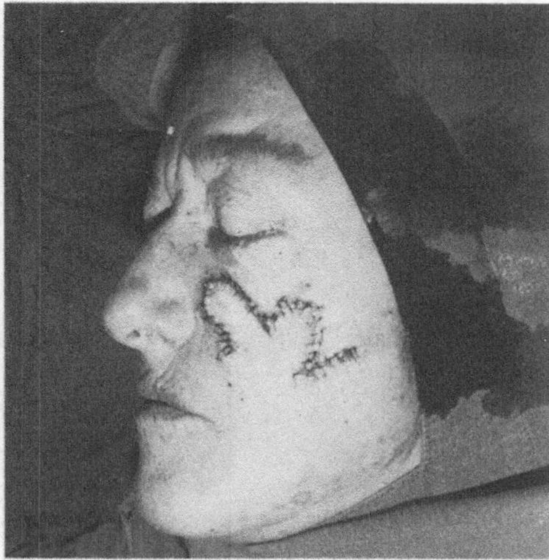

Abb. 5. Klinisches Beispiel eines sog. „bilobed flaps"

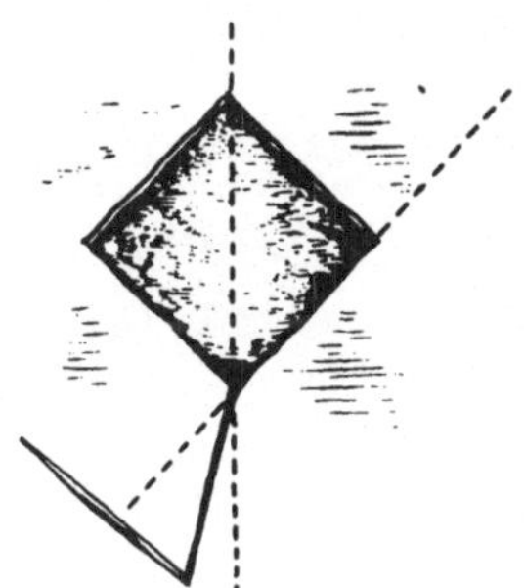

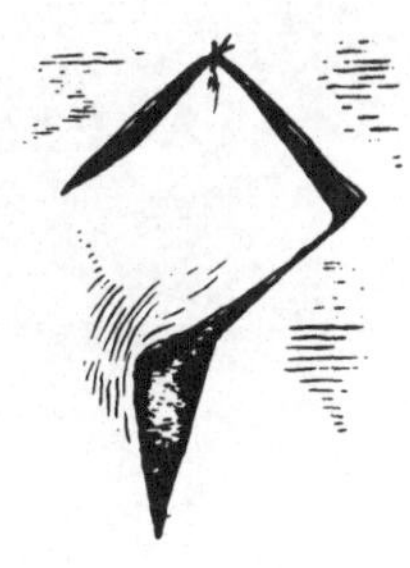

Abb. 6. Der rhomboide Lappen

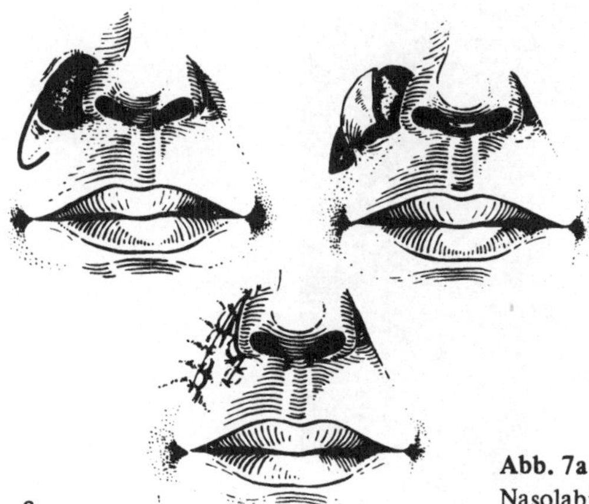

Abb. 7a–d. Klinisches Beispiel eines Nasolabiallappens

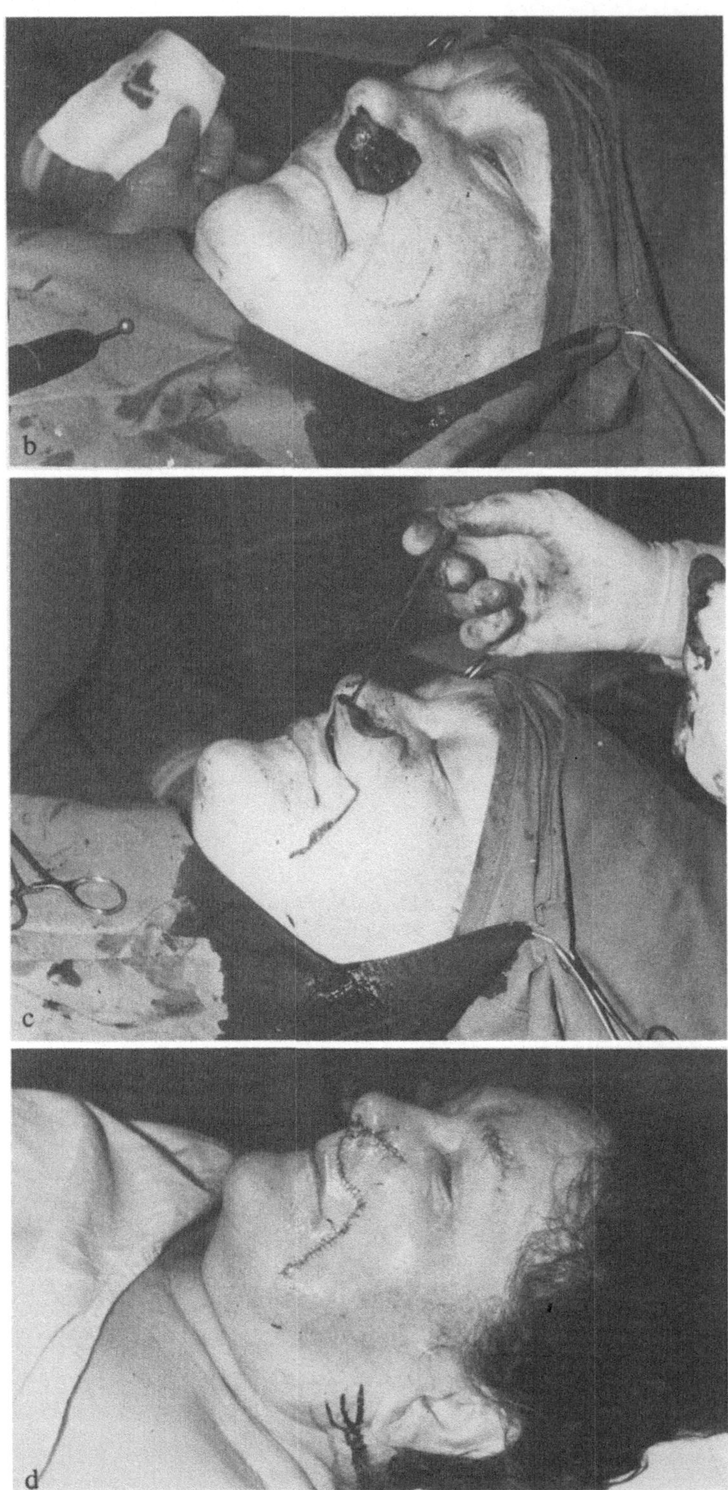

Abb. 7c–d

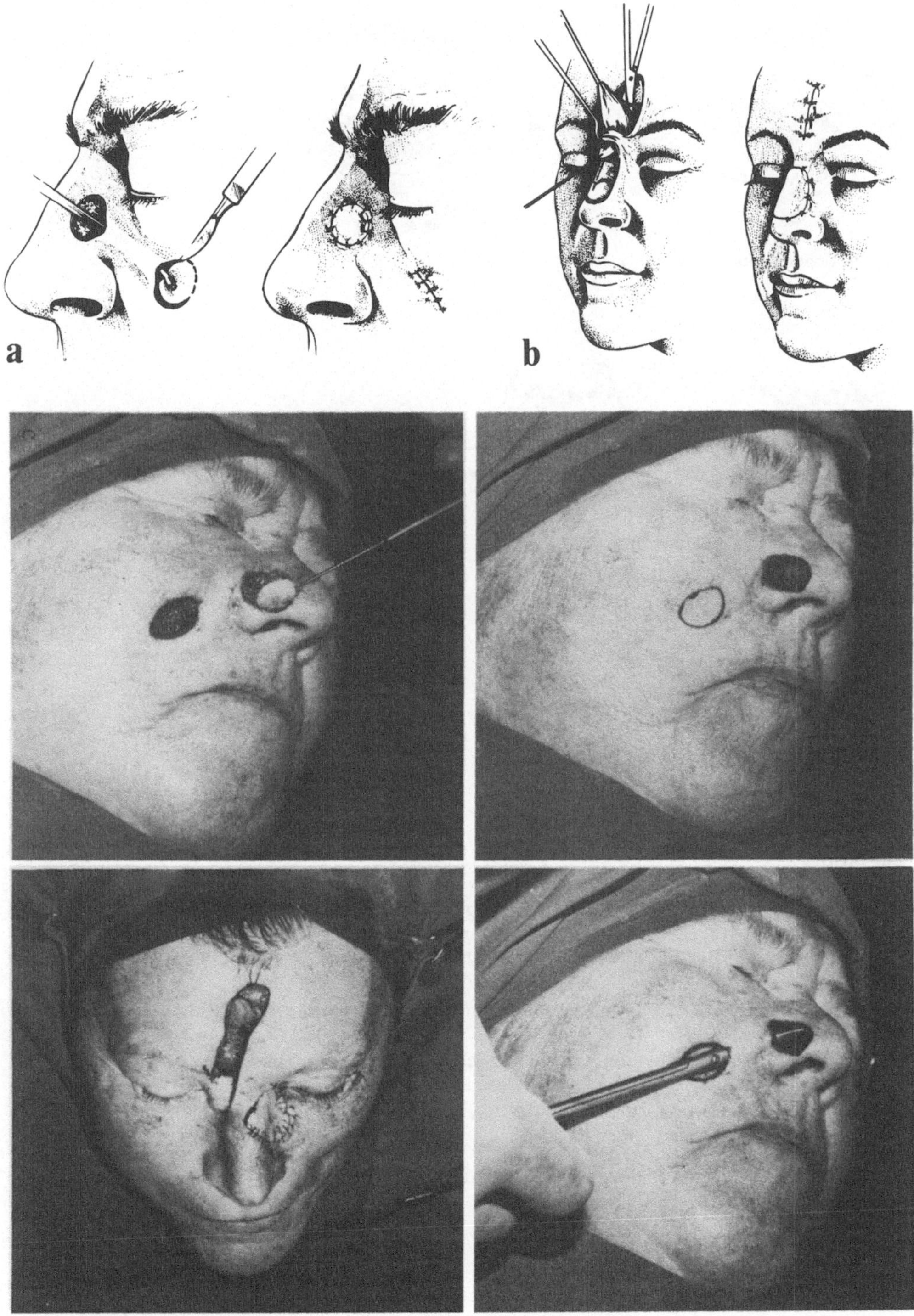

Abb. 8. Schematische Zeichnung und klinisches Beispiel für Insellappen

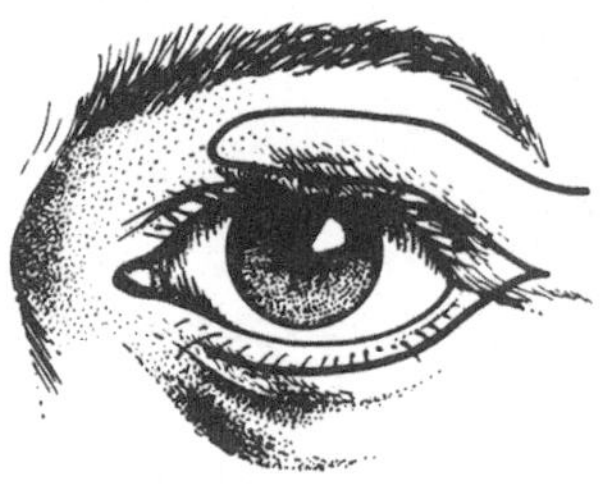
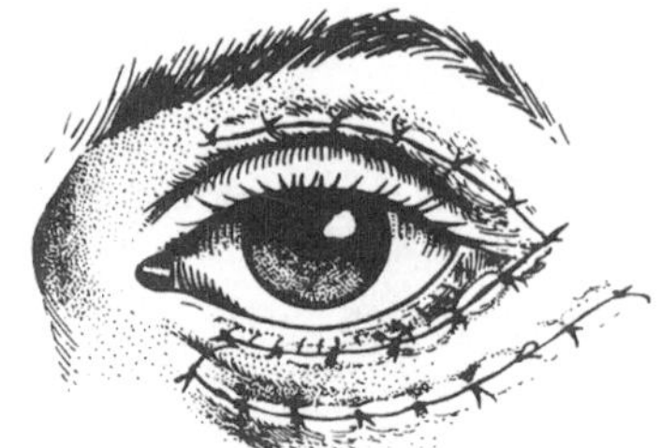

Abb. 9. Schema eines Lidlappens

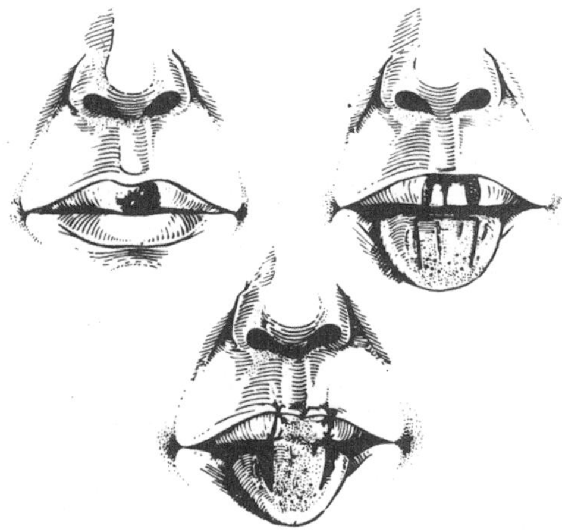

Abb. 10. Schema eines Zungenlappens

Literatur

1. Borges AF (1978) Choosing the correct limburg flap. Plast Reconstr Surg 62:542–545
2. Borges AF (1973) Eletive incisiones and sear revision. Boston, p 123–128
3. Jost G, Danon J, Hadjean E, Mahe E, Veritut J (1977) Réparations plastiques des pertes de substaces cutanées de la face. Librairie Arnette, Paris
4. Petres J, Hundeiker M (1975) Korrektive Dermatologie. Operationen an der Haut. Springer, Berlin Heidelberg New York
5. Walter C (1977) Plastische Chirurgie im Bereich des Gesichtes und des Halses (mit Ausnahme der Lippen-Kiefer-Gaumenspalte). In: Berendes, Link, Zöllner (Hrsg) Hals-Nasen-Ohrenheilkunde in Praxis und Klinik. Obere und untere Luftwege, Bd II/2. Thieme, Stuttgart

Nahplastiken im Stirnbereich

U. Runne, P.H. Bloch und H. Tritsch

Beim Wundverschluß an der Stirn entstehen wegen der geringen Dehnbarkeit der Kopfschwarte häufig Probleme; bereits bei Exzisionen von mehr als 2–3 cm Breite lassen sich die Wundränder in der Regel nicht mehr primär vereinigen. Zur Defektdeckung sind dann entweder Hauttransplantate oder Nahplastiken erforderlich.

Im Gesichtsbereich bevorzugen wir gewöhnlich Nahplastiken, da die ortsständige Haut am besten geeignet ist, störende Niveau-, Farb-, Behaarungs- und Strukturunterschiede zu vermeiden. Als spezielle Methoden standen bisher vor allem die H-förmige Verschiebeplastik und die gegenläufige doppelte Rotationsplastik zur Verfügung [1, 2, 4]. Neuerdings tritt die doppelte Verschiebeplastik mit bogenförmiger Schnittführung hinzu [3].

Die doppelte Verschiebeplastik mit bogenförmiger Schnittführung (Abb. 1, Abb. 3a und b)

Sie ist ganz besonders vom Verschluß *dreieckiger Defekte* geeignet. Über die Dreiecksbasis wird entlang den Stirnfalten nach rechts und links ein bogenförmiger Schnitt gelegt, der jeweils in einem Burowschen Dreieck endet (Abb. 1a und b). Nach flächenhaftem Mobilisieren der beiden Hautlappen folgt der Defektverschluß. Diese Plastik ist sowohl für große als auch für kleinere Defekte geeignet (Abb. 1b und c, Abb. 3a und b). Das Operationsprinzip haben wir an anderer Stelle näher dargelegt [3].

Dieses Verfahren besitzt mehrere Vorteile:

- die Durchtrennung gesunden Gewebes wird auf ein Mindestmaß beschränkt;
- der bogenförmige Schnitt folgt sowohl den Stirnfalten als auch den Hautentspannungslinien, er kann aber auch unmittelbar in die Stirn-Haargrenze gelegt werden (Abb. 1);
- insgesamt ergeben sich dadurch günstige Voraussetzungen für eine glatte Wundheilung und für gute funktionelle und kosmetische Ergebnisse.

Die H-förmige Verschiebeplastik (Abb. 2)

Hiermit können vor allem *rechteckige Operationsdefekte* verschlossen werden. Durch die H-förmige Umschneidung werden zwei ebenfalls rechteckige Verschiebelappen gebildet und nach Anlegen von vier endständigen Burowschen Dreiecken über dem Defekt zusammengeführt (Abb. 2). Die Länge der Verschiebelappen hängt dabei von der Größe des zu verschließenden Defektes ab. Obwohl die H-förmige Schnittführung ebenfalls den Stirnfalten folgt, durchtrennt sie im Vergleich zur doppelten Verschiebeplastik erheblich größere Anteile gesunden Gewebes.

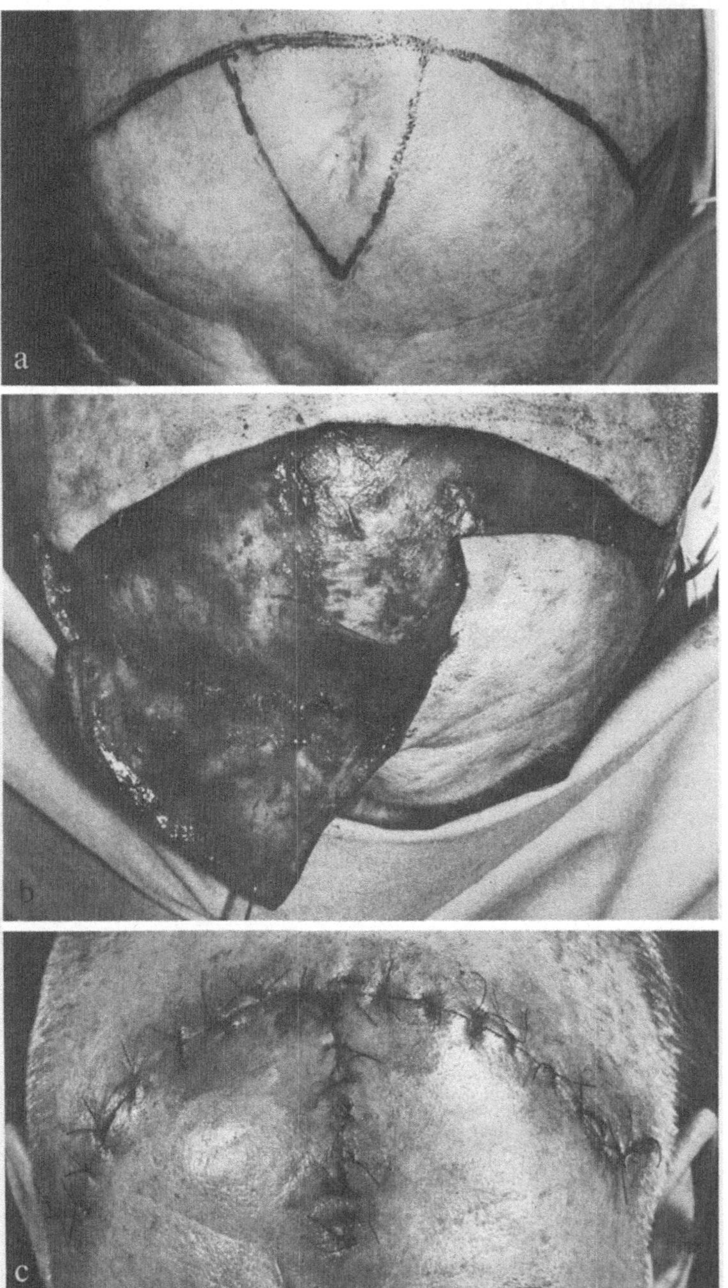

Abb. 1a–c. Doppelte Verschiebeplastik mit bogenförmiger Schnittführung bei einem großen Basaliom. Der bogenförmige Schnitt folgt der Stirn-Haargrenze

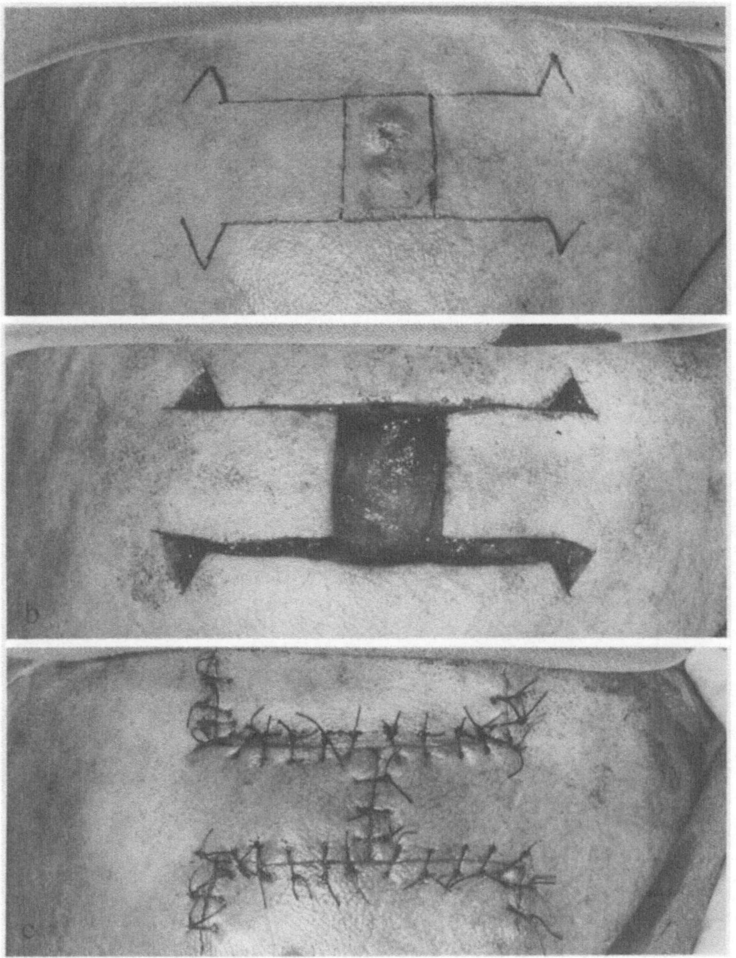

Abb. 2a–c. H-förmige Verschiebeplastik

Die gegenläufige doppelte Rotationsplastik (Abb. 3c und d)

Sie dient zum Verschluß größerer *ovalärer Weichteildefekte* und bezieht breitere Hautareale in die Defektdeckung ein. Ihre Schnittführung hält sich allerdings nicht an Stirnfalten oder Hautentspannungslinien und ist daher weniger physiologisch. Außerdem besteht bereits bei geringer Spannung die Gefahr von Zipfelnekrosen. Daher raten wir im Stirnbereich nicht zu dieser Operationstechnik, sondern setzen, falls erforderlich, an der behaarten Kopfhaut ein.

Bei jedem dieser Eingriffe wird mit Hilfe ausreichend großer Weichteillappen ein spannungsfreier Wundverschluß angestrebt. Dabei ist der M. frontalis sorgfältig zu schonen. Mit diesen Nahplastiken lassen sich größere Weichteildefekte im Stirnbereich nicht nur

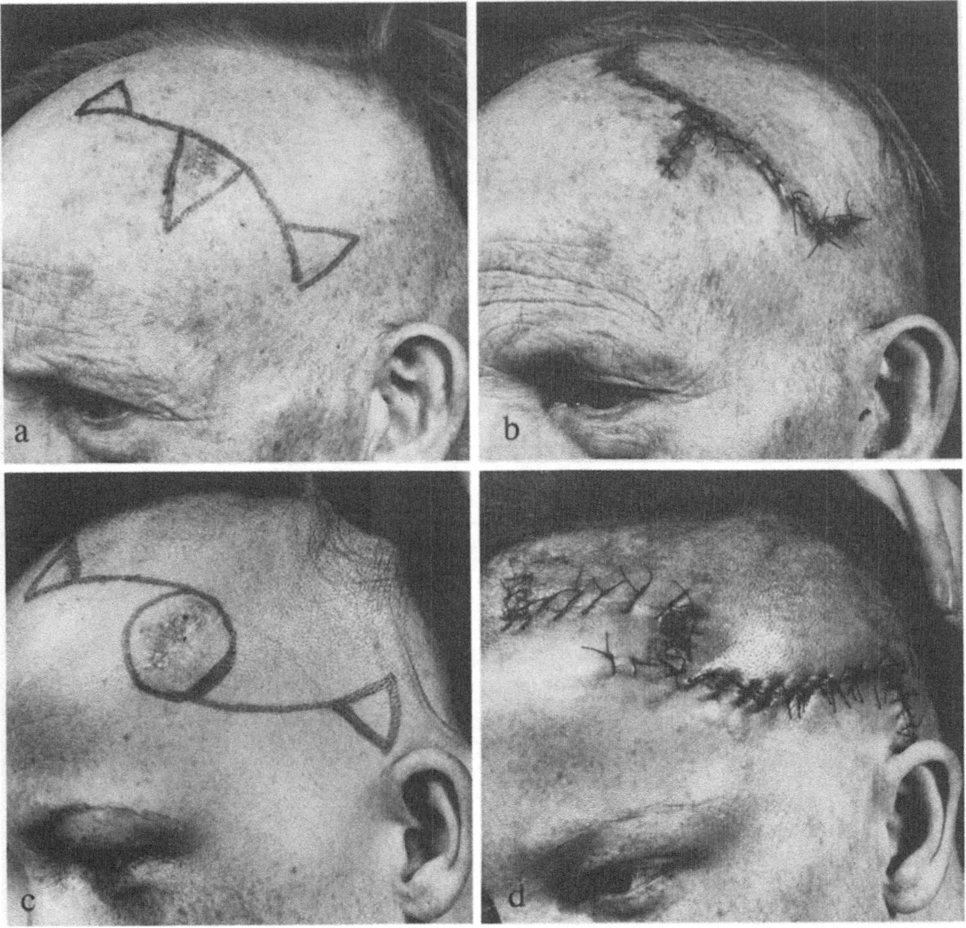

Abb. 3. a und b Doppelte Verschiebeplastik mit bogenförmiger Schnittführung bei einem kleinen Basaliom. **c und d** Gegenläufige doppelte Rotationsplastik

zuverlässig verschließen, sondern zugleich Verziehungen der Augenbrauen, Störungen der Mimik und nachteilige Gesichtsasymmetrien vermeiden.

Zusammenfassung

Operationsdefekte an der Stirn müssen häufig durch Nahplastiken verschlossen werden. Wir bevorzugen dabei die *doppelte Verschiebeplastik mit bogenförmiger Schnittführung*, weil sie den Stirnfalten folgt, nur wenig gesundes Gewebe durchtrennt und zu guten ästhetischen Ergebnissen führt. Die *H-förmige Verschiebeplastik* eignet sich vor allem zur Deckung rechteckiger Defekte; sie durchtrennt allerdings größere Anteile gesunder Haut. Demgegenüber ist die *gegenläufige doppelte Rotationsplastik* wegen ihrer vergleichsweise unphysiologischen Schnittführung für Operationen an der Stirn weniger zu empfehlen.

Literatur

1. Haas E (1976) Plastische Chirurgie im Gesichts-Hals-Bereich. Thieme, Stuttgart
2. Petres J, Hundeiker M (1975) Korrektive Dermatologie. Operationen an der Haut. Springer, Berlin Heidelberg New York
3. Runne U, Bloch PH, Tritsch H (1979) Die doppelte Verschiebeplastik im Stirn- und Schläfenbereich zur Deckung größerer Operationsdefekte. Z Hautkr 54:444–448
4. Tritsch H (1976) Dermatochirurgie für die Praxis. In: Folia Ichthyolica, Heft 21. Mitteilungen Ichthyol-Gesellschaft, Cordes, Hermanni & Co. Hamburg

Bemerkungen zur operativen Therapie von Lidtumoren

L. Welge-Lüßen

Meine Ausführungen beschreiben einige klinische Beispiele aus dem Krankengut unserer Augenpoliklinik, die ambulant oder kurzfristig stationär operativ behandelt werden können. Über größere freie Plastiken mit Volltransplantaten berichtete ich 1979 vor diesem Arbeitskreis [6]. Die Lidchirurgie ist, wie Neubauer [3] sagte, eine vorwiegend operativ-plastische Chirurgie, die bei dem komplizierten Aufbau des Lidapparates sowie den unterschiedlichen Situationen, die sich intraoperativ jederzeit ändern können, vom Operateur ein großes Einfühlungsvermögen und Liebe zum Detail verlangen. Sonst können die vorwiegenden Aufgaben der Lider, wie Tränenabfluß und Lidschluß, nicht gewährleistet werden. Eine regelrechte Funktion der Tränenwege sowie glatte Lidkanten, die dem Augapfel anliegen, sind weitere wichtige Kriterien, die nach Möglichkeit beachtet werden sollten.

Die „relaxed skin tension lines“ (Kraftlinien) im Lidbereich sind hinreichend bekannt. Senkrecht zu diesen Linien ist die Dehnbarkeit der Haut am größten, die bekanntlich im Alter zunimmt. Im Lidbereich müssen Tumoren im Gesunden exzidiert werden. Bei der häufigsten malignen Geschwulst, dem Basaliom, das nach großen Statistiken 90% der malignen Veränderungen [5] einnimmt, ist eine Sicherheitszone von 3–5 mm um den Tumor erforderlich [4].

Die Exzision kleiner Hauttumoren ist mittels eines ovalären Schnittes möglich, so lange die Schnittränder 5 mm von der Lidkante entfernt sind. Es ist nötig, die umgebende Haut ausreichend zu mobilisieren, um Lid-Stellungsanomalien zu vermeiden. Größere Tumoren lassen sich wegen ausgedehnterer Hautdefekte nur mittels ausgiebiger Verschiebungen oder freier Transplantation von Haut versorgen. Diese Technik muß auch bei lidkantennahen Prozessen beachtet werden und ist bei malignitätsverdächtigen Tumoren schlechthin die Methode der Wahl (Abb. 1).

Die Diagnose einer Lidgeschwulst ist für den Ophthalmologen häufig sehr schwierig. Wir konzentrieren uns auf die Anamnese, die Topographie, das Lebensalter, das klinische Aussehen, das durch ein Foto dokumentiert wird.

Vielfach ziehen wir den Dermatologen konsiliarisch hinzu. Von etwa 70 verschiedenen Tumoren, die Heydenreich [2] zusammengestellt hat, möchten wir hier nur eine Auswahl häufiger Lidtumoren vorstellen (Tabelle 1) und unser operatives Vorgehen schematisch demonstrieren.

Eine 24jährige Patientin suchte uns wegen eines kosmetisch störenden Nävus von Linsengröße und leicht zystischer Beschaffenheit mit Sitz an der rechten Oberlidkante auf (Abb. 2). Da anamnestisch eine Größenzunahme in den letzten Monaten nicht beobachtet wurde, außerdem die Wimpernreihe intakt war, so daß ein Melanom klinisch weitgehend ausgeschlossen war, entschlossen wir uns zu einer knappen Hautexzision im Gesunden. Der Defekt wurde durch eine freie Transplantation aus dem Oberlid im Bereich der Oberliddeckfalte ersetzt, eine Hautverschiebung in unmittelbarer Lidkantennähe war

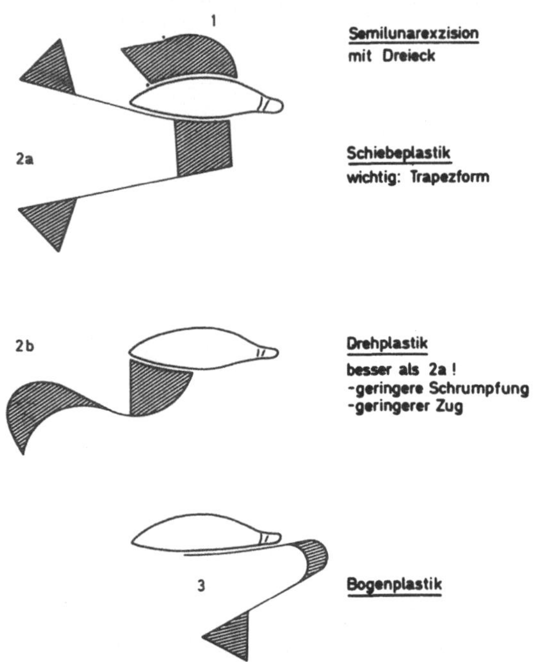

Abb. 1. „Schnittmuster" bei Entfernung von lidkantenfernen Tumoren (nach Neubauer [4])

Tabelle 1. Häufige Lidtumoren

Papillome Nävi Molluscum contagiosum Chalazion	Basaliome Spinaliome Senile Keratosen Seborrhoische Keratosen Karzinom der Meibomschen Drüsen

praktisch unmöglich. Histologisch ist neben einer junktionalen Aktivität der Epidermis im Corium eine dichte Ansammlung von nestartig und strangförmig angeordneten Nävuszellen zu sehen. Die Zellen sind sehr uniform.

Eine 72jährige Patientin klagte seit 5–6 Wochen über eine Rötung und Schwellung am rechten Unterlid. Ein Tumor war zentral nabelförmig eingezogen (Abb. 3). Unter der Annahme eines Basalioms wurde eine dreiecksförmige Exzision der Lidkante in einer Breite von 10 mm nach Kanthotomie vorgenommen. Die Orbikularisfasern konnten geschont werden. Anschließend wurde die Wunde durch einen Lidkantenfaden sowie zweischichtig verschlossen. Dieser Lidkantenfaden ist gerade für eine spätere glatte Unterlidkante von größter Wichtigkeit.

Histologisch handelte es sich um ein Chalazion mit Plasmazellen, Riesenzellen und Vakuolen. Ein halbes Jahr später entwickelte sich auch am linken Unterlid ein Chalazion. In diesem Zusammenhang möchten wir vor einer schnellen Diagnose eines Chala-

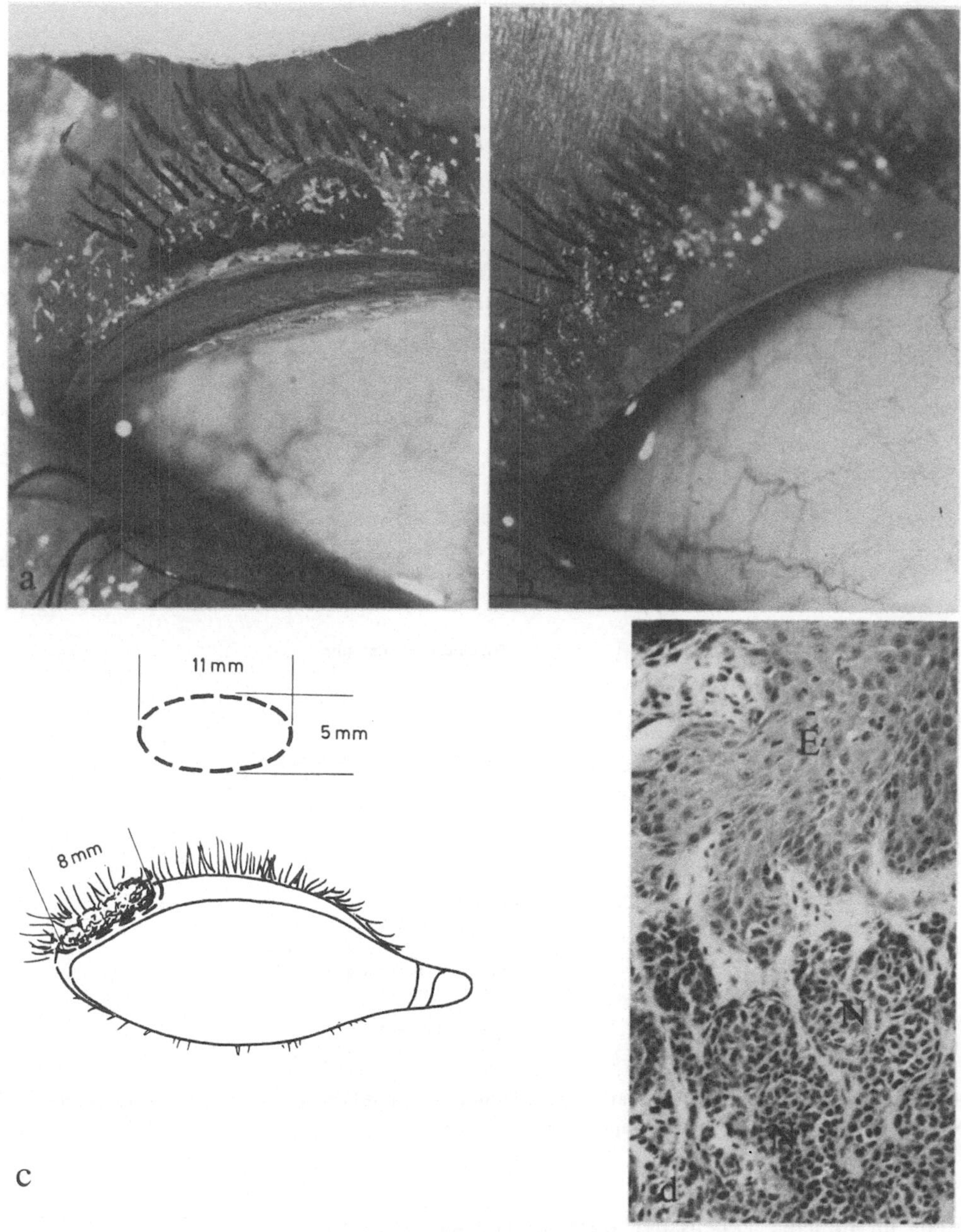

Abb. 2. Nävuszellnävus bei 24jähriger Patientin. **a** präoperativer Befund nahe der Oberlidkante. **b** 2 Monate postoperativ. **c** Schema der freien Hauttransplantation aus der Deckfalte des Oberlides. **d** E = Epidermis; **N** = Nävuszellnester im Corium

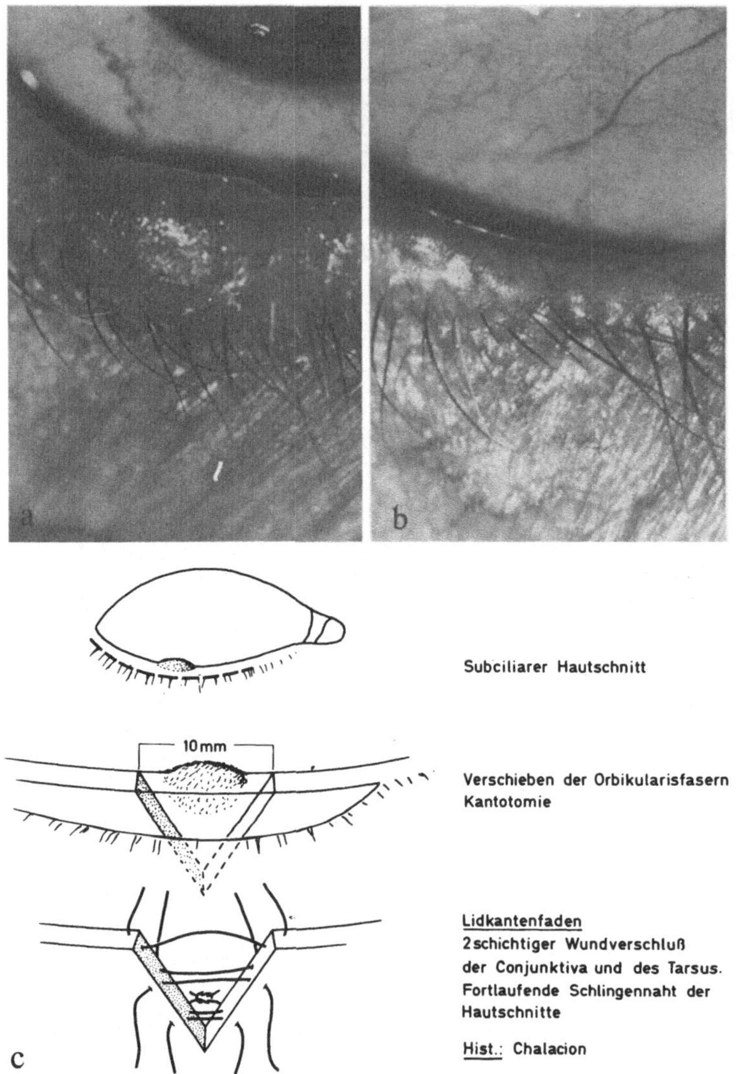

Abb. 3. Chalazion bei 72jähriger Patientin. **a** Tumor am Unterlidrand mit zentraler Einziehung. **b** 2 Monate postoperativ. **c** Schema des operativen Vorgehens

zions im höheren Lebensalter warnen, da nach größeren Statistiken [1] in 5–8% der Fälle Karzinome der Maibomschen Drüsen unentdeckt bleiben, falls eine histologische Untersuchung unterlassen bleibt.

Bei einem 50jährigen Patienten war am rechten Unterlid ein 25 mm × 10 mm großer Tumor mit Vaskularisierung und zentraler Einziehung aufgefallen, der Lidrand war ebenfalls infiltriert (Abb. 4).

Klinisch bestand Verdacht auf Basaliom, die Anamnese reichte 20 Jahre zurück. Das gesamte Unterlid mit dem unteren Tränenpünktchen wurde entfernt und durch eine freie

Hauttransplantation vom linken Oberarm ersetzt. Histologisch handelte es sich wie erwartet um ein solides Basaliom. 9 Monate nach dem ersten Eingriff mußte wegen eines temporalen Ektropiums eine Keilexzision aus dem äußeren und inneren Lidblatt erfolgen, danach war die Lidstellung befriedigend (Abb. 4b).

Für das Cornu cutaneum, einem klinischen Begriff, seien drei Beispiele gebracht:

Bei einer 75jährigen Patientin war unterhalb der linken Lidkante ein Cornu cutaneum seit 2 Jahren bekannt (Abb. 5). Dies wurde von ihr mehrfach selbst abgebunden. Die umschriebene Exzision ergab histologisch den Verdacht auf ein Plattenepithelkarzinom. Deshalb wurde in einem zweiten Eingriff das Unterlid durchgehend keilförmig exzidiert.

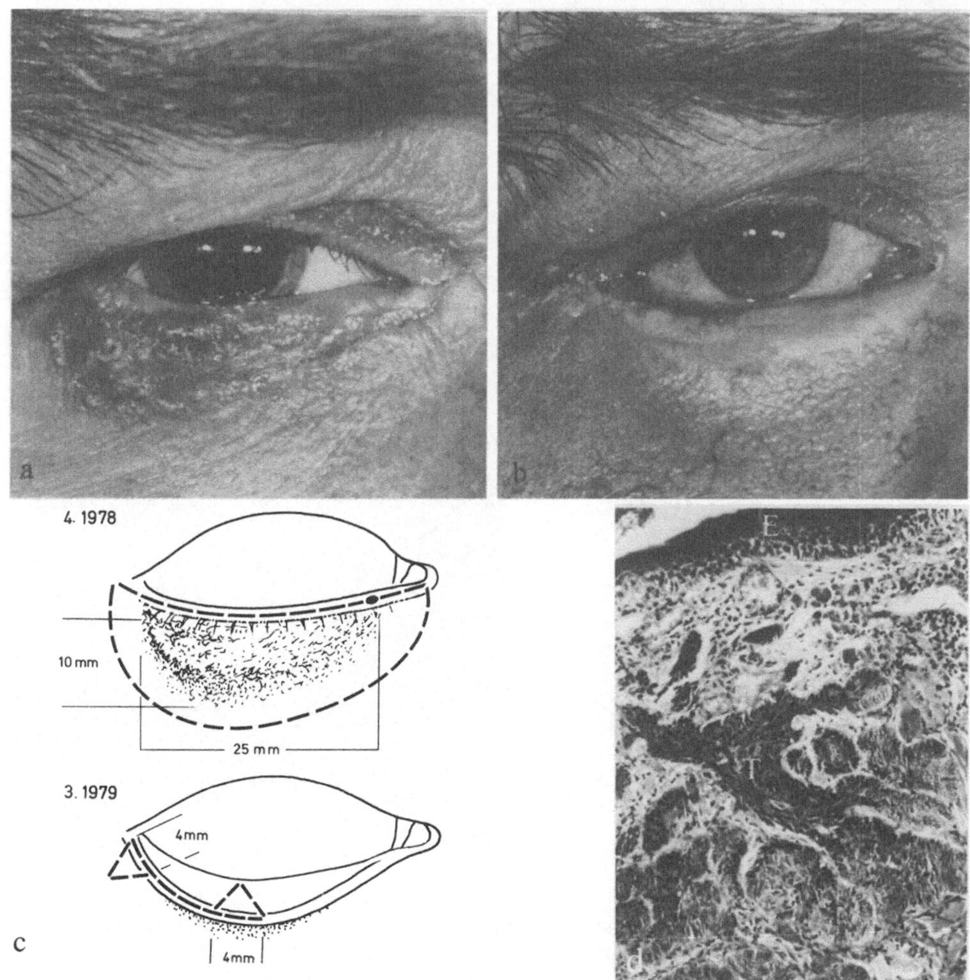

Abb. 4. Basaliom bei 50jährigen Patienten. **a** Infiltration des Unterlides mit Vaskularisierung. **b** 12 Monate postoperativ. **c** Operationsschema: Entfernung des gesamten Unterlides Ersatz durch freie Hauttransplantation. **d** E = Epidermis; T = Tumorzellkomplexe im Corium

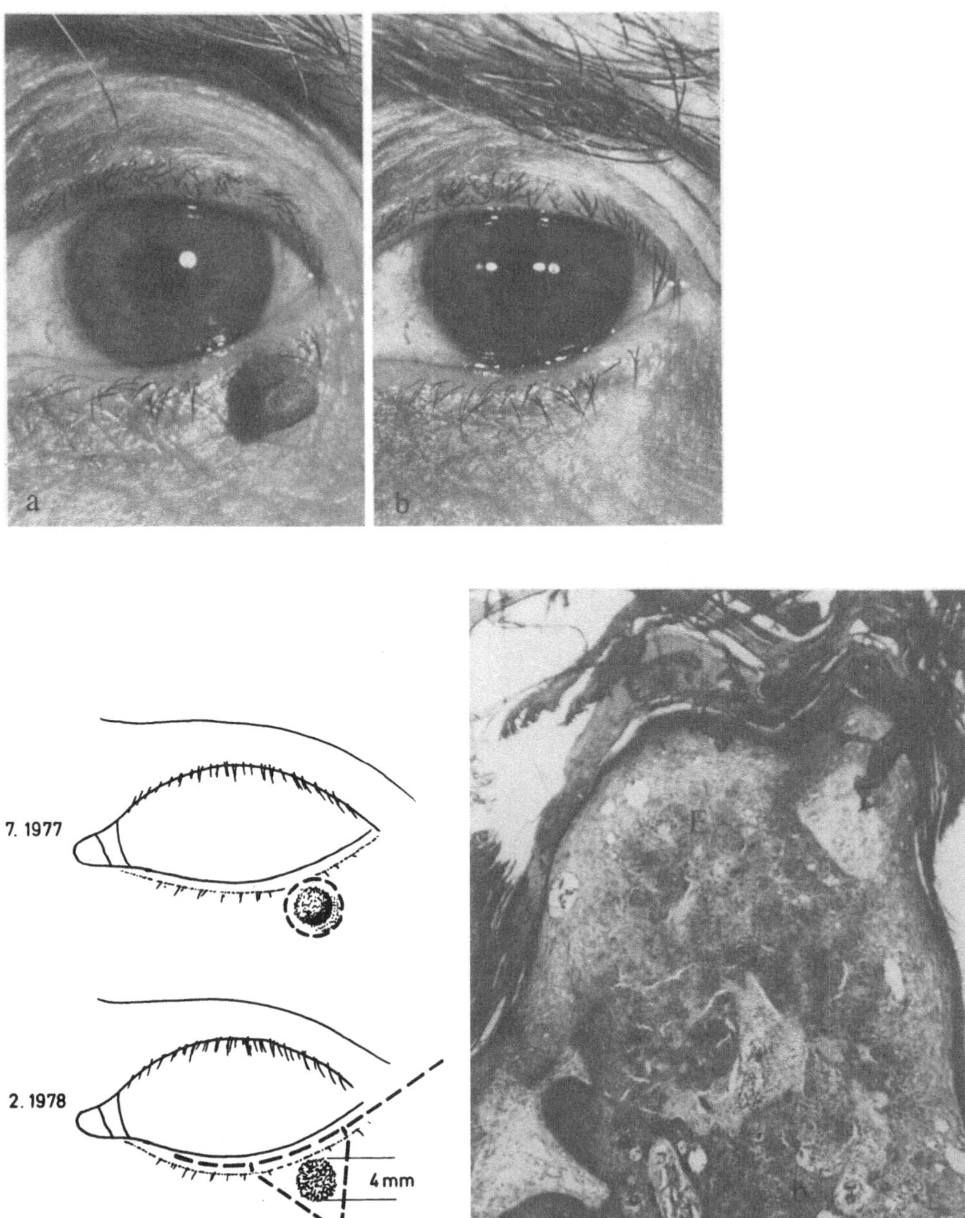

Abb. 5. Seborrhoische Warze („Cornu cutaneum") am Unterlid bei 75jähriger Patientin. **a** gestielter Tumor „fern" der Lidkante. **b** Zustand nach keilförmiger Exzision. **c** Schema des operativen Vorgehens. **d** E = Epidermis mit Arealen basaloid aussehender Keratozyten (B)

Histologisch fand sich eine seborrhoische Warze mit guter Abgrenzung der Tumorbasis, so daß kein infiltratives Wachstum vorlag.

Bei einer 68jährigen Patientin (Abb. 6) war seit 1 Jahr am rechten temporalen Lidwinkel ein etwa 10 mm Durchmesser großer, blumenkohlähnlicher Tumor mit Blutauflagerungen aufgefallen. Die Wimpernreihe war erhalten geblieben. Nach Tarsusspaltung mittels der Lanze erfolgte eine Hautexzision mit ausreichender Mobilisation der Haut nach temporal und nasal hin; temporal wurden zwei Burowsche Dreiecke angelegt. Histologisch handelte es sich um eine hyperkeratotische Warze mit entzündlicher Begleitreaktion.

Bei einem 40jährigen Patienten war seit einem Jahr am rechten Oberlid ein Tumor angeblich langsam gewachsen und imponierte klinisch als Cornu cutaneum mit einer Basis von 7 mm Durchmesser. Auswärtige Exzision des Tumorareals mit 4 mm Sicherheitsabstand.

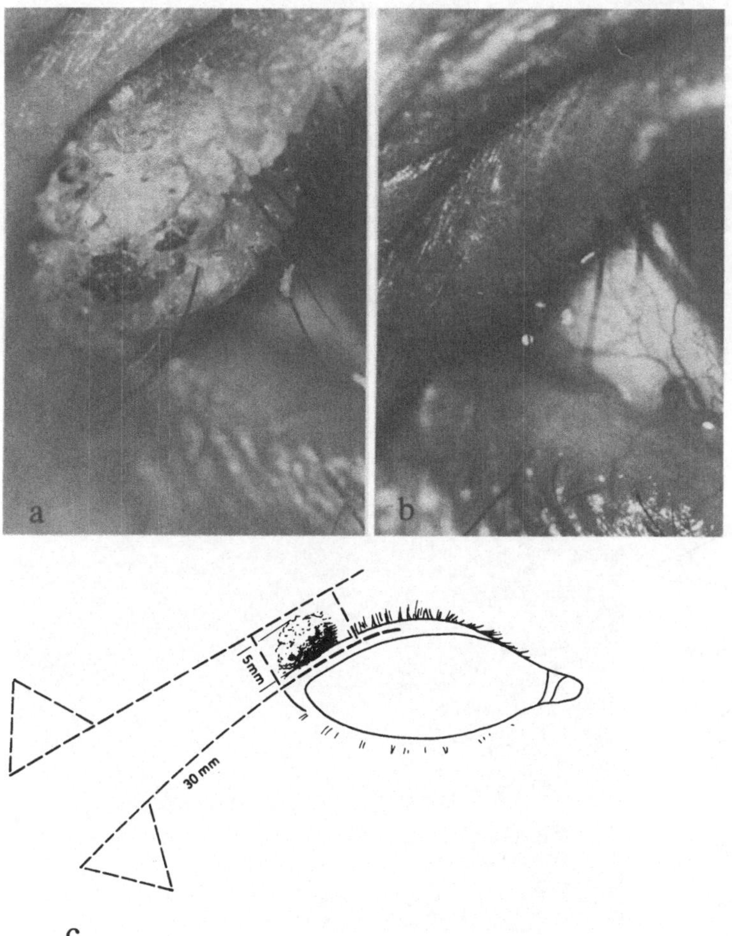

Abb. 6. Hyperkeratotische Warze bei 68jähriger Patientin. **a** blumenkohlähnlicher Tumor am temporalen Oberlid mit Blutauflagerungen. **b** Zustand 2 Monate postoperativ. c Tarsusspaltung mit Lanze, Hautinzision und -verschiebung, 2 Burowsche Dreiecke

Histologisch fand sich eine ausgeprägte Hyper- und Parakeratose mit reichlich Mitosen. Bereits 8 Wochen später kam es zu einem Rezidiv. Abb. 7 zeigt einen weißlichen Hornpfropf am Oberlid. Nach einem Intermarginalschnitt mit Tarsusspaltung wurde die umgebende Haut großzügig entfernt und durch ein freies Hauttransplantat vom linken Oberlid gedeckt. Im histologischen Schnitt (Abb. 7d) ist außen zentral eine Nekrose sichtbar, in der Wand eine pseudoepitheliomatöse Proliferation. Klinisch geht es dem Patienten während der 1jährigen Beobachtungszeit gut.

Am Beispiel des Keratoakanthoms, das besonders im frühen Stadium zum Spinozellkarzinom schwierig abzugrenzen ist, zeigen sich die Schwierigkeiten der Beurteilung von

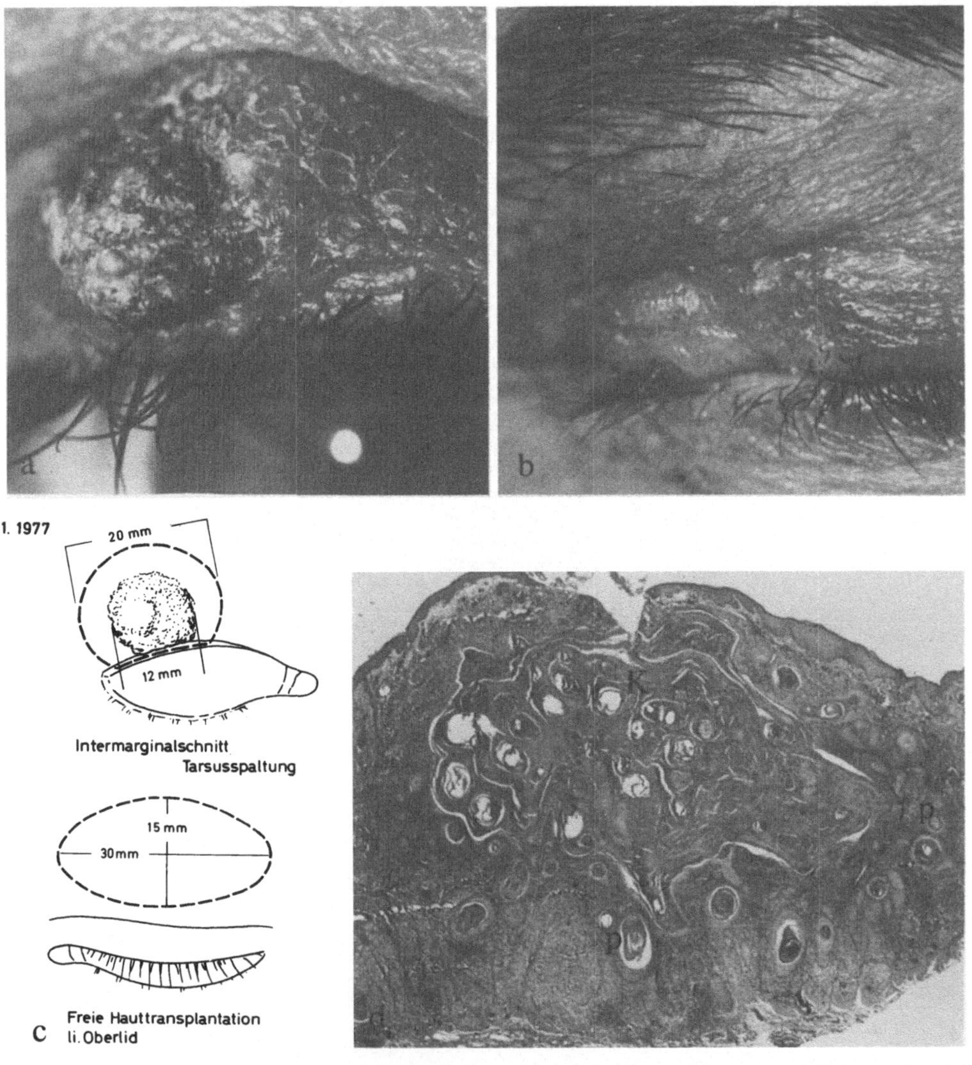

Abb. 7. Keratoakanthom bei 40jährigem Patienten. **a** kugelig vorgewölbtes Oberlid mit zentralen Hornmassen. **b** 2 Monate nach freier Hauttransplantation vom Oberlid des Gegenauges. **c** Schema des operativen Vorgehens. **d** K = Krater mit Hornmassen; p = Pseudoepitheliomatäse Proliferation der Wand

Lidtumoren schlechthin. Häufig kann auch die histologische Beurteilung nicht eine völlige Sicherheit geben, sondern erst der weitere klinische Verlauf. Auch bei den häufigsten Lidtumoren, den Basaliomen, sind Metastasierungen glücklicherweise sehr selten, wenn es sie überhaupt gibt. Es erscheint deshalb eine abwartende Beobachtung gerechtfertigt, bevor radikale größere Zweiteingriffe erfolgen.

Zusammenfassung

Lidtumoren unterschiedlicher Art aus dem poliklinischen Alltag werden demonstriert und die operative Therapie anhand von Schemata aufgezeigt. Eine exakte Diagnose ist häufig sehr schwierig und kann erst durch die Anamnese und das Alter des Patienten, dokumentierten klinischen Verlauf und histologische Untersuchung gestellt werden. In Zweifelsfällen ist eine kontrollierte Nachbeobachtung dringend erforderlich.

Literatur

1. Domarus von D, Hinzpeter EN, Naumann GOH (1976) Klinische Fehldiagnose „Chalazion". Klin Monatsbl Augenheilkd 168:175–181
2. Heydenreich A (1964) Differentialdiagnostische Erwägungen bei Tumoren der Augenlider. Dtsch Gesundheitswesen 2240–2246
3. Neubauer H (1965) Grundsätze der Lidchirurgie Klin Monatsbl Augenheilkd 147:313–335
4. Neubauer H (1978) Die chirurgische Behandlung maligner Lidtumoren. In: Bücherei des Augenarztes, Heft 75. Enke, Stuttgart, S 129–144
5. Vogel M (1978) Die klinische und histologische Diagnose der häufigsten Lidtumoren. In: Bücherei des Augenarztes, Heft 75. Enke, Stuttgart, S 110–128
6. Welge-Lüßen L (1979) Dermatochirurgie am Augenlid. 2. Sympos. operative Dermatochirurgie. 26.–28. 5. 1978. Springer, Berlin Heidelberg New York, S 140–148

Ulzeriertes Radioderm - eine einfache Methode zum Ersatz der Kinnhaut

E. Haneke

Das Radioderm wird teils zu den fakultativen, teils jedoch auch zu den obligaten Präkanzerosen gerechnet. Sowohl Tumorbildung als auch Ulzeration eines seit Jahren bestehenden Röntgenoderms erfordern daher eine exakte Diagnostik [1].

Fallbericht

M.K., geb. 19. 5. 1899
1952 auswärts Excochleation eines kleinen Hautkrebses am Kinn und Nachbestrahlung mit einer nicht mehr eruierbaren Dosis. Die entzündliche Strahlenreaktion hat ein halbes Jahr zur Abheilung benötigt.

1953 zweite Röntgenserie von 50 Gy, Abheilung der Strahlenreaktion angeblich erst nach einem Jahr.

Im Februar 1956 Eiterung am Kinn links mit Fistelbildung des Unterkiefers. Extraktion der unteren Schneidezähne und operative Revision der Radioosteonekrose der Mandibula.

1962 nochmalige operative Fistelrevision. Seitdem definitive Abheilung.

6 Wochen vor der Aufnahme im Mai 1978 plötzliche Ulzeration des Radioderms. Die Patientin wünschte eine Totalexzision des gesamten bestrahlten Bezirkes.

Befund

Fest mit dem Unterkiefer verbackene, parazentral ulzerierte Radiosklerose des Kinns, ausgeprägte vertikale Atrophie des Processus alveolaris (Abb. 1), kein Vestibulum oris im Unterlippenbereich.

Operationstechnik

In kombinierter Leitungs- und Infiltrationsanästhesie wurde der gesamte strahlenbeschädigte Bezirk einschließlich Periost und einer dünnen Knochenlamelle des Unterkiefers exzidiert (Abb. 2). Vom kranialen Exzisionsrand ausgehend wurde nach beiden Seiten der Schnitt halbkreisförmig durch das Trigonum mentale etwa bis zum Zungenbein verlängert. Dadurch entstand ein am distalen Ende zweiteiliger Lappen mit breiter Basis.

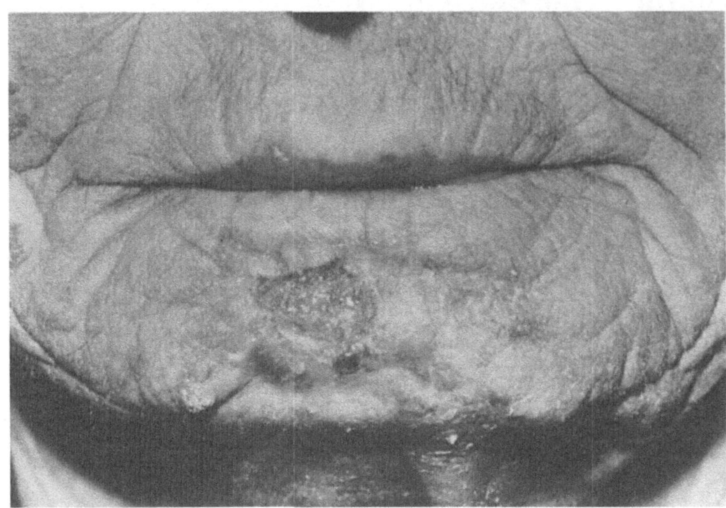

Abb. 1. Ulzeriertes Radioderm am Kinn

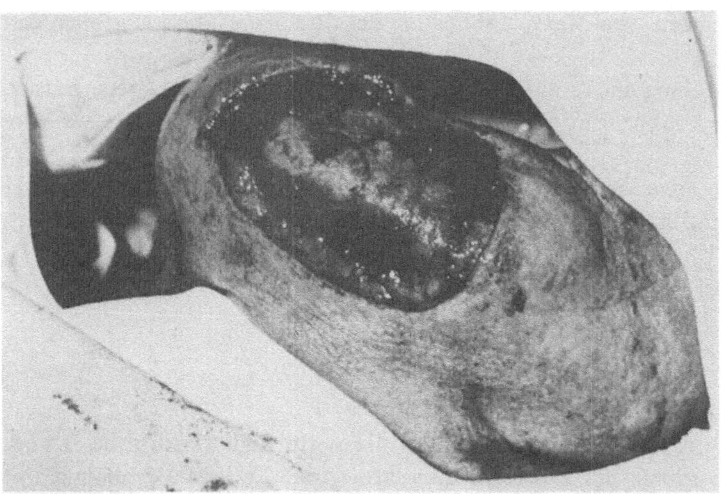

Abb. 2. Operationsdefekt

Zwei kleine Burowsche Dreiecke ermöglichten seine Verschiebung nach kranial. Die Rotation der oberen Lappenanteile ergab einen völligen und spannungsfreien Defektverschluß (Abb. 3).

Die Heilung verlief primär bis auf eine kleine Fistel, die durch Nekrose der röntgengeschädigten Lippenmukosa entstand. Eine Korrektur der kleinen Bürzel im Rotationspunkt der oberen Lappenanteile wurde von der Patientin als unnötig abgelehnt (Abb. 4).

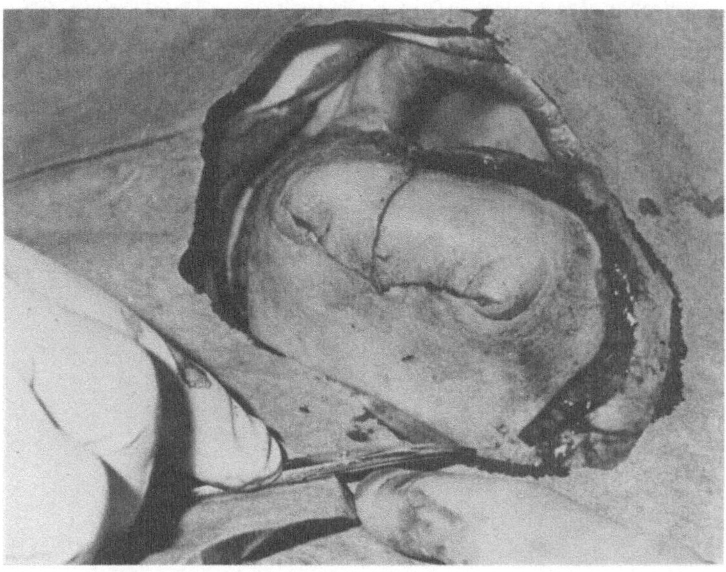

Abb. 3. Zustand nach Umschneiden des Regionallappens und Einschwenken der oberen Lappenanteile

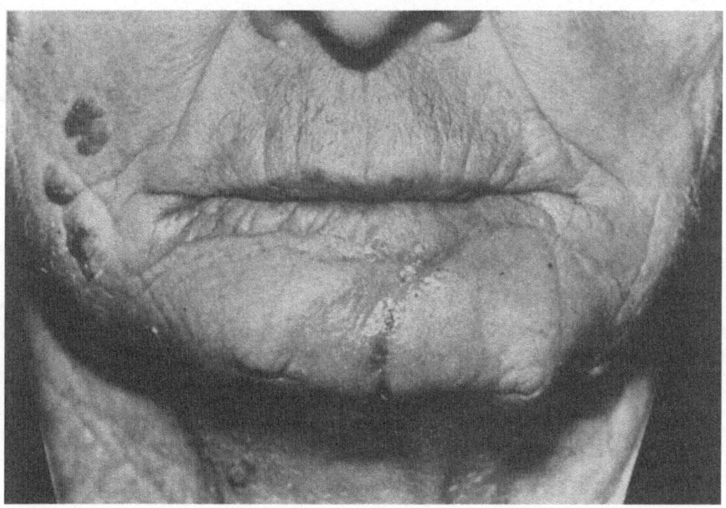

Abb. 4. Zustand 6 Wochen nach der Operation

Besprechung

Zur Rekonstruktion der Unterlippe sind mehrere mehr oder weniger schwierige Methoden entwickelt worden, von denen einige zur Rekonstruktion des Kinns modifiziert werden können. Diese chirurgischen Methoden erfordern jedoch im allgemeinen größere Transpositions- und/oder Rotationslappen des Gesichtes [2]. Dazu ist entweder eine Allgemeinnarkose oder eine sehr große Menge Lokalanästhetikum erforderlich.

Wir modifizierten daher eine einfache Methode, die von Kriens für die Rekonstruktion der gesamten Unterlippe angegeben worden ist (O. Kriens, persönliche Mitteilung). Diese einfache Modifikation kann in Lokalanästhesie durchgeführt werden, ergibt kosmetisch befriedigende Ergebnisse und führt nicht zu einer unnatürlichen Straffung des unteren Drittels des alten, faltigen Gesichtes (Abb. 5).

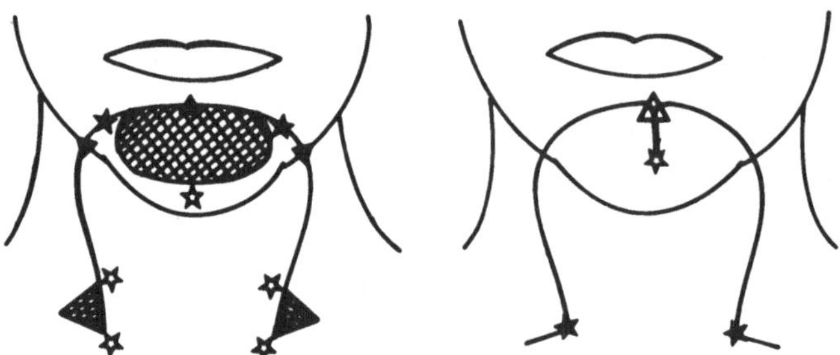

Abb. 5. Schematische Darstellung der Operationsmethode

Zusammenfassung

Die Kinnhaut einer 79 Jahre alten Frau mußte wegen eines akut ulzerierten Radioderms exzidiert werden. Der Defekt wurde mit einem am distalen Ende zweiteiligen Verschiebelappen von der Submentalregion spannungsfrei verschlossen.

Literatur

1. Born W (1979) Radiogene Präkanzerose. Vortrag auf der 2. Jahrestagung der Vereinigung für operative Dermatologie, Hinterzarten, 11.–13. 5. 1979
2. Mahrle G (1979) Das Lippenkarzinom und seine operative Behandlung. Hautarzt 29:251–258

Die subcutane Chondrektomie bei Chondrodermatitis nodularis chronica helicis

J. Petres, M. Hartmann und R. Müller

Einleitung

Bei der Chondrodermatitis nodularis helicis (Ch. n. h.) handelt es sich um eine chronische Entzündung mit begleitender Knorpeldegeneration im Helixbereich. Klinisch imponieren die Effloreszenzen als äußerst druckschmerzhafte, stecknadelkopf- bis linsengroße, derbe Knötchen von weißlicher bis grau-gelber Farbe. Diese sind auf der Unterlage nicht verschieblich und weisen auf der Kuppe eine festhaftende Schuppung, teilweise auch eine Krustenbildung auf. Die Ätiologie dieser nur selten maligne entartenden Erkrankung ist unbekannt. Es wird diskutiert, daß Traumen, chemische oder thermische Reize zu einer Knorpeldegeneration führen, die wiederum als Fremdkörperreize für die Unterhaltung der äußerst schmerzhaften chronischen Entzündungen verantwortlich ist [5].

Die operative Entfernung der involvierten Knorpel- bzw. Hautanteile muß als einzige Therapiemöglichkeit der Ch. n. h. angesehen werden [3].

Da sowohl die Keilexzision als auch die tangentiale Exzision [1, 2, 4, 5] der multipel auftretenden Chondrodermatitisknötchen zu häufig kosmetisch nicht befriedigenden Operationsergebnissen führen, erschien es uns sinnvoll, eine Operationstechnik zu entwickeln, bei der die degenerativ veränderten Knorpelanteile, die als Ursache der Ch. n. h. angesehen werden, subkutan – unter möglichst weitgehender Schonung der darüberliegenden Hautpartie – operativ entfernt werden.

Operationstechnik und -ergebnisse

Von einem retroaurikulären, bogenförmigen, parallel zum Helixrand verlaufenden Schnitt wird die Infiltrationsanästhesie ohne Adrenalinzusatz die Haut der Ohrmuschel nach ventral von dem Ohrknorpel über den Helixrand hinweg abpräpariert. Daraufhin kann der im Bereich der Ch.n.h.-Knötchen degenerativ veränderte Knorpel flach mit der Präparierschere abgetragen werden. Nach exakter Blutstillung wird der unterminierte Hautanteil in seine alte Position rückverlagert und die retroaurikuläre Inzisionswunde mittels atraumatischer Hautnaht verschlossen (vgl. Abb. 1a–d, 2a–h). Bei der präparativen Darstellung des Helixrandes läßt sich gelegentlich eine Fenestrierung der mit dem Knorpel fest verbackenen Haut nicht vermeiden. Diese Defekte werden mittels primärer Hautnaht versorgt.

Mittels subkutaner Chondrektomie haben wir während der letzten 8 Jahre 42 Patienten mit Ch. n. h. operativ behandelt. Das postoperative Ergebnis war in jedem Fall sowohl in kurativer als auch in ästhetischer Hinsicht gut (vgl. Abb. 3a–b). Objektiv war es bei

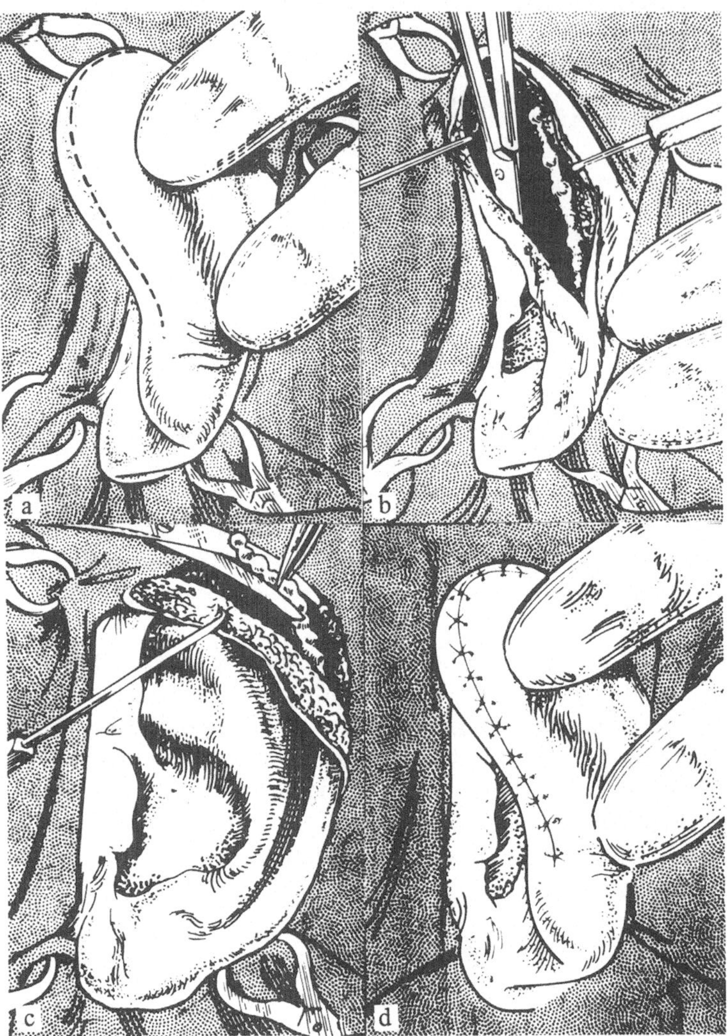

Abb. 1. a Markierung der retroaurikulären Inzisionslinie. **b** Freilegung der involvierten Knorpelanteile. **c** Abtragung der pathologisch veränderten Knorpelanteile. **d** Zustand nach primärem Wundverschluß

Abb. 2. a–h. Operationsverlauf. **a** Markierung der Inzision. **b** Darstellung des solitären äußerst schmerzhaften Chondrodermatitis-Knötchens. **c** Präparation des Ohrknorpels nach dorsal. **d** Präparation des Ohrknorpels nach ventral. **e** Abtragen des involvierten Knorpelanteiles. **f** Zustand bei Operationsende nach Wundverschluß mittels atraumatischer Hautnaht. **g** Präoperativer Befund. **h** Postoperativer Zustand bei Operationsende. Die Krustenbildung im Bereich der nicht fenestrierten Haut oberhalb des Chondrodermatitis-Knötchens ist noch deutlich erkennbar ▶

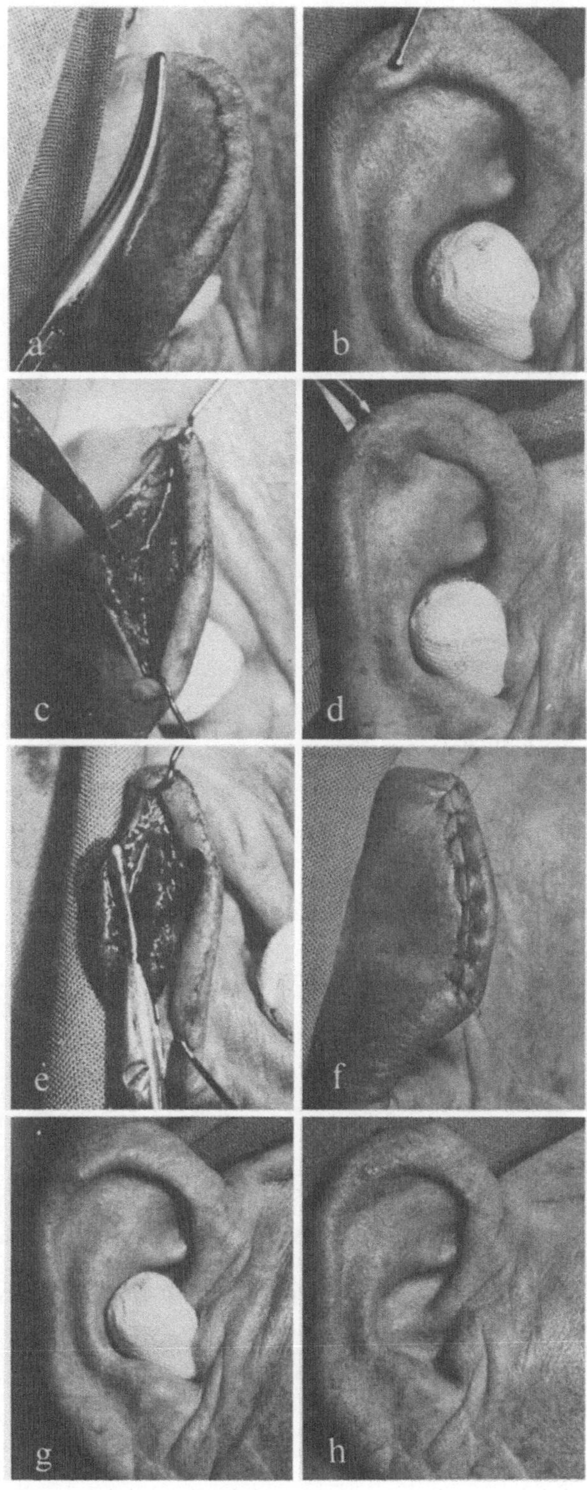
a
b
c
d
e
f
g
h

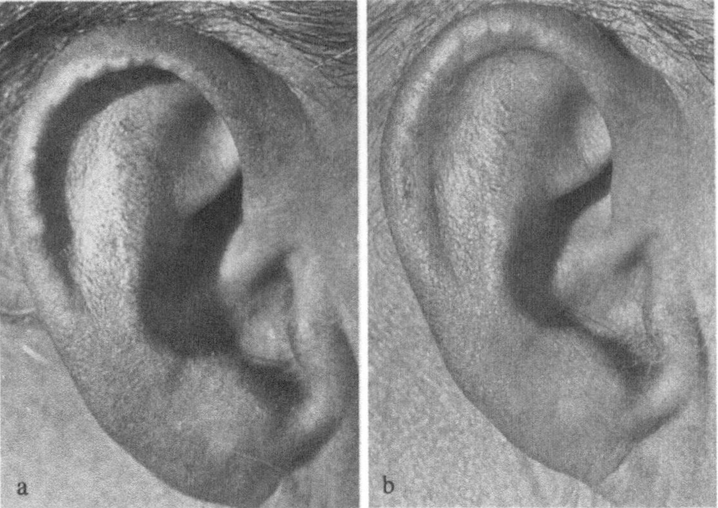

Abb. 3a–b. Chondrodermatitis nodularis chronica helicis bei 57jährigem Mann. **a** Präoperativer Befund mit multiplen typischen Knötchen im Bereich des Helixrandes. **b** Zustand 5 Monate postoperationem

den nachuntersuchten Patienten in keinem Fall zu einem Rezidiv der Knötchenbildung und des subjektiven Schmerzgefühls gekommen.

Zusammenfassung

Die über eine retroaurikuläre Inzision durchgeführte subkutane Chondrektomie bei Patienten mit Chondrodermatitis nodularis helicis chronica ist eine relativ einfache Operationsmethode, die bei hervorragendem kosmetischen Ergebnis Rezidive der Erkrankung verhindert.

Literatur

1. Friedrich HC, Seib HD (1969) Ergebnisse der Keilexcision aus der Ohrmuschel mit Knorpelentnahme bei der Behandlung der Chondrodermatitis nodularis chronica helicis. Aesth Med 18:141–148
2. Nasemann TH, Sauerbrey W (1977) Lehrbuch der Hautkrankheiten und venerischen Infektionen für Studierende und Ärzte. 2. Aufl. Springer, Berlin Heidelberg New York
3. Petres J, Hundeiker M (1975) Korrektive Dermatologie – Operationen an der Haut. Springer, Berlin Heidelberg New York
4. Tritsch H (1978) Dermatochirurgie für die Praxis. 2. Aufl. Folia Ichthyologica 21
5. Winkler K (1978) Dermatologie. 3. Aufl. de Gruyter, Berlin New York

Dermatomie, Dermashaving, Dermabrasion

H.C. Friederich

Einleitung

„Dermabrasio“ („Face-planing“, „Planing“) bedeutet in der Nomenklatur der „operativen Therapie des Dermatologen“ [17] die instrumentelle Entfernung der Epidermis, der epidermisnahen Abschnitte der Kutis, seltener von Epidermis und Kutis durch Einsatz elektrischer oder durch Preßluft angetriebener, rotierender Schleifkörper. Die identische, aber manuell, mit schneidenden Instrumenten ohne elektrischen Antrieb (Rasiermesser, Rasierklinge, Einmalskalpell, Einmalrasierapparat), ausgeführte Operation wird *„Dermashaving“* bezeichnet. Bei der Ausführung eines *„Dermaplaning“* oder einer *„Dermatomie“* wird der „erwünschte“, partielle oder totale Hautdefekt durch elektrisch angetriebene Dermatome erzielt.

Gegenstand der vorliegenden Arbeit ist die praktische Durchführung der „Dermatomie“ aus dermatologischer Indikation. Der dermatologische Operationskatalog weist für diese Operation zwei Einsatzmöglichkeiten, eine „destruktive“ und eine „konstruktive“ Dermatomie aus:

1. „destruktiv“ im Rahmen der Dermatom-Coriotom-Mucotom-Exzision,
2. „konstruktiv“ bei der Entnahme autologer-homologer-heterologer Transplantate, wenn beabsichtigt ist,

a) die durch die Dermatomie verursachten Epidermis- und Teildefekte der Kutis zu verschließen („Overgrafting“) oder
b) Hautdefekte verschiedenster Genese und Tiefe durch Verpflanzung von 0,4–1 mm dicken Spalthauttransplantaten zu versorgen.

Operationstechnik:

Dermatom-Mucotom-Coriotom-Exzision (E.).

Vor der Durchführung einer E. wird das Operationsgebiet mit einem Lokalanästhetikum „aufgequaddelt“ [15]. Die angegebene Maximaldosis des Medikaments muß strikt eingehalten werden. Die Gefahr einer Überdosierung besteht besonders dann, wenn der Heilplan eine großflächige E. vorsieht (Schmutz-, Schmucktätowierungen). Eine durch lokale Betäubung prall aufgespannte Oberfläche erleichtert das „Greifen“ der Dermatome.

An der Dermatologischen Universitätsklinik Marburg werden seit zwei Jahren zur Durchführung einer E. zwei neu-entwickelte Instrumente, das:
„Aeskulap Mucotom nach Mörmann“ (M.) und
„Aeskulap Kleindermatom (Coriotom)“ nach Friederich (C.)
in einem Pilotversuch eingesetzt.

Das M., ursprünglich ausschließlich zum Zwecke der Entnahme von Gaumenschleimhaut entwickelt, wird zweckentfremdet als Dermatom gebraucht, wenn der Heilplan Hautentnahmen von 1 mm Tiefe und 12, 16 oder 20 mm Breite (entsprechende Dermatomköpfe stehen zur Verfügung), vorsieht. Macht die vorgesehene Operation Schnittdicken von 0,4, 0,6 oder 0,8 mm Tiefe und 12, 16, und 20 mm Breite erforderlich, wird das C. verwendet. Für Eingriffe, die 16 mm Breite und 1 mm Tiefe überschreiten, steht das ganze Arsenal der gebräuchlichen Dermatome zur Verfügung.

M. und C. sind elektrisch angetriebene, mit einer mechanischen Klinge armierte, wie ein Winkelstück an eine Dentaleinheit anschließbare Instrumente. Ob ihrer verläßlichen Schnitteigenschaften, wegen der dadurch rasch und unauffällig abheilenden Behandlungsfolgezustände, insbesondere aber aufgrund der vorprogrammierten Tiefen- und Breiteneinstellung der Klingen und der damit verbundenen „Handlichkeit" stellen die Instrumente echte Alternativen bzw. willkommene Ergänzungen eines Instrumentariums dar, das bei der Hautentnahme eingesetzt werden kann. Eine „maßgerechte" Schnittführung bei kleinflächigen Eingriffen aus dermatologischer Indikation in den verschiedenen Ebenen des Coriums wird damit möglich.

Die Operation selbst verläuft nach den in der „allgemeinen Chirurgie" aufgestellten Regeln für die Spalthautentnahme. Der Assistent oder die Operationsschwester spannt „initial" das Operationsfeld mit der linken Hand und paßt sich „gleitend" der Richtung, der gedachten „Führung" von M. und C. an. Die Führungslinie verläuft analog den „relaxed skin tension lines" [30]. Die Anfertigung einer präoperativen Operationsskizze am Ort der Operation ist zweckmäßig und intraoperativ zeitsparend. Exzellente Vorlagen sind die bildlichen Darstellungen von Borges (Gesicht) und Zoltan [29] (Rumpf und Extremitäten). Der Operierende setzt das M. oder C. parallel der derartig vorprogrammierten Achse flach auf die Haut und schiebt das Instrument nach Betätigung der Fußschaltung in die Richtung der vorgesehenen Schnittebene vor. Ist diese Ebene erreicht, wird das Gerät bis zum Rande der „gedachten" – besser „markierten" – Operationsgrenze durchgeschoben.

Die E. kann „einschichtig" ausgeführt, aber auch „mehrschichtig", d. h. in den nächsten daruntergelegenen Hautschichten, weitergeführt werden (Abtragung des Rhinophyms!), wenn der Heilplan ein derartiges Vorgehen fordert.

Hat das Instrument die vorgesehene Coriumlage erreicht, wird an den Ausstoßschlitzen von M. und C. das sich laufend vergrößernde, abgelöste Hautstück sichtbar. Der Assistierende ergreift mit der rechten Hand den aus den Geräten herausragenden Teil des abgelösten Hautstückes mit der Pinzette oder Faßzange und fixiert dieses ohne Zug, der Arbeitsrichtung des Gerätes folgend. Eine Verlegung der Ausstoßschlitze durch die abgelöste Haut wird dadurch verhindert.

„Greift" das Instrument nicht, ist meist nicht das Gerät defekt, sondern die Klinge stumpf. Ein intraoperativer Klingenwechsel löst das Problem. Zweckmäßigerweise wird der Klingenwechsel vor der Operation vom gesamten Operationsteam geübt. Der zeitliche Ablauf einer flächenhaft vorgeplanten Hautentnahme wird dadurch verkürzt. Ein kontrollierender „Leerlauf" der Instrumente vor dem erneuten Einsatz ist zweckmäßig.

Blutstillung erfolgt durch Druck der flachen Hand nach Tachotop-Auflage. Die erwünschte Hämostase tritt sofort ein. Tachotop-Auflagerungen auf dermatomierten, wie dermabradierten Flächen lösen das Problem der Sickerblutung. Sie beeinflussen den Wundheilungsverlauf positiv und erleichtern den Verbandwechsel. Als „Wunddressing" verbindet dieses neuartige Lokalhämostyptikum aus nativen Kollagenfibrillen den Vorteil spezifischer, hämostyptischer Wirksamkeit mit einem günstigen Effekt durch die Wundheilung. Die Tachotop-Schicht wird mit Oleotull abgedeckt. Oleotull ist eine weitmaschige Baumwollgaze, die mit weißer Vaseline getränkt ist und keine medikamentösen Zusätze enthält. Die sehr biegsame Wundauflage paßt sich der Wölbung des Tachotop-Serumfilmes in jeder gewünschten Weise an. Die weite Gitterung bzw. Maschung der Fettgaze ermöglicht einen ungehinderten Sekretabfluß. Staus über der Wundfläche sowie Mazerationen der Wundränder werden dadurch vermieden. Über dem Tachotop-Serum-Oleotull-Film wird ein Fixomull-Verband angelegt. Das Operationsfeld wird unter leichtem Zug in Richtung der Verbandecken durch den Klebemull abgedeckt.

Die Abnahme des gesamten Wunddressing erfolgt am 7. bis 10. Tag. Nach Abnahme der Fixomull-Abdeckung und der Oleotull-Auflage, wird die aus Tachotop und eingetrocknetem Blut und Serum gebildete Schicht behutsam mit Wasserdampf (Vapozone-Gerät) abgelöst. Die an der Klinik entwickelte Technik des Verbandwechsels durch Abweichen des Wundverbandes mit dem in der Kosmetikabteilung verwendeten Vapozone-Gerät am 6. bis 8. Tag nach der Operation (Einwirkungsdauer 20–30 Minuten, der Einsatz kann sitzend oder liegend erfolgen), erlaubt eine nahezu schmerzlose Ablösung der Wundauflage. Der Verbandwechsel, evtl. der Übergang zur „offenen" Therapie, wird durch diesen Modus problemlos. Die bis dahin durch den Tachotop-Serum-Film abgeschirmte und nicht behinderte Epithelisation aus Resten der Epidermisabkömmlinge und der epithelialen „Explosion" vom Wundrand her ist zu diesem Zeitpunkt in vollem Gange, wenn nicht schon abgeschlossen. Die Wundfläche erscheint rosa. Die Epithelisation ist sichtbar. Die topische Therapie der Operationsfolgezustände erfolgt ab dem 9. bis 10. Tag mit Kamillosan-Salbe.

Komplikationen des postoperativen Verlaufes sind äußerst selten. Sind größere Flächen des Gesichtes in eine E. einbezogen, ist der Einsatz dekorativer Externa mit Lichtschutzwirkung vom Typ des Covermark zweckmäßig. Das Anlernen der Patienten, kombiniert mit der Abstimmung der Farbnuance, erfolgt durch die Kosmetikerin. Diese dekorative Tagesbehandlung wird durch eine nächtliche Behandlung mit Kamillosan-Salbe ergänzt und abgerundet.

Entnahme von Spalthauttransplantaten

Die technische Ausrüstung des M. erlaubt die Gewinnung von 0,75 bis 1 mm dicken, 12, 16 oder 20 mm breiten, die des C. die Entnahme von 0,4, 0,6 und 0,8 mm dicken, 12, 16 und 20 mm breiten autologen, homologen oder heterologen Spalthauttransplantaten. Für jede Breite stehen speziell armierte, auswechselbare Dermatomköpfe zur Verfügung. Die Schnittiefe wird an der Rückseite der Instrumente vorprogrammiert.

An der Klinik hat sich die von B. M. P. beschriebene Technik der Spalthautentnahme bewährt. Sie beruht auf der vorbereitenden und intraoperativen Fixation der Transplantate an eine fest haftende Klebe-Mull-Auflage (Fixomull).

Die präoperative Fixierung der Entnahmestelle durch eine fest haftende Klebemullauflage besitzt (Fixomull) den Vorteil, daß das Transplantat in ausgebreitetem Zustand sofort wieder verlegt werden kann.

Die auf der Klebemullauflage aufgezeichneten Flächenmaße erlauben eine maßgerechte Entnahme der Transplantate. Der Spalthautlappen selbst [Schnittiefe = z.B. 1 mm, Auflage (Fixomull) = 0,3 mm, tatsächliche Transplantattiefe = 0,7 mm] wird zusammen mit der fest haftenden Klebefolie verlegt. Die umgebenden Fixomull-Reste bleiben postoperativ liegen. Die Verlegung der mit M. oder C. gewonnenen Transplantate erfolgt entweder maßstabsgerecht als Solitärtransplantat oder nach Zerteilung in kleinere Stücke als Briefmarken-(Postage-stamp)-Transplantate oder endlich nach entsprechender Präparation ausgebreitet als Maschenlappen (Mesh-graft). Die Technik der Lappenpräparation steht im Ermessen des Operierenden. Ihm bleibt auch überlassen, ob er das Transplantat durch Knopfnähte, durch Wundkleber, durch fixierende Wundklebeverbände (Leukoklip porös) oder durch einen gut sitzenden Fixomull-Deckverband befestigt. Uns hat sich die überlappende Fixation der Transplantate durch einen gut sitzenden Fixomull-Deckverband bewährt. Der Verband wird nach Anspannung der Folie an den vier Enden aufgelegt. Wellungen des Verbandes werden mit der flachen Hand ausgestrichen. Ein Mullverband schließt das Wunddressing ab. Der Verbandwechsel erfolgt am 6. bis 10. Tag.

Die Behandlung der Donorstelle ist ebenfalls unkompliziert. Wir führen eine Tachotop-Wundauflage zur Blutstillung aus. Diese wird mit einem Oleotull-Streifen durch einen Fixomull-Deckverband unter leichtem Druck fixiert. Damit ist die Wundversorgung abgeschlossen. Aus Blutserum und Wunddressing bildet sich ein fest haftender Film. Die Fixomull-Abdeckung wird am 8. bis 10. Tag nach der Operation entfernt. Wenn sich zu diesem Termin der Tachotop-Oleotull-Film nicht von selbst ablöst, sollte man ihn so lange nicht abreißen, bis durch die abgeschlossene Epithelisation von den Wundrändern oder aus Resten der Anhangsgebilde der Haut, die Abhebung des Wunddressing von selbst erfolgen, oder ein Abfallen am 10. Tag im Bad eintritt. Die Abheilung der Donorstellen erfolgt im allgemeinen narbenlos. Dies ist bei einer Spalthautdicke von konstant 0,7 mm auch zu erwarten.

Besprechung der Operationstechnik

Eine destruktive Dermatomie bzw. Dermatom-Mucotom-Coriotom-Exzision (E.) wird ausgeführt, wenn der operative Heilplan Hautentnahmen kranker oder veränderter Haut in einer Tiefe bis 1 mm vorsieht. Das Ziel der Eingriffe ist die Ausrottung:

1. der in dieser Ebene gelegenen Hauterkrankung,
2. der dort lokalisierten „unerwünschten" bzw. „unvermeidbaren" Krankheits- und Behandlungsfolgezustände,
3. die Entfernung akzidentiell oder artifiziell eingebrachter Fremdkörper, die in oder über dieser Ebene in Epidermis und Kutis eingelagert sind.

Pilotversuche der letzten 2 Jahre ergaben, daß seborrhoische Warzen, die Verrucae vulgares, der Lichen ruber verrucosus, der Lichen sclerosus et atrophicus, die Prurigo nodularis, aber auch Rumpfhautepitheliome, der Naevus flammeus, das Rhinophym, Schmutz- und Schmucktätowierungen, Indikationen für eine E. sein können. Behandlungsversuche mit dem Ziel Keloide und Narben therapeutisch anzugehen, sind mit wechselnden Ergebnissen in vollem Gange. Über den Einsatz des M. und C. bei der Behandlung des Trichoepithelioms, der „ausgebrannten" Akne, bei der Entfernung von Schmutz- und Schmucktätowierungen, wurde vorausgehend ausführlich berichtet. Möglichkeiten,

Komplikationen und Grenzen der Methodik wurden beschrieben. Kasuistische Mitteilungen über die übrigen Indikationen befinden sich in Vorbereitung.

Viele Gründe sprechen dafür, daß die E. die Indikationsliste der Dermabrasio einschränkt. Der aufwendige Einsatz der hochtourigen Fräse wird durch das M. und C. zuweilen ergänzt.

Einzelne Indikationen werden abgelöst. Das gleiche gilt für das chemische „Peeling" bzw. die chemo-chirurgische Ablösung oberflächlicher Hautanteile. Das durch langzeitiges Einwirken von Chemikalien, z. T. unter beachtlichen Beschwerden der Patienten, erzielbare Ergebnis kann mit dem M. oder C. schmerzlos innerhalb von Sekunden erreicht werden. Eine E. benötigt einen kürzeren Zeitaufwand als eine Dermabrasio.

Die schneidende Achse des Gerätes verläuft parallel der Oberfläche. Gegenüber dem Einsatz des rotierenden Schleifkopfes ist die Gefahr des „Mitnehmens" benachbarter Hautanteile (Augenlider, Nasenflügel, Oberlippe), auch die des blitzschnellen Aufrollens von Tupfern, mit Projektilwirkung, die in der Nähe des Operationsfeldes liegen, praktisch ausgeschlossen. Ein topischer „Hitzeeffekt" durch einen langen, rotierenden Schleifkopf ist beim Einsatz des M. ob der Kürze der Operation unwahrscheinlich. Eine Anpassung der Geräteführung an antomische Vorsprünge und Vertiefungen ist möglich und erlernbar.

Assistenz bei der E. ist, wie bei der Dermabrasio, ob der intraoperativ notwendigen Spannung des Operationsfeldes, „erwünscht".

Die Führung des Dermatoms erfolgt besonders im Gesicht konform dem Verlauf der „relaxed skin tension linses" [30]. Zu beachten ist, daß der Operierende ohne Druck die erwünschte Operationsebene aufsucht. Eine „initiale Druckwellenbildung" des Operationsfeldes hat zwei Ursachen: entweder hat der Assistent das Operationsfeld nicht genügend gespannt, oder der Operierende hat die vor dem Gerät liegende Zone durch zu starken Druck „aufgewulstet" und schiebt sie in „Wellen" vor sich her. Die Schnittiefe wird dadurch vermehrt. Eine so erzielte „Bahn" ist postoperativ sichtbar. Sie kann intraoperativ durch Dermabrasio dem Niveau der Umgebung angepaßt werden. Das Schneiden der „Schnittbahnen" oder „Züge" („der Zug fährt durch die Felder") mit Resten der zwischen den „Zügen" gelegenen Hautabschnitte („Felder") kann durch Sichtkontrolle des Operationsfeldes („Tupfen!") und technisch saubere Arbeit („Zug" neben „Zug") vermieden werden. Es ist allerdings manchmal unvermeidbar, daß Reste der „Felder" durch intraoperatives „Verkanten" des Dermatoms stehen bleiben. Eine gezielte Dermabrasio schafft auch hier Abhilfe. Sie führt zu besseren Ergebnissen als das „Dermashaving" mit dem Skalpell. Es soll aber ausdrücklich darauf hingewiesen werden, daß ein Niveauunterschied im Anschluß an eine E. gegenüber der nächsten Umgebung als „unerwünschter" aber „unvermeidbarer" Folgezustand direkt postoperativ eintreten kann. Er flacht sich zwar durch die Hautspannung in der späteren postoperativen Phase ab. Ist dieser Effekt aber kosmetisch nicht befriedigend – besonders kann dies der Fall sein, wenn die Operation im Gesicht notwendig war –, ist ein „langsamer Übergang" durch Dermabrasion in einer weiteren Sitzung vorzuziehen. Erfahrungen mit der „Chemosurgery" bei dieser Indikation bestehen nicht. Weitere „unerwünschte" aber „unvermeidbare" Folgezustände nach destruktiver D. und E. sind Hyperpigmentierungen im Bereich des Operationsfeldes. Die sich anbietende postoperative Prophylaxe – Lichtschutz und die Verlegung des Operationstermines in die Herbst- und Wintermonate – sowie eine Aufklärung der Patienten über die möglichen Folgen der Sonneneinwirkung eines postoperativ angetretenen Badeurlaubs ist zu empfehlen.

Milienbildung als Folgezustand einer E. tritt relativ häufig ein. Schlitzen der Milien besorgt an der Marburger Dermatologischen Klinik die Kosmetikerin. Sachgerechte Aufklärung der Patienten ist segensreich, um fantasievollen Deutungen der Milienbildungen (Ca.-Furcht!) und unerwünschten Bezügen zur Operation vorzubeugen.

Die Ausbildung einer irritativen Hypertrichose, hypertrophischer Narben und Keloiden ist in der postoperativen Phase möglich. Man sollte bei der Aufklärung aber nicht vergessen, daß das Auftreten einer irritativen Hypertrichose und Keloidbildung sehr selten ist und daß hypertrophische Narben reversibel sind. Kein Weg führt aber daran vorbei, daß die Möglichkeit der postoperativen Entstehung solcher Krankheiten diskutiert wird, in erster Linie bei der Aufklärung über Operationsfolgen nach Tätowierungen. Dann ist abzuklären, ob eine hypertrophische Narbe, ein Keloid, oder eine Hyperpigmentierung am Ort des ausgelöschten Tätowierungsbildes den erwünschten „mental-lift" mehr in Frage stellt als ein persistierendes Tätowierungsbild.

Im übrigen sind die an der Klinik laufenden Versuche, Keloide mit einem „Overgrafting" therapeutisch anzugehen, voll im Gange. Ob sie aber die Lösung des Problems darstellen, kann mit Sicherheit noch nicht ausgesagt werden.

Vor genau 50 Jahren erschien die Arbeit von Blair und Brown über „The use and uses of large split skin grafts of intermediate thickness" [2]. Damit wurde in USA ein neues Kapitel im Buch der Geschichte der Hauttransplantation aufgeschlagen, in das sich bisher Anatomen, Augenheilkundige und Chirurgen aus ganz Europa von Bünger [3, 4] über Reverdin [23], Ollier [22], Thiersch [26], Lawson [19], Wolf [27] und Krause [18] eingetragen hatten. Die in die gleiche Richtung zielenden Therapieergebnisse Gohrbrandts [15] sollen nicht vergessen werden.

Die Art und Weise der Ausnutzung des M. und C. als Dermatom unterscheidet sich kaum von der Technik der „klassischen" Entnahme von Spalthauttransplantaten mit einem elektrisch angetriebenen Dermatom [5-14]. Die Schnittiefe ist allerdings konstant. Der entscheidende Vorteil des Gerätes ist seine Größe, damit seine Handlichkeit für Flächenverhältnisse, wie sie der Dermatologe benötigt. Er muß nicht ob der Schnittbreite des Dermatoms „unvermeidbar", aber „unnötig" Haut opfern.

Der Vorteil der Handlichkeit wiegt den Nachteil der vorprogrammierten, unverstellbaren Schnittiefe auf. Alle Möglichkeiten der Spalthautpräparation in Beziehung zum vorgeplanten Einsatz stehen dem Operierenden zur Verfügung.

Im Rahmen der hier aufgeführten Pilotversuche standen die Behandlung der Keloide, der Naevi flammi und Ulcus cruris im Vordergrund. Die Indikationsliste erweitert sich laufend. Kasuistische Mitteilungen sind in Vorbereitung. Ausgangspunkte der dermatologischen Versuchsreihe waren die Angaben von Blair und Brown [27] „on freshened scar surfaces in contraindikation to scar surfaces which have been completly excised".

Strupplers [25] Verfahren des „Overgrafting" auf dermabradierte Bezirke beim Keloid standen dabei Pate. Es lag auf der Hand, dieses Verfahren an die Bedingungen der Mucotomexzision anzupassen und entsprechend zu instrumentieren.

„Unerwünschte" aber „unvermeidbare" Folgezustände der Dermatom-Mucotom-Spalthautlappenentnahme sind:

1. Die Möglichkeit des Auftretens hypertrophischer Narben oder Keloide, einer reaktiven Hypertrichose, einer Hyperpigmentierung, die Beobachtung geringer Niveauunterschiede an der Donorstelle in der postoperativen Phase.

2. Die Sichtbarkeit von „Bahnen“ oder „Maschen“ an der Empfängerstelle, am Ort der Intervalle zwischen den einzelnen „Bahnen“ oder am Übergang zur gesunden Haut.

3. Pigmentunterschiede des Transplantats gegenüber der Umgebung.

4. Niveauüberschüsse in der ersten postoperativen Phase.

5. Anheilungs-Schwierigkeiten, die sich durch die epitheliale Explosion vom Transplantat aus, und von der Umgebung ausgehend, ausgleichen.

Das Wunddressing mit Fettgaze wurde unter entsprechenden Angaben von Blair und Brown [2] den an der Dermatologischen Klinik Marburg üblichen Verhältnissen angepaßt. Wenn keine Indikation zur topischen Therapie mit Antibiotika oder Kortikosteroiden bestand, wurde darauf verzichtet.

Zusammenfassung

1. Gegenstand der vorliegenden Veröffentlichung ist ein Bericht über Pilotversuche mit dem Aesculap-Mucotom nach Mörmann (M.) und dem Aesculap Kleindermatom (Coriotom) nach Friederich (C.)
2. Die Indikationen und Techniken der „destruktiven“ und „konstruktiven“ Dermatomie werden ausführlich geschildert.
3. Die Bedeutung der Dermabrasio im Rahmen kombinierter Verfahren wird beschrieben.
4. Die postoperative Phase (Wunddressing, Nachbehandlung, „unerwünschte“ aber „unvermeidbare“ Krankheitsfolgezustände) werden besprochen.

Literatur

1. Ammon V, Baumgarten M (1942) Die plastische Chirurgie nach ihren bisherigen Leistungen. Reimer, Berlin
2. Blair VP, Brown JB (1929) The use and uses of large split skin grafts of inter mediate thickness. Surg Gynecol Obstet 49:82–98. Classic reprint: Plast Reconstr Surg 41:65–75 (1968)
3. Bünger CH (1822/1823) Gelungener Versuch einer Nasenbildung aus einem völlig getrennten Hautstück aus dem Bein. Augenheilkd 4:569–582, Zit. bei J. Hein (1976)
4. Bünger CH (1822/1823) Succesful attempt of reconstruction of anose from a completely separated piece of skin from the leg. Chir Augenheilkd 4:569–582. Classic reprint in: Plast Reconstr Surg 44:486–489
5. Fitz-Gibbon GM (1968) The commandments of billies. Br J Plast Surg 21:226–229
6. Friederich HC (1970) Korrektive Dermatologie. In: Bode HG, Korting LW (Hrsg) Haut- und Geschlechtskrankheiten, Bd II. G. Fischer, Stuttgart, S 790–801
7. Friederich HC (1975) Dermabrasion in acne, morphology and treatment. In: Plewig G, Kligman AM (eds) Morphogenesis and treatment. Springer, Berlin Heidelberg New York
8. Friederich HC (1978) Vorschläge zu einem operativen Heilplan der „ausgebrannten“ Akne. Z. Hautkr 53:793–813
9. Friederich HC (1979) Operative Therapie der ausgebrannten Akne. In: Salfeld O (Hrsg) Operative Dermatologie. 169–173 Springer, Berlin Heidelberg New York
10. Friederich HC, Willmund G (1974) Entfernung von Tätowierungen. Dtsch Ärztebl 71:296–299
11. Friederich HC, Jahr O (1979) Multiple Trichoepitheliome des Kopfes. Derma-Report 3:22–23 (Vorabdruck); Z Hautkr 54, 821–824

12. Friederich HC, Callies R (1982) Zur Therapie der Schmutz- und Schmucktätowierungen. (Hautarzt im Druck)
13. Fixomull R (1978) In: B.M.P.-Medical Programm 1978. Film: 1. Postoperative Wundversorgung und 2. Freie Hauttransplantation
14. Gillies H, Milliard DR (1957) The principles and art of plastic surgery. Little, Brown and Company, Boston Toronto
15. Gohrbandt E (Zitiert bei Zoltan J, 1962)
16. Hein J (1976) Zur Geschichte der Anatomie und Chirurgie: Christian, Heinrich Bünger 1782–1842, Anatom und Chirurg. Mannheimer Morgen
17. Kleine-Natrop HE (1962) Die operative Therapie des Dermatologen. In: Hesse PG (Hrsg) Beiträge zur modernen Therapie, Vorträge und Diskussionsbemerkungen der 7. Weimarer Therapietagung 1961 sowie Originalarbeiten und Übersichtsreferate. G. Fischer Verlag, Jena
18. Krause F (1893) The transplantation of large unpedicled skin flaps. Verh Dtsch Ges Chir 22:46, 177. Classic reprint: Plast Reconstr Surg 41:573–575 (1968)
19. Lawson G (1968) On the transplantation of portions of skin for the closure of large granulating surfaces. Classic reprint: Plast Reconstr Surg 41:174–175
20. McDowell E (1969) Commentary by the editor. Plast Reconstr Surg 44:489–490
21. Mörmann W, Schaer FP (1977) Orale Schleimhauttransplantation mit dem Mucotom. Schweiz Monatsschr Zahnheilkd 87:656–666
22. Ollier L.X.E.L. (1965) Greffes cutanées ou autoplastiques. Classic reprint: Plast Reconstr Surg 41:265–266
23. Reverdin JL (1869) Greffe épidermique. Bull Soc Chir Paris 10:511
24. Schreus H Th (1956) Schleifen und Fräsen der Haut. In: Schreus H Th (Hrsg) Ärztliche Kosmetik, Bd II. Hüthig, Heidelberg
25. Struppler E Persönliche Mitteilungen (St. Gallen)
26. Thiersch C (1874) Über die feineren anatomischen Veränderungen bei Aufteilung von Haut auf Granulationen Verh Dtsch Ges Chir 3:69. Classic reprint: Plast Reconstr Surg 41:365–368 (1968)
27. Wolfe JR (1875) A new method of performing plastic operations. Br Med J 2:360. Classic reprint: Plast Reconstr Surg 41:487–489
28. Zoltan J (1962) Die Anwendung des Spalthautlappens in der Chirurgie. G. Fischer Verlag, Jena
29. Zoltan J (1965) Transplantationslehre. In: Gohrbandt J, Gabka A, Berndorfer A (Hrsg) Handbuch der plastischen Chirurgie, Bd I. Berlin
30. Borges AE (1973) Elective incisions and scar revision. Hrsg Little, Brown and Comp Boston

Zur Behandlung von Venektasien und Teleangiektasien

I. Weissmann und B. Konz

Teleangiektasien und Venektasien sind häufig kosmetisch störende Veränderungen, besonders wenn sie im Gesicht lokalisiert sind. Bei Teleangiektasien handelt es sich um rot durch die Haut hindurchschimmernde Kapillarerweiterungen im oberen Corium und im Bereich der Papillenspitzen. Venektasien sind Erweiterungen von kleinen und auch mittleren Venen im oberen Corium. Sie haben ein größeres Kaliber als Teleangiektasien, eine blau-rote Färbung und sind meistens besenreiserartig angeordnet [2].

Die Indikation zur Entfernung dieser Veränderungen sollte sorgfältig gestellt werden, da bei unkritischer Auswahl des therapeutischen Verfahrens unter Umständen mit einer Verschlechterung des Ausgangsbefundes zu rechnen ist.

Folgende Therapiemöglichkeiten haben sich in der Praxis bewährt:

Bei Teleangiektasien können die elektrochirurgische Verödung mit der bipolaren Diathermienadel sowie die Kryotherapie mit Azeton-Kohlensäureschnee als Methoden der Wahl angegeben werden. Für Venektasien wird die Verödungsbehandlung – z.B. mit Äthoxysclerol – vorgeschlagen, da die Therapie dieser relativ großlumigen Gefäße mit der Diathermienadel in der Regel nicht zum gewünschten Erfolg führt. Jedoch im Gesicht sollte die Indikation zur Verödungsbehandlung von Venektasien wegen einer möglichen Verschleppung des Verödungsmittels sorgfältig überprüft werden.

Im folgenden soll über zwei Patienten berichtet werden, bei denen sich zur Behandlung von Venektasien und Teleangiektasien zwei andere therapeutische Verfahren bewährt haben.

1. Bei einem 55jährigen Patienten (Abb. 1) bestanden ausgedehnte besenreiserartige Venektasien im Nasen- und Mittelgesichtsbereich. Da eine vorausgegangene Verödungsbehandlung mit Äthoxysclerol nicht zur Besserung des Zustandes geführt hatte, stellte sich die Frage nach dem therapeutischen Vorgehen.

Bei ausgeprägten Venektasien im Nasen-Augenbereich sollte vor der Therapie eine tumorbedingte Abflußbehinderung ausgeschlossen werden. Dieser Verdacht konnte bei unserem Patienten ausgeräumt werden. Da der Patient ein initiales Rhinophym im distalen Nasenanteil aufwies, führten wir entsprechend der von Konz [3] und Karge [1] angegebenen Methode zur Rhinophymbehandlung eine oberflächliche Abtragung der Nasen- und angrenzenden Wangenhaut mit dem Einmalrasierer durch. Durch die schichtweise Entfernung der Haut bis etwa ins mittlere Corium wurden auch die oberflächlichen Venektasien beseitigt. Dieses Verfahren ist im Nasenbereich gut durchführbar, da durch den regionalen Talgdrüsenreichtum eine narbenlose Reepithelisation, ausgehend von den Talgdrüsenausführungsgängen, gewährleistet ist.

Vier Wochen nach der Operation fand sich eine narbenlose Abheilung, ohne daß Venektasien vorhanden waren. Vier Monate später kam es im peripheren Anteil zu einer Neubildung von Venektasien, jedoch in einem weitaus geringeren Maße (Abb. 2). In diesen Arealen ist eine Wiederholung des beschriebenen Verfahrens möglich und vorgesehen.

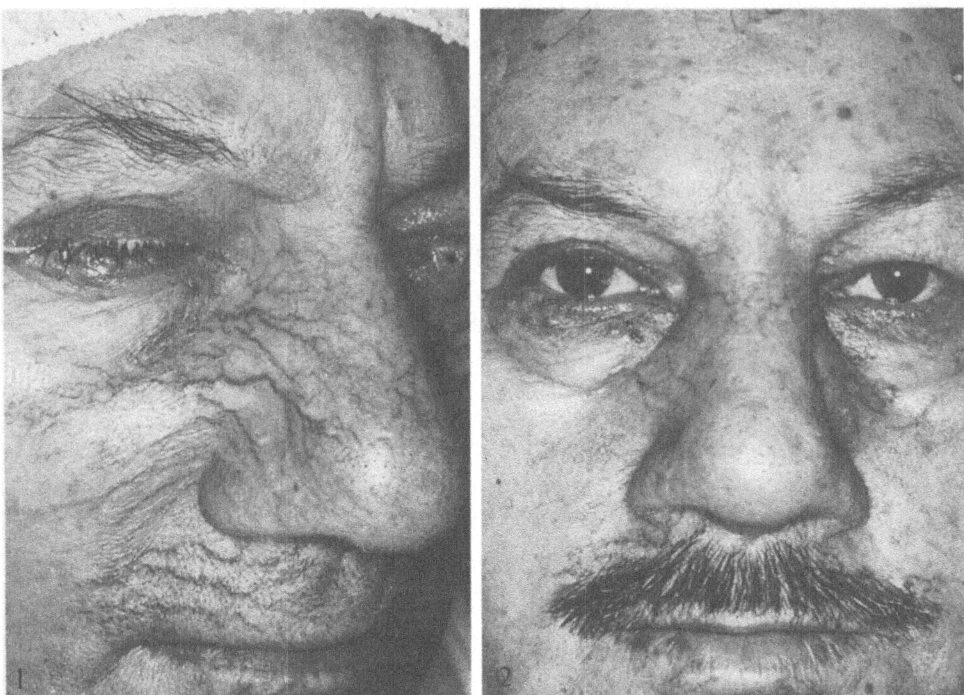

Abb. 1. Ausgedehnte Venektasien im Nasen- und Mittelgesichtsbereich
Abb. 2. Vier Monate nach oberflächlicher Abtragung der befallenen Nasen- und Wangenhaut mit dem Einmalrasierer

2. Eine 25jährige Patientin wollte sich kosmetisch störende Teleangiektasien im Wangenbereich entfernen lassen. Zunächst wurde eine Behandlung mit der Diathermienadel durchgeführt. Da dieses Vorgehen nicht zum gewünschten Erfolg führte, wurde ein erneuter Therapieversuch, diesmal aber mit der Diathermiekugel unternommen. Im Anschluß daran kam es zu multiplen, flachen, hyperpigmentierten, fleckförmigen Narben in den behandelten Wangenbereichen (Abb. 3). Dieses Beispiel zeigt, wie vorsichtig die Indikation zur Entfernung von Teleangiektasien im Gesichtsbereich zu stellen ist. Zur Planierung der Narben wurde die hochtourige Dermabrasion ins Auge gefaßt und aufgrund der oberflächlichen Lage der Teleangiektasien vermutet, daß sich diese mit der Schleifung ebenfalls beseitigen lassen.

Die Dermabrasion wurde mit der Schreus'schen Fräse vorgenommen, wobei die Behandlung oberflächlich durchgeführt wurde, etwa bis zu einer Tiefe, daß gerade punktförmige Blutungen auftreten. Drei Monate nach dem Eingriff waren die Narben beidseits im Wangenbereich fast nicht mehr zu erkennen und die Teleangiektasien fast vollständig verschwunden (Abb. 4). Unter Umständen könnte eine erneute oberflächliche Dermabrasion das kosmetische Ergebnis noch verbessern.

Der vorliegende Beitrag veranschaulicht, daß in besonders gelagerten Fällen das „Derma-shaving“ mit dem Einmalrasierer eine gut einsetzbare Methode zur Behandlung von Venektasien im Nasen- und Gesichtsbereich darstellt. Die Bedeutung der hochtourigen

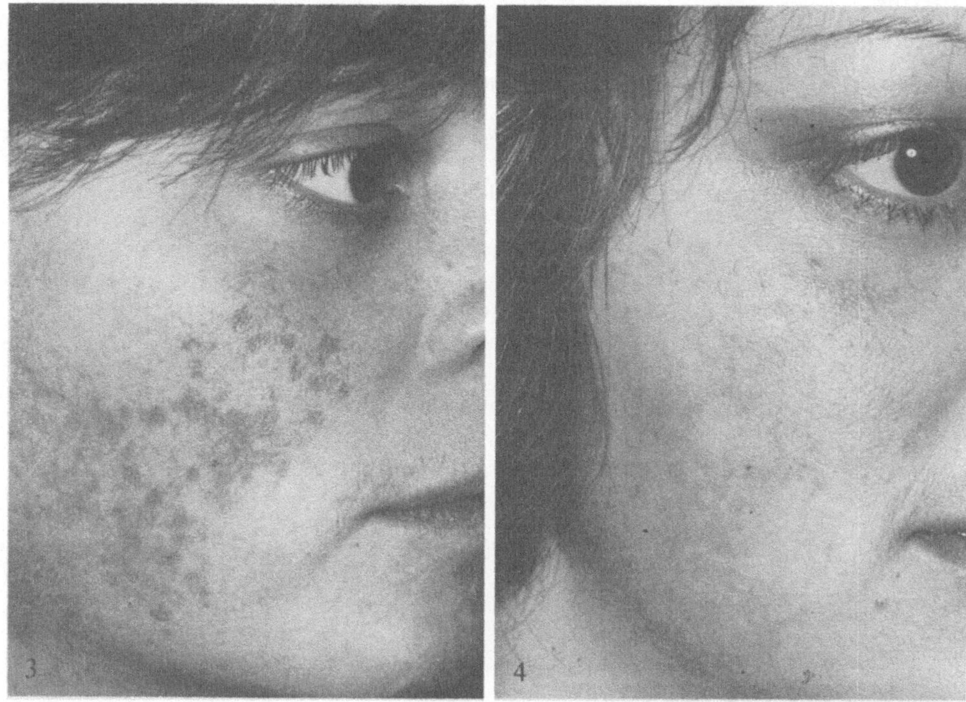

Abb. 3. Kosmetisch störende hyperpigmentierte Narben nach elektrochirurgischer Behandlung von Teleangiektasien
Abb. 4. Zustand 3 Monate nach hochtouriger Dermabrasion

Schleifung für die Entfernung von Teleangiektasien und flachen hyperpigmentierten Narben im Gesicht wurde durch die zweite Kasuistik dargestellt.

Zusammenfassung

1. Als Methode zur Behandlung von kosmetisch störenden Venektasien im Nasen- und Mittelgesichtsbereich wird die oberflächliche Abtragung der Haut mit dem Einmalrasierer (Dermashaving) beschrieben.

2. Bei einer 25jährigen Patientin wurden Teleangiektasien sowie flache hyperpigmentierte Narben im Wangenbereich durch hochtourige Schleifung mit der Schreus'schen Fräse (Dermabrasion) entfernt.

Literatur

1. Karge HJ (1977) Rhinophyn, dermatochirurgische Möglichkeiten zur Behandlung. In: Konz B, Burg G (Hrsg) Dermatochirurgie in Klinik und Praxis. Springer, Berlin Heidelberg New York S 195
2. Keining E, Braun-Falco O (1969) Dermatologie und Venerologie. J.F. Lehmanns Verlag, München, S 532–534
3. Konz B (1975) Zur operativen Behandlung des Rhinophyns. Hautarzt 26:211–214

Zur operativen Behandlung des Interdigitalklavus

E. Landes

Der Interdigitalklavus, meist zwischen der 4. und 5. Zehe gelegen, kann zu erheblichen Beschwerden führen. Häufig greift der Klavus auf die Innenseiten der Grundglieder der Zehen über oder liegt im seitlichen Interdigitalraum. Das Tragen normaler Schuhe ist oft wegen der erheblichen Schmerzen unmöglich. Wenn die Behandlung durch den Fußpfleger erfolglos bleibt, wird der Arzt konsultiert. Die meisten der üblichen Behandlungsmethoden, wie Abpflastern mit Guttaplast, keratolytischen Zubereitungen, Curettage in Lokalanästhesie, sind insuffizient, da sie in Bälde zu Rezidiven führen. Es können knöcherne Exostosen im Bereich der Phalangen, oft begleitet mit einer aseptischen Periostitis, vorhanden sein, die allerdings eine orthopädische Intervention notwendig machen. Von Meltzer [2] wurde eine operative Methode vorgeschlagen, die in der Exzision des Klavus besteht. Der Wundverschluß erfolgt mit kleinen Burowschen Dreiecken am oberen und unteren Ende der Exzision. Diese Operationsmethode reicht nicht aus, wenn der Klavus den gesamten Interdigitalraum ausfüllt oder auf die Innenseiten der Phalangen übergreift.

Angeregt durch eine Mitteilung von Browne [1] zur operativen Behandlung der Syndaktylie bei Verbrennungen, bei denen nach Exzision der Verbrennungsnarbe der Defekt mit einem Dehnungslappen vom Handrücken gedeckt wird – wobei allerdings an beiden Seiten ein freies Transplantat eingefügt wird –, haben wir eine Methode entwickelt, die uns zur operativen Entfernung des Interdigitalklavus, aber auch anderer interdigital gelegener Tumoren geeignet erscheint.

Methode

Nach Exzision des Klavus wird vom Fußrücken ein Dehnungslappen mit zwei Burowschen Dreiecken in die Operationswunde gezogen und nach sorgfältiger Blutstillung mit Einzelknopfnähten eingenäht. Die Abduktion der beiden Zehen wird zunächst durch die Einlage eines Tupfers gewährleistet. Entfernung der Fäden nach 8–10 Tagen. Es ist wichtig, das Operationsgebiet trocken zu halten, um eine Mazeration des eingenähten Dehnungslappens zu verhindern (Abb. 1–4). Diese Methode eignet sich auch zur plastischen Dekkung nach Entfernung von Neubildungen anderer Art, z.B. interdigital gelegenen Pigmentnävi (Abb. 5 und 6).

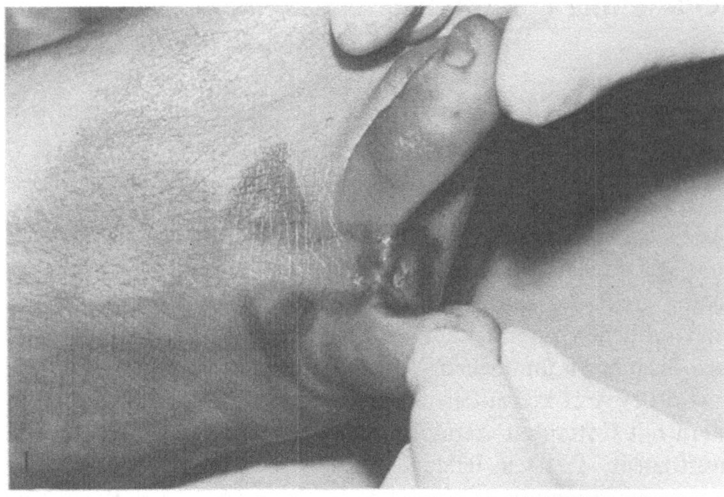

Abb. 1. Interdigitaler Klavus mit Operationszeichnung

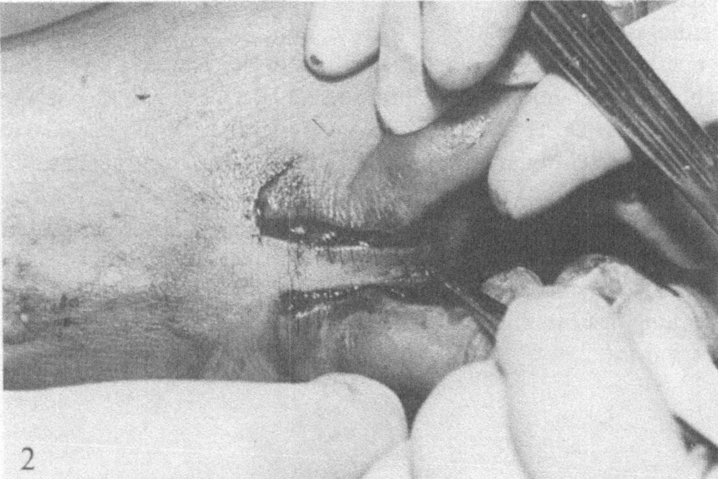

Abb. 2. Nach Exzision des Klavus Mobilisation des Dehnungslappens mit Burowschen Dreiecken

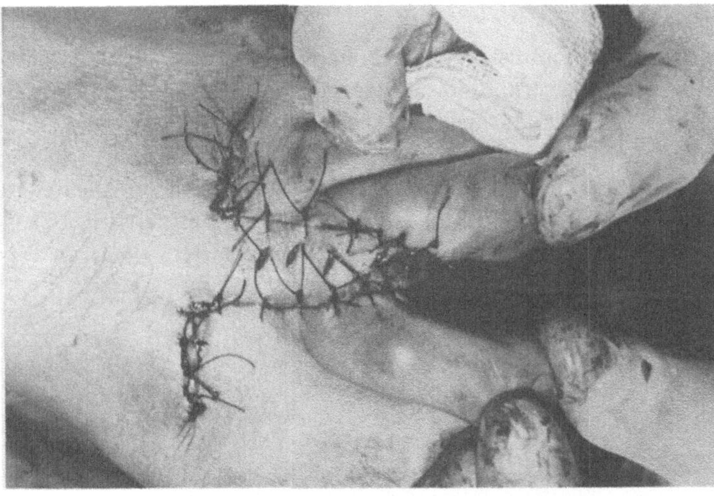

Abb. 3. Zustand nach Einnähen des Dehnungslappens

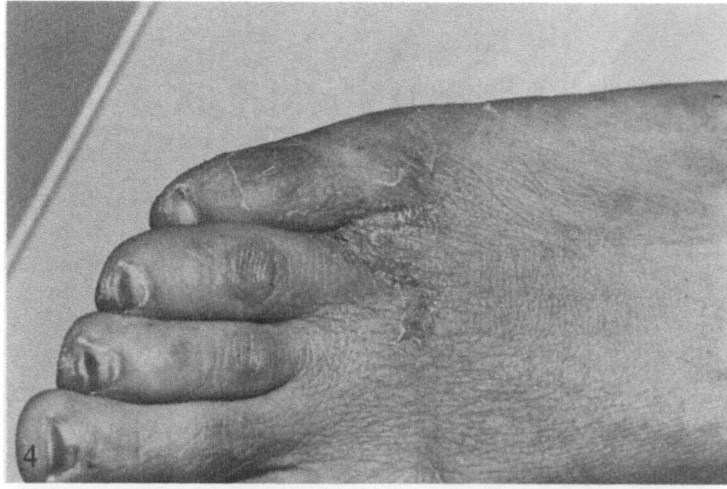

Abb. 4. Sechs Wochen nach der Operation

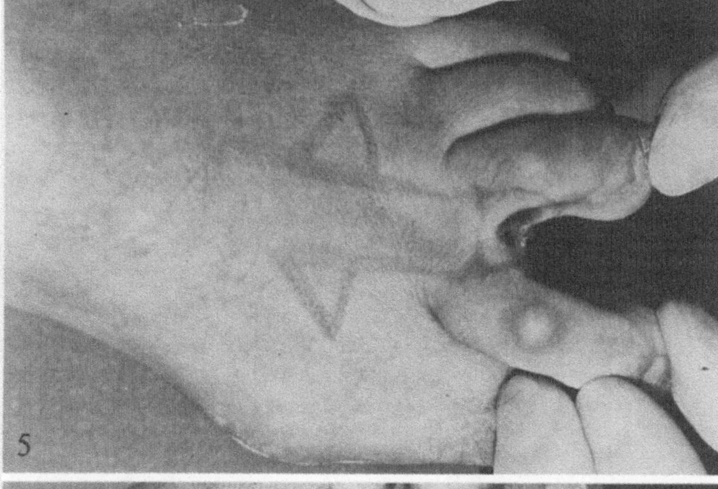

Abb. 5. Interdigitaler Pigmentnävus mit Operationszeichnung

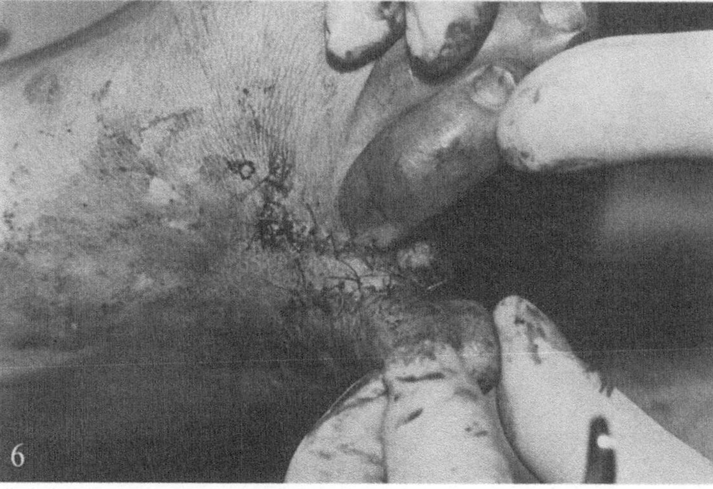

Abb. 6. Zustand nach Exzision und plastischer Deckung

Zusammenfassung

Es wird eine neue Technik zur operativen Entfernung von Interdigitalklavi und interdigital sitzenden Neubildungen (Nävi) beschrieben.

Nach Exzision der Neubildung erfolgt die Deckung mit einem Dehnungslappen mit Burowschen Dreiecken vom Fußrücken.

Literatur

1. Browne jr EZ, Teague A, Snyder FC (1978) Burn syndaktely. Plast Reconstr Surg 62:92–95
2. Meltzer L (1976) Surgical Treatment of Intertriginous soft corns J Dermatol Surg Oncol 2:135–136

Kryochirurgische Behandlung benigner und prämaligner Hauttumoren

W. Alexander und G. Mahrle

Die Kryochirurgie ist kein neues Verfahren. Bekannt ist z.B. die Warzenbehandlung mit Watteträgern und flüssigem Stickstoff. Technische Verbesserungen und nicht zuletzt die Arbeiten von Zacharian [5] und Torre [3] in den USA ermöglichen heute eine erweiterte Indikationsstellung und rechtfertigen auch die kryochirurgische Behandlung prämaligner und maligner Tumoren. Somit tritt die Kryochirurgie in unserem Fachgebiet zunehmend in Konkurrenz zu den üblichen Verfahren, wie Operation, Bestrahlung und Chemochirurgie. In der Göttinger Hautklinik haben wir im Zeitraum von 15 Monaten 461 Patienten kryochirurgisch behandelt, überwiegend Basaliome und Virusakanthome, weniger Präkanzerosen wie aktinische Keratosen, ferner seborrhoische Warzen (Tabelle 1).

Tabelle 1. Kryotherapeutische Eingriffe Universitäts-Hautklinik Göttingen (Zeitraum: 1. Jan. 78–1. April 79)

Diagnose:	n
Basaliome	179
Viruswarzen	178
Akt. Keratosen	57
Seborrh. Warzen	23
Sp. Kondylome	15

Keloide 3, M. Bowen 2, Granuloma tel. 2, N. flammeus 1, Leishmaniose 1.

Der Erfolg eines kryochirurgischen Eingriffes wird einerseits bestimmt von physikalisch-technischen Kriterien und hängt andererseits vom Tumor und seiner Umgebung ab. Lassen wir zuerst den Tumor außer acht, so soll sich die Temperatur im Gewebe folgendermaßen verhalten (Abb. 1): Zum Erreichen einer möglichst hundertprozentigen Zellnekroserate ist eine hohe Einfriergeschwindigkeit (E) von $> 40^\circ$ pro Minute auf mindestens $-20\ ^\circ$C notwendig. Demgegenüber soll die Auftauzeit (A) lang sein und nicht mehr als 15° pro Minute betragen. Gelegentlich ist durch morphologische Besonderheiten der Hautstelle ein schnelleres Auftauen nicht zu vermeiden. Ist die Auftauzeit in diesen Fällen kürzer als 1,5 Minuten, dann schließen wir sofort eine zweite Einfrierphase an. Wir sprechen dann von einer zweizyklischen Behandlung.

In der Göttinger Klinik wenden wir wahlweise zwei Techniken an, einmal das offene Verfahren, wobei Stickstoff direkt auf die Effloreszenz aufgesprüht wird und verdampft, zum anderen das in sich geschlossene System, wobei der Stickstoff eine Sonde durchfließt, die auf die Effloreszenz aufgesetzt wird. Welches Gerät wir jeweils einsetzen und

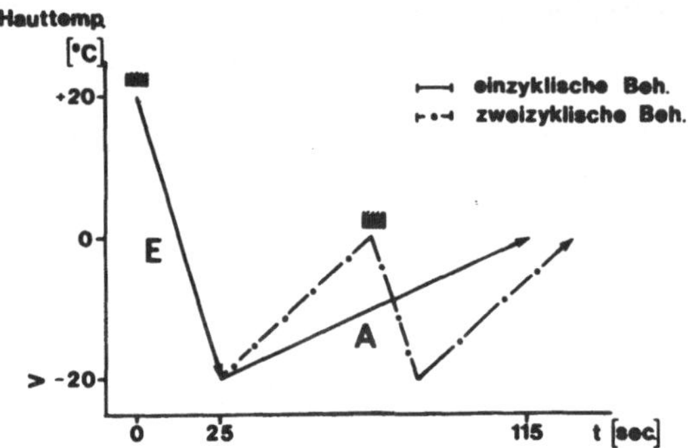

Abb. 1. Verhalten der Gewebstemperatur bei Kryochirurgie

welche Technik wir anwenden, richtet sich nicht zuletzt nach tumorabhängigen Kriterien. Bei glatter Oberfläche bevorzugen wir das geschlossene System, bei verruköser oder stark zerklüfteter Oberfläche, wie z.B. bei Warzen, das offene System. Ist der Wassergehalt der Tumoroberfläche gering und der Keratinisierungsgrad hoch, so ist nach unseren Erfahrungen mit einem Spraygerät leichter eine Kryonekrose zu erreichen. Zum Einfrieren tiefergelegener Hauttumoren verwenden wir dagegen das Spraygerät nicht, da hierzu spezielle Applikatoren nötig sind, um den flüssigen Stickstoff für einen längeren Zeitraum im Bereich des Tumors zu halten. Mitentscheidend für eine Kryonekrose ist ferner der Grad der Zellhydratisierung und der Anteil der Vaskularisierung. Bei hohem intrazellulärem Hydratisierungsgrad und geringer Vaskularisierung wird sich eine Kryonekrose bereits bei geringerer Gefrierintensität einstellen. Zusammenfassend läßt sich sagen, daß wir das geschlossene System nur dann bevorzugen, wenn wir bei relativ glatter Oberfläche tiefere Tumoranteile oder gut vaskularisierte Gebiete behandeln wollen. Wir benutzen zur Erhöhung des Temperaturkontaktes zwischen Sonde und Hautoberfläche ein Kontaktgel.

Im einzelnen gehen wir bei geschlossenem System so vor, daß wir zuerst die Applikatorgröße festlegen. Im allgemeinen wird die Größe des Applikators der Tumorgröße entsprechen. Dabei wäre zu berücksichtigen, daß die Einfrierfläche größer ist als die Auflagefläche. Die Breite des überstehenden Einfrierungsringes ist gleichzeitig ein Anhalt für die Einfriertiefe [3]. Beide sollen einander ungefähr entsprechen. Allerdings haben wir bei Basaliomen mit diesem Vorgehen Randrezidive beobachten können, so daß wir hier einen etwas überstehenden Applikator wählen. Nach dem kryochirurgischen Eingriff tritt ein lokales Ödem auf, im Gesicht häufig als periokuläres Ödem. Ferner bildet sich fast immer eine Blase, die sich auf den Bereich des Eingriffes beschränkt. Diese tragen wir ein paar Tage nach dem Eingriff ab. Zentral ist dann die Kryonekrose von Tumoranteilen zu erkennen. Die Abheilung erfolgt in der Regel ohne kosmetisch störende Narbenbildung. Keloide haben wir nach kryochirurgischen Eingriffen bisher nicht beobachten können. Auch in stärker vaskularisierten Gebieten ist das Therapieergebnis zufriedenstellend, z.B. bei Bowen-Ca. im Bereich der Lippe. Gelegentlich kann postoperativ eine stärkere Randpigmentierung auftreten. Wittels [4] beobachtete in weniger als 1% aller kryochirurgisch behandelten Patienten das Auftreten von Komplikationen.

Aktinische Keratosen, seborrhoische Warzen und Viruswarzen behandeln wir überwiegend, wie schon erwähnt, mit dem offenen System. Die Effloreszenz wird mit mehreren kurzen, gezielten Spraystößen eingefroren. Bei Verrucae vulgares kann es sehr schwierig sein, durch die Hyperkeratose hindurch eine Kryonekrose im Epithel der Warze zu erzielen. In diesen Fällen sprayen wir die unmittelbare Umgebung der Warze mit ein und tragen dann die entstehende Blase gemeinsam mit der Warze ab. Hilfreich ist auch das vorherige Abtragen der Hyperkeratose mit einem Salizylpflaster. Bei der Behandlung von aktinischen Keratosen hat sich die Behandlungsfolge Einfrieren, Kürettieren und erneutes Einfrieren bewährt.

Tabelle 2. Ergebnisse der kryochirurgischen Behandlung von Epitheliomen

Diagnose:	Pn	Tn	Tn/Pn	%R
Basaliome	179	235	1,3	2,2
akt. Keratosen	57	73	1,3	0
seborrh. Warzen	23	29	1,3	0
M. Bowen	2	6	3	50

Pn – Patientenzahl; Tn – Anzahl der Eingriffe pro Pat. und behandelter Läsion(sgruppe); R – Rezidive

Tabelle 3. Ergebnisse der kryochirurgischen Behandlung von Virusakanthomen

Diagnose:	Pn	Tn	Tn/Pn	%R
Ver. vulgares	112	193	1,7	21
Ver. plant.	37	73	2,0	34
Ver. planae	13	18	1,4	15
Ver. periung.	13	58	4,5	62
Ver. filiform.	3	5	1,7	0
Cond. acum.	15	47	3,1	27

Pn – Patientenzahl; Tn – Anzahl der Eingriffe pro Pat. und behandelter Läsionsgruppe; % – Rezidive

Die Auswertung der Behandlungsergebnisse ist in den Tabellen 3 und 4 wiedergegeben. Bei einigen Patienten mußte der Eingriff an gleicher Stelle innerhalb von 5 Wochen wiederholt werden, da wir den Eindruck hatten, daß beim ersten Mal nicht ausreichend behandelt worden war. Die Anzahl der Eingriffe pro Patient und behandelter Läsion(sgruppe) ist somit ein Parameter für die Wirksamkeit des kryochirurgischen Eingriffes. Der Wirkungsgrad der kryochirurgischen Behandlung ist bei Basaliomen, aktinischen Keratosen und seborrhoischen Warzen im Vergleich zu dem bei Virusakanthomen recht gut. Die Rezidivrate beschränkt sich auf den Beobachtungszeitraum von 1. 1. 1978 bis zum 1. 4. 1979. Aufgrund dieses kurzen Zeitraumes ist eine abschließende Beurteilung der Rezidivhäufigkeit noch nicht möglich. Die Patienten werden von uns nachkontrolliert. McLean et al. [2] konnten bei 177 behandelten Basaliomen nach durchschnittlich 5 Jahren in 2,3% Rezidive beobachten. Kleine-Natrop et al. [1] fanden bei 52 behandelten Basaliomen innerhalb eines Jahres nach Behandlung keine Rezidive.

Fassen wir unsere kryochirurgischen Behandlungsergebnisse zusammen, so läßt sich folgendes feststellen: 1. Die Kryochirurgie stellt eine Behandlungsmethode der Wahl bei benignen und prämalignen Tumoren und Virusakanthomen dar. 2. Ihre Vorteile liegen in der einfachen Anwendung, in der geringen Belastung für den Patienten, in der Möglichkeit der ambulanten Behandlung und in der relativ guten Narbenbildung. 3. Ihr Nachteil ist die Unsicherheit, ob der Tumor in jedem Fall in toto behandelt wurde und die zuweilen lästige, 2–3 Wochen dauernde Abstoßung der Nekrose.

Wie wir zeigen konnten, sprechen Epitheliome besser auf die kryochirurgische Therapie an und besitzen offenbar eine geringere Rezidivhäufigkeit als Virusakanthome.

Zusammenfassung

Es wird über die kryochirurgische Behandlung von 461 benignen und semimalignen Hautveränderungen berichtet. Abhängig von der Beschaffenheit der Läsion wurde ein offenes oder ein geschlossenes System mit flüssigem Stickstoff benutzt. Der Therapieerfolg war bei nicht virusinduzierten Epitheliomen günstiger als bei Virusakanthomen. Die Vorteile der Kryotherapie liegen in ihrer einfachen ambulanten Anwendung und in der geringen postoperativen Narbenbildung.

Literatur

1. Kleine-Natrop HE, Sebastian G, Scholz A (1977) Kryochirurgie von Hauttumoren mit besonderer Berücksichtigung des Basalioms. Dermatol Monatsschr 163:272–282
2. McLean DJ, Haynes HA, McCarthy PL, Baden H (1978) Cryotherapy of basal-cell carcinoma by a simple method of standardized freeze-thaw cycles. J Dermatol Surg Oncol 4:175–177
3. Torre D (1979) Understanding the relationship between lateral spread of freeze and depth of freeze. J Dermatol Surg Oncol 5:51–53
4. Wittels W (1977) Kryotherapie. Hautarzt 28 (Suppl II): 110–112
5. Zacharian SA (1977) Cryosurgical advances in dermatology and tumors of the head and neck. Thomas, Springfield/Ill.

Erfahrungen mit der Kryochirurgie vorbestrahlter maligner Epitheliome des Ohres

E.W. Breitbart

Maligne Epitheliome der Haut werden, um eine mögliche individuelle Therapiegestaltung zu gewährleisten, mit unterschiedlich fachspezifischen Behandlungsmethoden angegangen: der klassischen Dermatochirurgie, der Elektrotherapie, der Röntgentherapie, der Chemotherapie und der Kryochirurgie. Die malignen Epitheliome des Ohres stellen den operativ tätigen Dermatologen wegen ihrer meist ungünstigen Lokalisation immer wieder vor die Frage, welche der oben genannten Behandlungsmethoden bei höchstem kurativen Effekt auch ein gutes kosmetisches Resultat liefert. Befinden sich die Epitheliome z.B. auf der Helix, so läßt sich meist, entweder mit einer einfachen oder einer erweiterten Keilexzision ein guter Erfolg erzielen. Befinden sich die Epitheliome aber in der Fossa triangularis oder dem Cavum conchae oder direkt am oder im Meatus acusticus externus, geht eine rein chirurgische Intervention mit Teilverlust oder gänzlichem Verlust des Ohres einher. Um eine solche Amputation zu umgehen, wird immer wieder eine das Ohr erhaltende Therapieform gewählt. Die Patientin, die unsere Klinik mit Rezidiven in loco aufsuchen, wurden in der Reihenfolge der Häufigkeit mit folgenden Therapieformen behandelt:

1. Chemotherapie (Fluoruracil),
2. Elektrotherapie mit Curettage,
3. Röntgentherapie.

Um bei diesen Rezidiven in loco die meist zwingend verstümmelnde Operation zu umgehen, führen wir mit hervorragendem Erfolg die kryochirurgische Therapie durch [4]. Inzwischen sind wir dazu übergegangen, alle malignen Epitheliome des Ohres, die sich nicht problemlos chirurgisch entfernen lassen, kryochirurgisch zu behandeln [1]. Wir führen die kryochirurgische Therapie mit dem kleinen, kompakten und in der Dermatologie gut einsetzbaren Cry-Owen-Gerät durch (Abb. 1). Dieses Gerät ist mit vielen unterschiedlichen Sonden ausgerüstet (Abb. 2), die sowohl das offene Sprayverfahren, als auch das geschlossene Kontaktverfahren ermöglichen. Das Gerät erfüllt außerdem alle uns seit 1956 [3, 5] bekannten Postulate einer erfolgreichen Kryotherapie:

1. Um eine homogene Nukleation zu erreichen, wird eine Kühlgeschwindigkeit von mindestens 100 °C pro Minute gefordert.
2. Die homogene Nukleation ist dann sicher erreicht, wenn das Temperaturminimum im behandelten Gewebe unter –20 °C liegt.
3. Der Auftauvorgang soll möglichst protrahiert sein, etwa 10 °C pro Minute.
4. Der Vereisungszyklus sollte wenigstens einmal wiederholt werden.

Darüber hinaus fordern wir bei der Therapie maligner Epitheliome weitere Behandlungskontrollen:

1. Histologische Kontrolle,
2. Dreidimensionale Temperaturkontrolle,
3. Sicherer Schutz der peritumoralen Gewebes.

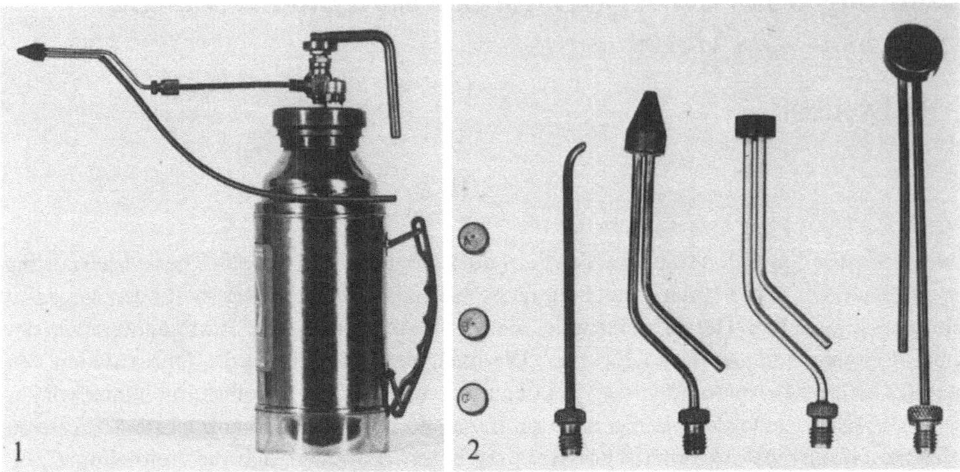

Abb. 1. Cry-Owen Gerät mit geschlossener Sonde

Abb. 2. Unterschiedliche Sonden. Links: offenes System; rechts: geschlossenes System

Die kryochirurgische Probeexzision wird nach dem 1. Vereisungszyklus aus dem noch gefrorenen Gewebe entnommen. Die histologische Beurteilbarkeit leidet nicht.

Die dreidimensionale Temperaturkontrolle erfolgt durch das Plazieren einer Thermosonde (Abb. 3) in der Sicherheitszone des Tumors. Über ein Meßinstrument erhalten wir Auskunft über die räumliche Temperaturausbreitung.

Der sichere Schutz des peritumoralen Gewebes wird durch eine individuell hergestellte Moulage gewährleistet. Als Material wird ein aus der zahnärztlichen Abdrucktechnik übernommener Silikonkautschuk verwendet [2].

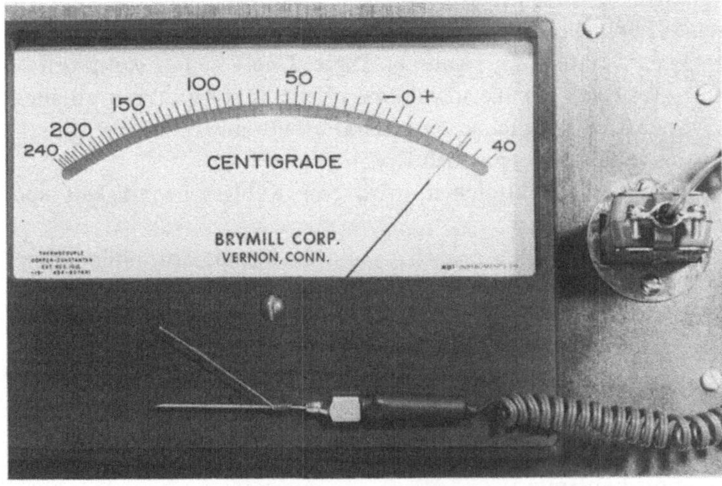

Abb. 3. Thermosonde mit Pyrometer

An 2 Patienten wird der Verlauf und der Erfolg der kryochirurgischen Behandlung vorbestrahlter maligner Epitheliome des Ohres demonstriert.

Patient 1: K. E. 75 Jahre. Vor 1 1/2 Jahren wurde ein ziersteckadelkopfgroßes, histologisch verifiziertes Spinaliom der li. Fossa triangularis mit 48 Gy bestrahlt. 4 Monate später ausgedehntes Rezidiv in loco mit Arrosion des Knorpels (Abb. 4). Wir führten ohne Lokalanästhesie die kryochirurgische Behandlung des Spinalioms durch. Dabei wurde die Temperaturkontrolle von retroaurikulär durchgeführt, um eine sichere Miterfassung des arrodierten Knorpels zu gewährleisten. Nach einer heftigen exsudativen Reaktion und anschließender Mumifikation des Tumors kam es zur narbigen Abheilung. Zur Herstellung einer kosmetisch befriedigenden Ohrform wurde anschließend eine kleine Keilexzision durchgeführt (Abb. 5).

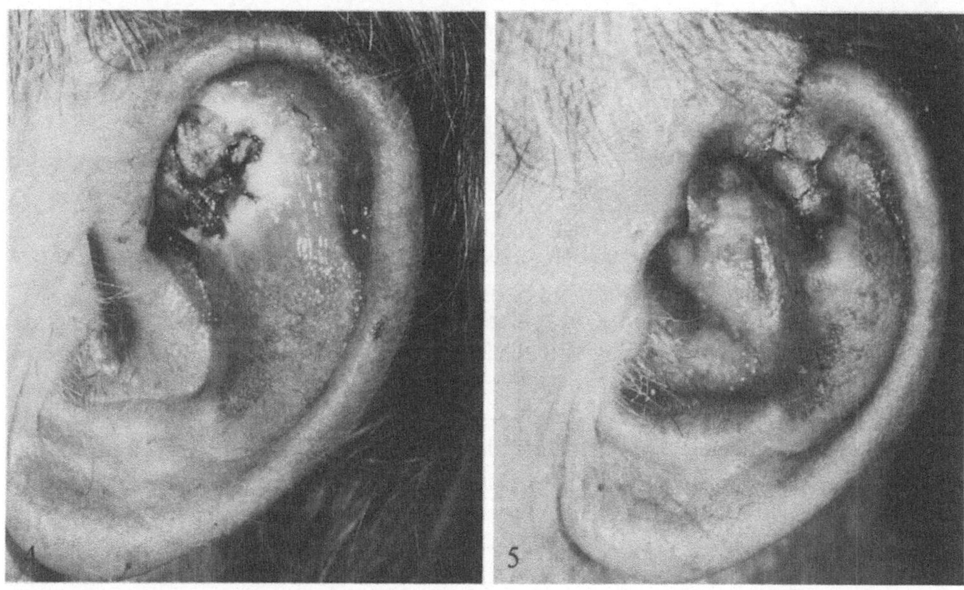

Abb. 4. Spinaliomrezidiv nach Röntgentherapie der Fossa triangularis
Abb. 5. Zustand nach kryochirurgischer Behandlung

Patient 2: K. R. 71 Jahre. Ein bei dem Patienten seit 2 Jahren bestehendes Basaliom des Cavum conchae re. wurde nach vergeblicher elektrokaustischer Abtragung mit 45 Gy bestrahlt. Schon nach kurzer Zeit kam es zu einem Rezidiv von wesentlich größeren Ausmaßen und teilweiser Miterfassung des Meatus acusticus externus (Abb. 6). Um das Ohr erhalten zu können, führten wir ebenfalls ohne Lokalanästhesie die kryochirurgische Therapie durch. Eine Schädigung des nicht beteiligten Meatus acusticus externus und des Trommelfelles durch den flüssigen Stickstoff verhinderten wir mittels einer speziell verfertigten Silikonmoulage. Nach 10 Wochen erfolgte eine völlige, kosmetisch befriedigende Abheilung (Abb. 7).

Beide Patienten sind seit eineinhalb Jahren rezidivfrei.

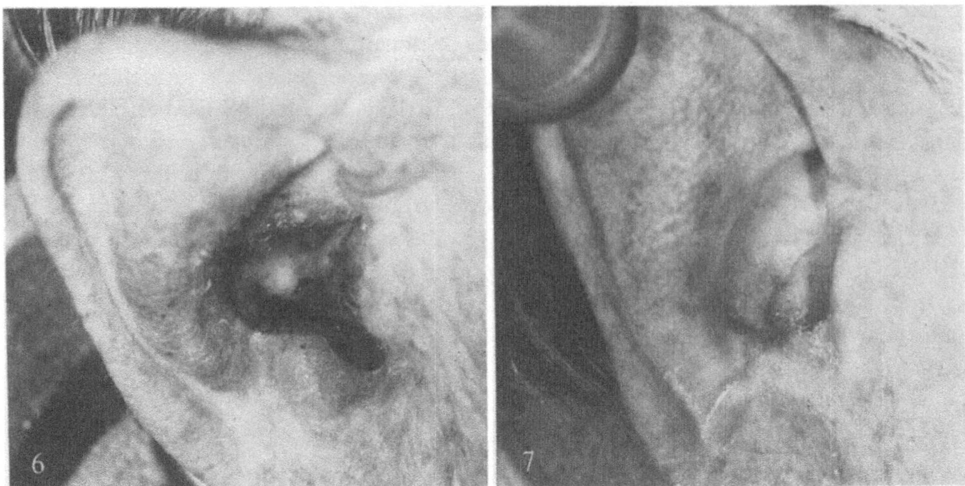

Abb. 6. Basaliomrezidiv nach Röntgentherapie des Cavum conchae
Abb. 7. Zustand nach kryochirurgischer Behandlung

Die Kryochirurgie hat sich inzwischen zu einer technisch einwandfreien, gut kontrollierbaren und erfolgreichen Therapieform entwickelt. Die Elektro- und die Chemotherapie sollten wegen der schlechten Kontrollierbarkeit und der hohen Rezidivquote bei der Therapie dieser Epitheliome völlig vernachlässigt werden. Die Röntgentherapie, die bei günstiger Lokalisation der Epitheliome durchaus gute Ergebnisse zeitigt, hat aber ebenfalls eine relativ hohe Rezidivquote und vor allem gefürchtete Nebenwirkungen, die von der Perichondritis über die Chondritis bis hin zum äußerst schmerzhaften Röntgenulkus reichen. Aus diesem Grunde sollte die Röntgentherapie bei der Behandlung maligner Epitheliome des Ohres nur mit äußerster Vorsicht angewandt werden.

Zusammenfassung

Die immer wieder auftretenden Rezidive in loco bei Behandlung maligner Epitheliome des Ohres mit der Chemotherapie, der Elektrotherapie und der Röntgentherapie lassen sich mit hervorragendem kurativen und kosmetischen Erfolg kryochirurgisch behandeln. Es werden kurz die kryobiologischen Grundlagen und das kryotechnische Funktionsprinzip erläutert. An 2 Patienten wird Verlauf und Erfolg der kryochirurgischen Behandlung aufgezeigt.

Literatur

1. Andrew A, Gage MD (1977) Cryosurgery for cancer of the ear. Dermatol Surg Oncol 3:417–421
2. Fritzemeier CU (1978) Silikonkautschuk als Modell- und Hilfsmaterial in der Mund-, Kiefer- und Gesichtschirurgie. Dtsch Z Mund-Kiefer-Gesichts-Chir 2:36–39
3. Hausamen JE (1974) Klinische und experimentelle Untersuchungen zur Kryotherapie im Kiefer- und Gesichtsbereich. Buch und Zeitschriftenverlag „Die Quintessenz", Berlin
4. Kleine-Natrop HE, Sebastian G, Scholz A (1977) Kryochirurgie von Hauttumoren mit besonderer Berücksichtigung des Basalioms. Dermatol Monatsschr 163:272–282
5. Meryman HT (1956) Mechanics of freezing in living cells and tissues. Science 124:515–521

Lymphomatoide Papulose

F. Vakilzadeh

Unter dem Begriff lymphomatoide Papulose faßt Macaulay [1] eine Gruppe von Dermatosen zusammen, die histologisch das Bild eines hochmalignen Lymphoms bzw. Retikulumzellsarkoms vortäuschen, während sie prognostisch einen guten Verlauf und eine Spontanremission haben. Der Verlauf dieser Dermatosen ist chronisch rezidivierend über Jahre. Klinisch handelt es sich um Hautveränderungen in Form von papulösen, papulosquamösen, z. T. hämorrhagischen Herden, die oft in geringer Zahl über das ganze Integument verstreut sind und auch ulzerieren.

Die Patientin, von der ich hier berichten möchte, ist eine 49jährige Frau, die vor einem Jahr wegen einiger papulöser Effloreszenzen, die sich innerhalb weniger Wochen im Bereich des Nabels gebildet hatten, den Arzt aufsuchte. Eine Probebiopsie von einer Papel wurde von dem Pathologen als Retikulosarkom diagnostiziert; auf Grund dessen wurde die Patientin mit Gammatron bestrahlt. Während dieser Zeit traten neue papulöse und knotige Herde mit einer spontanen Abheilungstendenz an anderen Körperstellen auf (Abb. 1). Eine erneute Probebiopsie wurde von einem anderen Pathologen begutachtet und als Morbus Hodgkin der Haut diagnostiziert. Die internistische Durchuntersuchung mit Lymphographie, Leber- und Milzszintigraphie, Knochenmarkzytologie konnte die Diagnose Lymphogranulomatose Hodgkin nicht bestätigen. Im Oktober 1978 wurde die Patientin in unserer Poliklinik vorgestellt. Nach den damals vorliegenden Befunden und dem klinischen Bild ist die Diagnose lymphomatoide Papulose gestellt worden.

Histologisch findet man das ganze Corium durchsetzt von einem polymorphen, hauptsächlich gefäßgebundenen Infiltrat, bestehend aus zahlreichen großen, z.T. bizarren Zellen, atypischen Histiozyten und bizarrkernigen, nicht differenzierbaren Zellen. Außerdem sind polymorphe Leukozyten und Erythrozytenextravasate vorhanden. Es sind eine Zahl von Mitosen sowohl im Infiltrat, interessanterweise aber auch innerhalb der Kapillarwände vorhanden (Abb. 2). Bei 100facher Vergrößerung hat man den Eindruck, daß die Zellen der Gefäßwand anliegen (Abb. 3).

Elektronenmikroskopisch weisen die atypischen Zellen ein rauhes, endoplasmatisches Retikulum mit großen Mengen von Ribosomen und Polyribosomen und auch lange Zytoplasma-Fortsätze auf. Außerdem besitzen sie feine Filamente. Das wichtigste aber ist, daß diese Zellen eine Basalmembran besitzen.

Wir wissen, daß die Lymphozyten und Histiozyten keine Basalmembran haben. Die Zellen, die im Corium vorkommen und eine Basalmembran besitzen, sind die Endothelzellen, die Perizyten und die Zellen der glatten Muskulatur.

Unsere Patientin zeigt klinisch und histologisch das Bild der lymphomatoiden Papulose. Die Tumoren stammen aber nicht von den Lymphozyten, sondern von Zellen, die 1. eine elektronenmikroskopische Basalmembran besitzen und 2. eine enge Beziehung zu den Kapillarwänden aufweisen. Wir sind der Meinung, daß diese Zellen Perizyten sind.

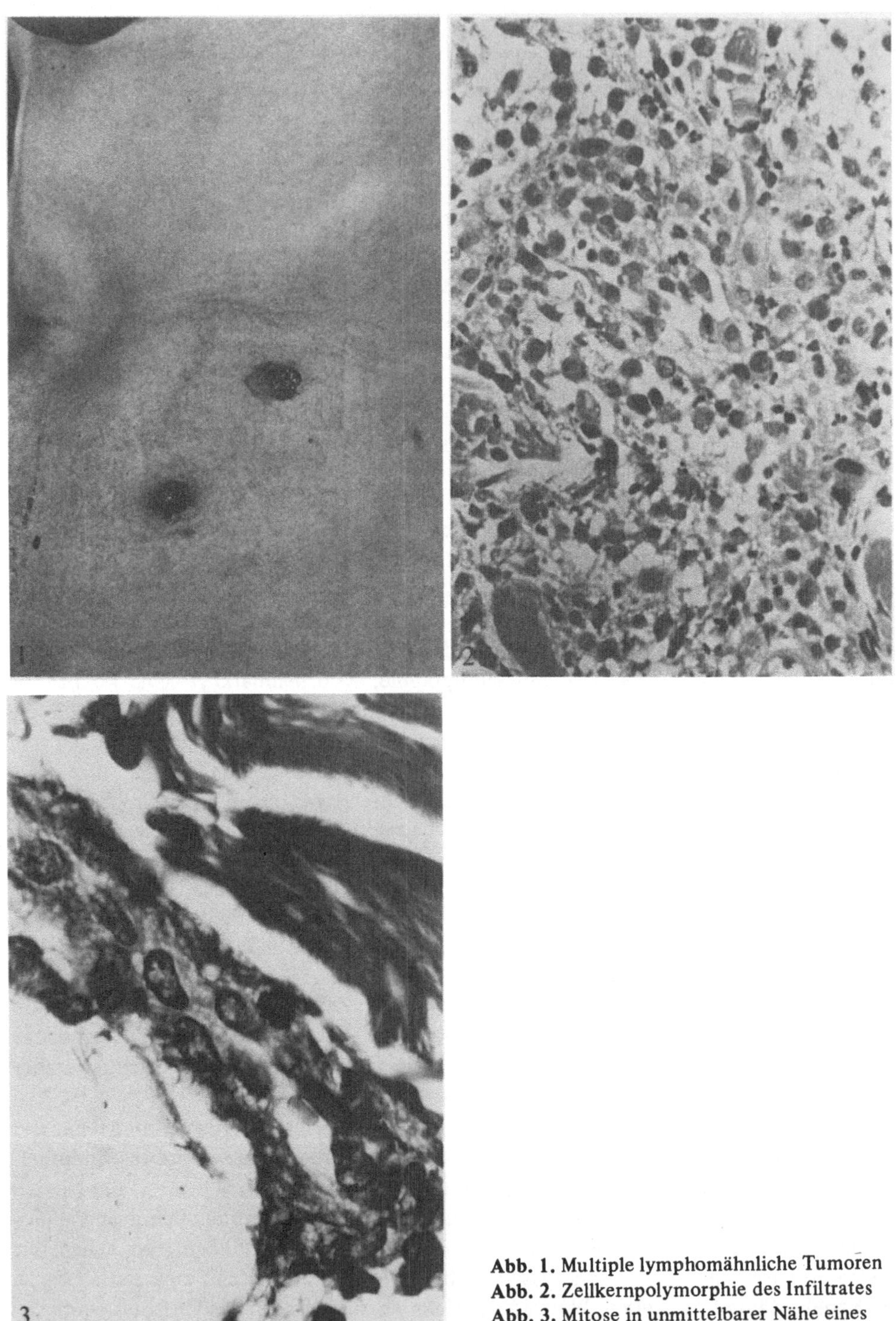

Abb. 1. Multiple lymphomähnliche Tumoren
Abb. 2. Zellkernpolymorphie des Infiltrates
Abb. 3. Mitose in unmittelbarer Nähe eines Blutgefäßes

Weitere licht- und elektronenmikroskopische Untersuchungen sind erforderlich, um festzustellen, ob auch bei anderen Fällen der lymphomatoiden Papulose die Wucherung von Perizyten vorkommen, oder vielleicht unser Fall eine selbständige Erkrankung der Perizyten darstellt. Vorläufig möchten wir diese Tumoren als „multiple selbstheilende Perizytome" bezeichnen.

Literatur

1. Macaulay WL (1968) Lymphomatoid papulosis. A continuing self-healing eruption, clinically benign – histologically malignant. Arch Dermatol 97:23–30
2. Vakilzadeh F, Niedorf H, Macher E (1979) Multiple self-healing pericytomas, clinically benign – histologically malignant. Arch Dermatol Res 266:87–90

Extramammärer Morbus Paget über einem schleimbildenden Adenokarzinom der Dammregion

E. Goerttler, R. Müller und M. Hagedorn

Der extramammäre Morbus Paget ist eine seltene Krankheit, die in Regionen vorkommt, die apokrine Schweißdrüsen enthalten. Für den Gynäkologen, Chirurgen, Dermatologen und praktischen Arzt ist die Kenntnis von Bedeutung, da sich bei einem Drittel bis der Hälfte der Fälle ein primäres unter der Läsion gelegenes Karzinom findet [3, 7, 11]. Deshalb ist jeder Patient mit einem extramammären Morbus Paget auf ein Adenokarzinom des Rektums, der Urethra, der Cervix und der Bartholinischen Drüsen zu untersuchen [8, 12, 13]. Immer ist eine Inspektion der Hautareale erforderlich, in denen apokrine Schweißdrüsen liegen. So ist über das gleichzeitige Vorkommen von extramammärem Morbus Paget in den Axillen und der Anogenitalregion berichtet worden [9, 16]. Frauen erkranken häufiger als Männer. Mittleres Manifestationsalter ist das fünfte Dezennium [8, 11].

Kasuistik

Bei der 66jährigen Patientin wurde 1953 wegen eines Plattenepithelkarzinoms der Portio eine Portioamputation durchgeführt, mit Röntgen-Nachbestrahlung und Radiumeinlage in den Cervixstumpf. Seit August 1977 bestanden „ekzematoide" Veränderungen perianal mit Nässen und Juckreiz, die als Analekzem mit Antimykotika und Kortikosteroiden erfolglos behandelt wurden. Im Umkreis von 5 cm finden sich teils erosive Herde, dazwischen weißliche Beläge, die sich in den Analkanal fortsetzen (Abb. 1). Rektoskopisch war die Schleimhaut bis 25 cm unauffällig. Die gynäkologische Untersuchung ergab einen Vaginaldeszensus. Der leukoplakische Bezirk endet an der hinteren Kommissur. Eine Vaginalbeteiligung bestand nicht. Zwei Biopsien ergaben ein präkanzeröses Bild, jedoch keinen eindeutigen Befund. Erst eine partielle Exzision des Tumors links vom Anus zeigte im Operationsmaterial einen extramammären Morbus Paget über einem schleimbildenden Adenokarzinom, das in der Tiefe nicht im Gesunden entfernt ist. Im flachen Randbereich liegen große helle Zellen mit hellem Zytoplasma ohne Interzellularbrücken, die Muzin enthalten (Abb. 2). Sie färben sich in der Alcianblau-PAS-Färbung blau an. Das Muzin ist ein besonderes Merkmal des perianalen Morbus Paget. Das Adenokarzinom enthält ebenfalls Muzin (Abb. 3 und 4). Eine Röntgentherapie wurde erwogen, wegen der Vorbestrahlung 1953 jedoch abgelehnt. Im Januar 1979 erfolgte eine abdomino-perineale Rektumexstirpation mit Anlegen eines endständigen Anus praeter sigmoidalis. Die vorher gestellte Diagnose wurde histologisch bestätigt, wobei jedoch im Operationspräparat Tumorgewebe an den seitlichen Schnitträndern angetroffen wurde. 5 Monate nach dem chirurgischen Eingriff verstarb die Patientin nach lokalem Rezidiv im Bereich der Vulva, Leiste und des linken Oberschenkels mit Tumormetatasen in Leber, Lunge

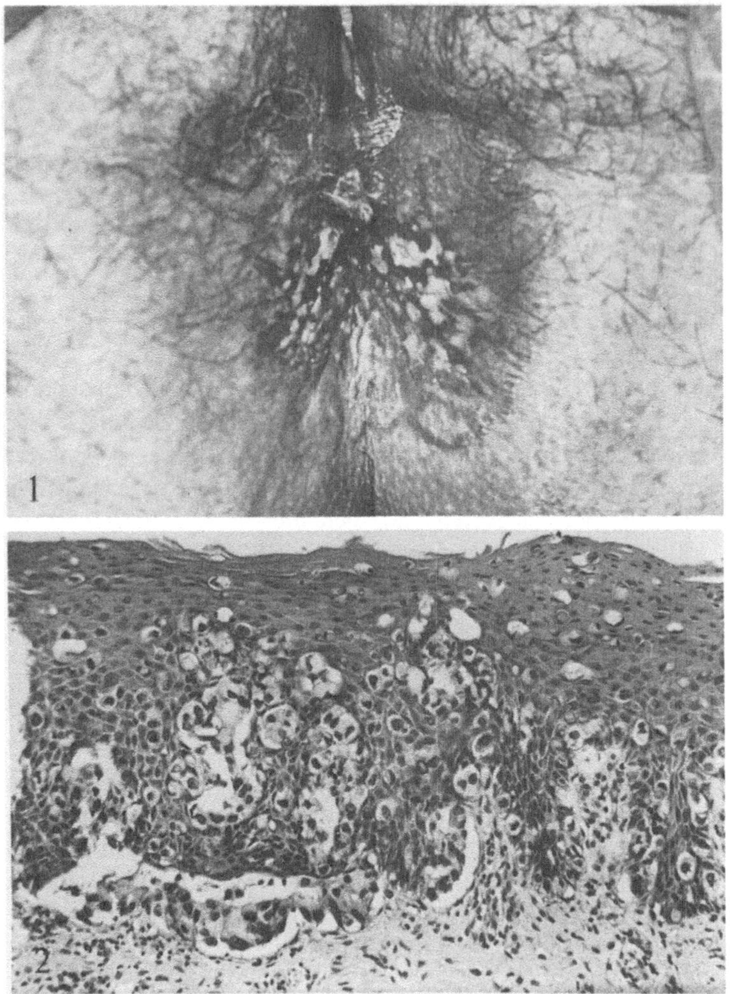

Abb. 1. Erosive Herde mit dazwischenliegenden weißlichen Belägen perianal im Umkreis von 5 cm
Abb. 2. Helle, muzinenthaltende Paget-Zellen intraepidermal (H.E., × 100)

und Knochen. Die Metastasierung war szintigraphisch festgestellt worden. Eine Obduktion wurde abgelehnt.

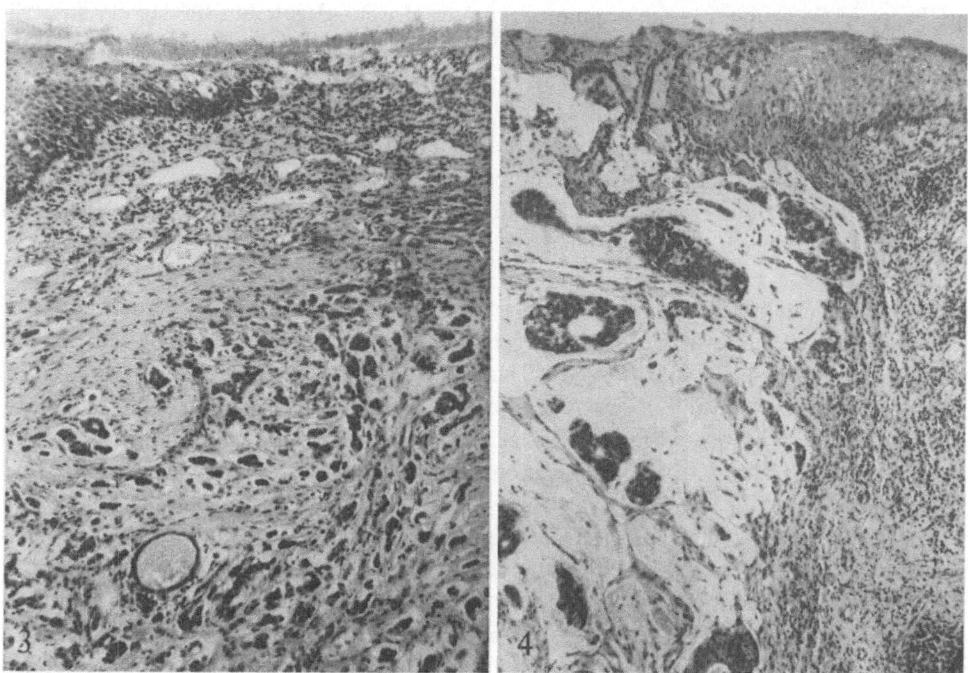

Abb. 3 u. 4. Erosion mit schleimbildendem Adenokarzinom (Siegelringkarzinom) in der Tiefe (H.E., × 63)

Besprechung

Es ist in diesem Fall hervorzuheben, daß vor 25 Jahren ein anderes primäres Karzinom ein Portiokarzinom, behandelt worden war und jetzt ein zweites Karzinom auftrat. In der Literatur [7, 11] finden sich unter 81 Fällen (Tabelle 1) mit extramammärem Mor-

Tabelle 1. Beziehungen zwischen extramammärem Morbus Paget und Karzinom [2, 4, 5, 6, 10, 11, 14, 15]

Autoren	Pat.	Invasive Karzinome unter M. Paget	andere primäre Karzinome
Taylor et al. 1975	18	3	3
Lee et al. 1977	13	7	4
Creasman et al. 1975	15	5	4
Koss et al. 1968	10	2	4
Tsukada et al. 1975	8	1	3
Fenn et al. 1971	7	0	3
Boehm u. Morris 1971	5	2	1
Fetherston u. Friedrich 1972	5	0	2
Gesamt	81	20 (36%)	24 (30%)

bus Paget in 36% invasive Karzinome unter dem Morbus Paget. In 30% lag ein zusätzliches primäres Karzinom vor. Es handelte sich hier um ein Adenokarzinoms des Rektums, Adenokarzinome der Mamma und um ein primär muzinöses Karzinom der Urethra. Das mehrfache Vorkommen von Morbus Paget und Karzinomen in entfernten Körperregionen mit jahre- bis jahrzehntelangem zeitlichem Abstand kann für eine „Paget-Krankheit" sprechen [3]. Patienten mit Karzinomen unter dem Morbus Paget haben eine mittlere Überlebenszeit von 7 Jahren, während die Prognose für Patienten, bei denen kein Karzinom gefunden wird, weitaus besser ist. Die Dauer der Erkrankung bis zur Diagnosestellung reicht von 1 Monat bis 17 Jahre [11]. Im Schnitt wird die Diagnose innerhalb von 18 Monaten gestellt. Der Morbus Paget ist lokalisiert in Bezirken, an denen apokrine Schweißdrüsen liegen. Am Unterbauch, genitokrural, am äußeren Genitale des männlichen und weiblichen Geschlechtes, der Dammregion, Leistengegend, am Nabel, Gesäß, Hüfte wie den Axillen. Selten am Augenlid und äußeren Gehörgang. Klinisch differentialdiagnostisch sind zu erwägen: Analekzem, Candidose, Leukoplakie, Morbus Bowen, spinozelluläres Karzinom, malignes Melanom, Lichen sclerosus und Lichen simplex chronicus Vidal.

Mittel der Wahl ist die radikale Operation. Oberflächliche Exzisionen mit Transplantationen sind nur vorübergehend effektiv, daß es nach 2–3 Jahren zu Rezidiven des Morbus Paget kommen kann [1].

Zusammenfassend ist zu sagen, daß lange bestehende ekzematoide Veränderungen perianal, perigenital und axillär frühzeitig biopsiert werden sollen. Der im Analbereich möglicherweise darunterliegende Tumor kann von apokrinen, selten auch von ekkrinen Drüsen, wie von Analkryptendrüsen, ausgehen.

Zusammenfassung

Es wird über einen Fall von ausgedehntem extramammären Morbus Paget über einem schleimbildenden Adenokarzinom der Dammregion berichtet. Die Krankheit begann vor 2 Jahren unter einem ekzematoiden Bild; 5 Monate nach der abdomino-perinealen Rektumexstirpation verstarb die Patientin am lokalen Rezidiv im Bereich der Vulva, Leiste und des Oberschenkels mit Metastasierung in Lunge, Leber und Knochen.

Literatur

1. Beecham CT (1976) Paget's disease of the vulva. Recurrence in skin grafts. Obstet Gynecol 47 (1):55–58
2. Boehm F, Morris J Mc L (1971) Paget's disease and aprocrine gland carzinoma of the vulva. Obstet Gynecol 38:185–192
3. Bork K, Brachtel R (1976) Morbus Paget der Vulva und Mammakarzinom. Med Welt 27 (42): 2019–2020
4. Creasman WT, Gallager HS, Rutledge F (1975) Paget's disease of the vulva. Gynecol Oncol 3:133–148
5. Fenn ME, Morley GW, Abell MR (1971) Paget's disease of vulva. Obstet Gynecol 38:660–670

6. Fetherston WC, Friedrich EG jr (1972) The origin and significance of vulvar Paget's disease. Obstet Gynecol 39: 735–744
7. Hart WR, Millman JB (1977) Progression of intraepithelial Paget's disease of the vulva to invasive carcinoma. Cancer 40 (5):2333–2337
8. Helwig EB, Graham JH (1963) Anogenital (extramammary) Paget's disease. A clinicopathologic study. Cancer 16:387–403
9. Kawatsu T, Miki Y (1971) Triple extramammary Paget's disease. Arch Dermatol 104:316–319
10. Koss LG, Ladinsky S, Brockunier A jr (1968) Paget's disease of the vulva – Report of 10 cases. Obstet Gynecol 31:513–525
11. Lee SC, Roth LM, Ehrlich C, Hall JA (1977) Extramammary Paget's disease of the vulva. A clinicopathologic study of 13 cases. Cancer 39 (6):2540–2549
12. Maciejewski W, Bandmann H-J, Schmid MA (1979) Extramammärer Morbus Paget. Hautarzt 30: 271–272
13. Roth LM, Lee SC, Ehrlich CE (1977) Paget's disease of the vulva. A histogenetic study of five cases including ultrastructural observations and review of the literature. Am J Surg Pathol 1 (3):193–206
14. Taylor PT, Stenwig JT, Clausen H (1975) Paget's disease of the vulva. Gynecol Oncol 3:46–60
15. Tsukada J, Lopez RG, Pickren JW, Piwer MS, Barlow JJ (1975) Paget's disease of the vulva – A clinicopathologic study of eight cases. Obstet Gynecol 45:73–78
16. Ueki H, Kohda M (1979) Multilokulärer extramammärer Morbus Paget. Hautarzt 30:267–270

Anwendungsmöglichkeiten der Telethermographie bei Melanomkranken

J. Kunze und M. Hartmann

Einleitung

Die Telethermographie ist ein Verfahren, mit dem emittierte Wärmestrahlung kontaktlos registriert und sichtbar gemacht werden kann [3]. Die bisher allerdings nur teilweise erfolgversprechenden Erfahrungen im Bereich der klinischen Anwendung veranlaßten uns, diese harmlose Untersuchungstechnik systematisch sowohl hinsichtlich der Beurteilung von Primärtumoren [1, 2, 4] als auch die Möglichkeit der Metastasensuche bei Melanomkranken zu überprüfen [4].

Methode

Infrarote Strahlen einer Wellenlänge zwischen 4 und 20 Mikron werden an der Oberfläche des menschlichen Körpers entsprechend der Wärme des daruntergelegenen Gewebes abgegeben. Diese emittierte Strahlung wird von einem Detektor (Indiumantimonid) perzipiert und die Energie elektronisch in sichtbares Licht umgewandelt. Man erhält auf diese Weise eine „Temperaturlandkarte" der eingestellten Körperregion. Zonen gleicher Temperatur können so als Isothermen dargestellt werden.

Untersucht wurden 45 vorbehandelte Melanomkranke und 15 Patienten mit Primärtumoren sowie 127 mit anderen Hauttumoren, wie Basaliome (n = 24), seborrhoische Warzen (n = 37), Nävuszellnävi (n = 45), Lipome (n = 18), Granulomata pyogenica (n = 2) und eine Angioectasia thrombotica eruptiva.

Die Personen wurden entkleidet und während ca. 20 Minuten an die Untersuchungsraumtemperatur (ca. 20 °C) adaptiert. Die Stauungswärme in den natürlichen Hautfalten bzw. an den durch Bekleidung vorher abgedeckten Hautpartien wurde mit einem Fön abgeleitet. Danach begann die systematische Abtastung des gesamten Integuments mit dem Telethermographiegerät (Firma AGA-Optronic GmbH). Auffällige Bezirke wurden durch Nahaufnahmen analysiert und photographisch (Polaroidkamera) dokumentiert. Die Umsetzung der Farbaufnahmen für die hier gezeigten schwarz-weiß Abbildungen führt zu einer diskontinuierlichen Grauabstufung der Isothermen und entspricht damit nicht der guten Auswertbarkeit der Originalbefunde.

Die thermographischen Befunde wurden – soweit verfügbar – mit den röntgenologischen, lymphszintigraphischen, lymphographischen und histologischen Untersuchungen verglichen.

Ergebnisse

Die Ergebnisse der Untersuchung von primären Melanomen sind in Tabelle 1 aufgeführt. Die Temperaturqualität der Tumoren schwankt gegenüber der direkten Umgebung von hypo- bis hypertherm. Dies scheint weitgehend von zwei Umständen abhängig zu sein:

1. *Von der Oberflächenbeschaffenheit des Tumors:* Akanthose oder Hyperkeratose wirken offensichtlich als Isolationsschicht für Wärmebestrahlung und lassen den Tumor als hypotherm erscheinen. Den gleichen Effekt zeigen jedoch auch Tumoren mit oberflächlichen Erosionen. Unter der Vorstellung, daß diese Erosionen auf mangelhafte Vaskularisation des darunterliegenden Gewebes zurückzuführen sind, wird die Hypothermie erklärbar.

2. *Von der Temperaturqualität der unmittelbaren Umgebung:* Grundsätzlich befindet sich der Tumor in einem unterschiedlich großen hyperthermen Hautareal. So kann die stark überwärmte Umgebung das Melanom selbst als relativ kalt erscheinen lassen, obwohl es im Vergleich zu der kontralateralen, gesunden Seite noch wärmer ist. Es muß jedoch ausdrücklich betont werden, daß eine isolierte Betrachtung der Temperaturqualität des Tumors keinerlei differentialdiagnostische Hilfe darstellt, da bei der Vielzahl der Untersuchungen anderer Hauttumoren diesbezüglich keine Unterscheidungsmerkmale zu verzeichnen waren.

Es ist vielmehr unser Anliegen, den Schwerpunkt der Aufmerksamkeit auf die den Tumor umgebende, klinisch vollkommen unauffälligen Hautabschnitte zu lenken. Hier zeigt sich nämlich – bis auf eine Ausnahme – in beständiger Regelmäßigkeit eine hypertherme Zone, auf die noch näher eingegangen werden muß.

Die Temperaturdifferenz dieser überwärmten Zonen kann bis zu 3 °C betragen und nimmt zur Peripherie hin ab. Die Ausdehnung der hyperthermen Felder ist von mehreren Gegebenheiten abhängig:

1. Von der *Lokalisation des Primärtumors:* Dies soll am folgenden Beispiel verdeutlicht werden. Ein akrolentiginöses Melanom des Daumens (Abb. 1, Pat.-Nr. 15) hat lediglich eine

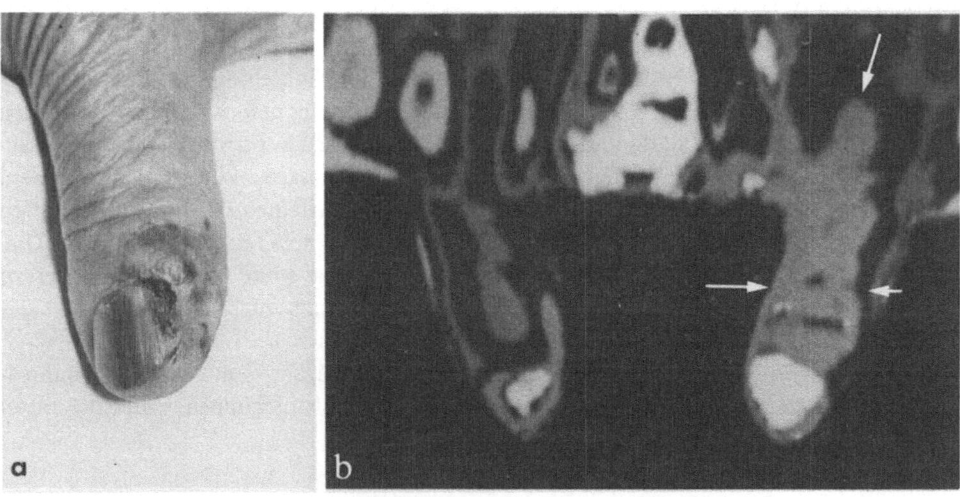

Abb. 1. Akrolentiginöses Melanom des Daumens. *Pfeile:* Hyperthermiezone +3 °C

Hyperthermiezone von 2 × 7 cm (= 14 cm^2), obwohl immerhin der gesamte Daumen überwärmt ist, während ein Melanom am Rücken, wo natürlicherweise viel mehr Ausdehnungsmöglichkeit besteht, eine Hyperthermiezone von 13 × 16 cm (= 208 cm^2) aufweisen kann (Pat.-Nr. 13, Tab. 1) bzw. 13 × 20 cm (= 260 cm^2) (Pat.-Nr. 14, Tab. 1), [Abb. 2]. Der Sitz des Tumors in natürlich vorgegebenen Grenzen ist demnach mitbestimmend für die Ausdehnungsmöglichkeit der Hyperthermiezone.

2. Von der *Tumordicke und Eindringtiefe des Melanoms:* Die Abhängigkeit der Ausdehnung der Hyperthermiezonen von diesen Parametern kommt erst in zweiter Linie zum Tragen. Da wir zu wenige Melanome mit gleicher Lokalisation zum Vergleich zur Verfügung hatten, ließ sich lediglich folgende Tendenz aufzeigen: je größer Eindringtiefe und Tumordicke waren, desto umfangreicher war auch die Hyperthermiezone (Tabelle 1).

3. Von der *Ausprägung des lymphozytären Infiltrates:* Die histologische Untersuchung der Melanome mit gradueller Abstufung des tumorumgebenden lymphozytären Infiltrates erbrachte nur eine vage Übereinstimmung eines sehr dichten Infiltrates mit einer großen Hyperthermiezone. Gesichert ist dagegen die fehlende Hyperthermie bei äußerst diskreter lymphozytärer Infiltration (Tabelle 1, Pat.-Nr. 6).

Auf der Suche nach einer Erklärung für das Phänomen der Hyperthermiezonen wurden Serienschnitte von dieser klinisch unveränderten Haut untersucht. Dabei konnten jedoch keine Hinweise für eine eigentlich zu erwartende vermehrte Gefäßbildung oder Gefäßerweiterung gefunden werden. Wir nehmen daher an, daß die Hyperthermie auf einer funktionellen, d.h. nur in vivo bestehenden Gefäßdilatation in diesen Hautabschnitten beruht, die evtl. durch Lymphokine oder entsprechende gefäßdilatierende Substanzen, evtl. auch sogar vom Tumor selbst ausgehende „Mediatoren" hervorgerufen wird. Daß die-

Tabelle 1 a. Telethermographie bei Primärtumoren

Pat.-Nr. Name	Geschlecht	Alter	Lokalisation	Tumor-Typ	Level	Tumor-Dicke in mm
1. K. Ch.	W	72	li. Wange	LM	Lentigo-Stadium	
2. M. K.	M	70	re. Wange	LM	Lentigo-Stadium	
3. O. W.	W	68	Rückenmitte	LMM	III	8,0
4. B. A.	W	70	re. Wade	LMM	V	1,5
5. V. M.	W	68	Stirn li.	LMM	V	4,5
6. M. Ch.	W	76	Unterarm li.	SSM	I–II	0,2
7. Sch. M.	M	41	Rücken re.	SSM	II	0,8
8. Sch. F.	M	52	Nacken	SSM	II–III	5,0
9. S. K.	M	48	re. Oberschenkel	SSM	III	1,3
10. G. G.	M	63	Rücken re.	SSM	IV	2,5
11. W. H.	M	31	Rücken re.	SSM	IV	2,7
12. M. U.	W	36	re. Oberarm	SSM	IV	3,2
13. R. M.	W	68	Schulter li.	SSM	wegen DNCB-Behandlung nicht beurteilbar	
14. G. H.	M	36	Rücken li.	NM	IV	8,0
15. Sch. G.	W	80	para- und subungual li. Daumenendglied	ALM	V	1,1

Tabelle 1 b. Telethermographie bei Primärtumoren

Pat.-Nr.	Oberfläche	Lymphozytäres Infiltrat	Temperaturqualität des Tumors	Fläche der hyperthermen Umgebung in cm
1.	atrophisch verschmälerte Epidermis	+	hypertherm	–
2.	verschmälerte Epidermis	++	hypertherm	3 × 2
3.	erodiert, Fibrinkruste	++	hypertherm	6 × 4
4.	atroph. Epid.	+++	hypertherm	2 × 4
5.	atroph. Epid.	+++	hypertherm	10 × 7
6.	leichte Akanthose	(+)	hypotherm	–
7.	Hyperkeratose Akanthose	++	hypotherm	3 × 4
8.	erodierte abgeflachte Epidermis	+	hypothermer knotiger Anteil hyperthermer flacher Anteil	3 × 3
9.	z. T. erodierte akanthot. verbreit. Epid.	+	hypotherm	5 × 8
10.	z. T. erodiert, Randakanthose	++	hypotherm	5 × 10
11.	Hyperkeratose	+	hypotherm	3 × 8
12.	Parakeratose	++	hypertherm	4 × 6
13.	nicht beurteilt		hyper- und hypotherm	13 × 16
14.	erodiert	++	hypotherm	13 × 20
15.	atroph. Epid.	+	hypertherm	2 × 7

se Hyperthermiezonen eine gewisse Spezifität für das maligne Melanom aufweisen, zeigt die Tatsache, daß bei den anderen untersuchten Tumoren in ihrer Umgebung nur dann überwärmte Hautabschnitte dargestellt werden konnten, wenn klinisch eindeutig Zeichen der Entzündung mit Rötung und Schwellung bestanden.

Nach unserer Überzeugung hat die Aufzeichnung der Hyperthermiezone bei der Diagnostik des malignen Melanoms noch einen anderen, entscheidenden Wert. Hierzu folgendes Beispiel:

Im Rahmen der systematischen Untersuchungen wurde bei Fall 14 (Tabelle 1) auch bei dieser großer Hyperthermiezone von 13 × 20 cm (= 260 cm^2) nicht mit dem üblichen Sicherheitsabstand, sondern entlang der peripheren hyperthermen Isothermielinie exzidiert. Histologisch fanden sich mehrere klinisch vorher nicht erfaßbare kutane und

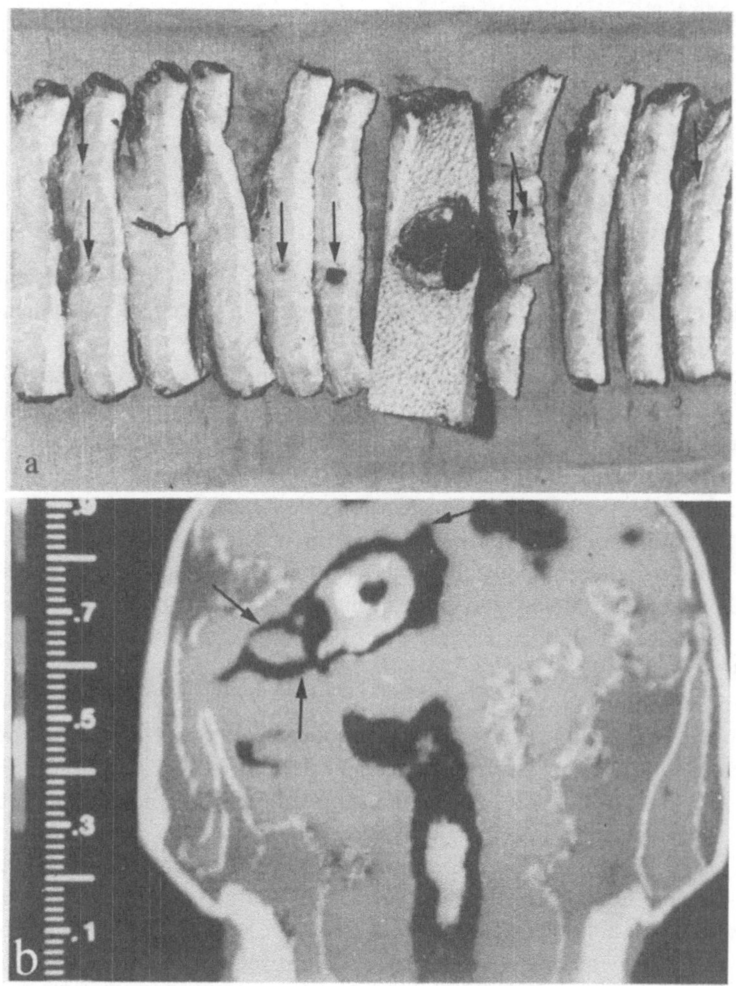

Abb. 2 a und b. Melanom am Rücken. **a** *Pfeile:* subcutane Metastasen, **b** *Pfeile:* Hyperthermiezone

subkutane Metastasen in den hyperthermen Arealen (Abb. 2). Es muß hervorgehoben werden, daß bei einer konventionellen Exzision mit dem üblichen Sicherheitsabstand nur ein Teil dieser Metastasen erfaßt worden wäre. Noch in einem weiteren Fall konnten wir mit dieser Methode einen gleichen Erfolg verbuchen (Pat. Nr. 12, Tabelle 1). Die Satellitenmetastasen zeigten in ihrer Umgebung ein fast vollständiges Fehlen von lymphozytärer Infiltration. Offensichtlich sind diese kleinen Metastasen in der Lage, ohne sichtbare (und auch histologisch nicht verifizierbare) Entzündungsreaktion eine Hyperthermiezone aufzubauen.

Für die Erkennung dieser kleinen Satellitenmetastasen und auch evtl. vorhandener Mikrometastasen in der Tumorumgebung stellt die Telethermographie eine wertvolle Bereicherung des Diagnostikspektrums dar. Mit ihrer Hilfe ist es oftmals möglich, das notwendige Exzisionsfeld bei der operativen Therapie primärer Melanome abzuschätzen. Die konsequente operative Therapie nach thermographisch ermitteltem Exzisionsfeld wäre u. M. nach wert, weiter verfolgt zu werden.

Ergebnisse der Ganzkörperthermographie

Die Ergebnisse der systematischen Ganzkörperuntersuchungen bei Melanompatienten mit der Telethermographie im Rahmen der Tumorüberwachung sind in Tabelle 2 zusammengefaßt.

Subkutane und Lymphknotenmetastasen können sich als hypertherme Zonen darstellen (Feld I der Tabelle 2). Die Hyperthermie einer unspezifischen Lymphadenitis, in allerdings nur 2 Fällen, unterscheidet sich hiervon jedoch nicht. Abb. 3 zeigt ein Beispiel für hypertherme Lymphknotenmetastase.

Bei den auf Grund der Palpation verdächtigen Knoten, die sich auffallend hypotherm darstellten, handelt es sich um zwei nekrotische Lymphknotenmetastasen (Feld 3, Tabelle 2). Lediglich zwei thermographisch unauffällige, also isotherme Knoten (Feld 2, Tabelle 2) erwiesen sich als subkutane Metastasen ohne jegliche Begleitentzündung. Bei den übrigen 4 klinisch verdächtigen Befunden erwiesen sich jedoch die thermographisch unauffällig gedeuteten Bilder als richtig.

Von noch größerer Bedeutung sind die Ergebnisse in der 2. Zeile der Tabelle 2, weil hier die allein auf Grund thermographischer Befunde erhobenen Verdachtsmomente und ihre Bestätigung aufgeführt sind. Von 4 hyperthermen Bezirken (Feld 4, Tabelle 2) klinisch unverdächtiger Areale erwiesen sich 3 als Metastasenlokalisation. In einem Fall entwickelte sich nach 2 Monaten eine palpable, subkutane Metastase, die dann exzidiert wurde. Zu Feld 4, Tabelle 2, gehört eine klinisch zunächst nicht faßbare, tief liegende Muskelmetastase im rechten Oberschenkel (Abb. 4), die operativ entfernt wurde. In einem anderen Fall zeigte sich eine deutliche Überwärmung im Bereich des rechten Abdomens. Hier wurde nach dem therapeutischen Befund bioptisch eine Lebermetastasierung (Abb. 5) gesichert. Feld 6 von Tabelle 2 zeigt drei hypotherme Areale; die sich zum einen im Sternal-, zum anderen im Rippenbereich befanden. Die folgenden röntgenologischen Untersuchungen zeigten, daß es sich bei diesen hypothermen Bezirken um Knochenmetastasen im Sternal- und Rippenbereich sowie um eine Lungenmetastase mit Teilatelektase handelte (Feld 7, Tabelle 2).

Eine tiefe axilläre Lymphknotenmetastase war sowohl der klinischen, als auch der thermographischen Untersuchung entgangen und wurde lediglich im Zug der prophylaktischen Lymphknotenausräumung entdeckt (Feld 5, Tabelle 2).

Die lymphszintigraphischen Befunde erreichen im Vergleich zur Thermographie keinen guten diagnostischen Wert (Feld 8–11, Tabelle 2). In Tabelle 3 wird ein Vergleich der Treffsicherheit diagnostischer Methoden dargestellt. Auf Grund der geringen Fallzahl ist die schlechte Trefferquote der Lymphszintigraphie nur mit Vorbehalt aufzunehmen. Interessant ist aber die Tatsache, daß wir mit Hilfe der Thermographie die diagnostische Treffsicherheit der klinischen Untersuchung um 10% steigern konnten. Wenn auch nur in wenigen Fällen frühzeitige Metastasen mit Hilfe der Thermographie aufgespürt werden konnten, die sich den anderen üblichen Untersuchungsmethoden entzogen hatten, hat

Tabelle 2. Ganzkörperthermographie im Vergleich

Untersuchungsmethode	Beurteilung	Pat.-Zahl	Thermographie Temperaturqualität (in Klammern: gesicherte Metastasen)		
			hypertherm	isotherm	hypotherm
Klinische Untersuchung	Verdächtig	30	21 (18)[1]	6 (2)[2]	3 (3)[3]
	Unverdächtig	45	4 (3)[4]	38 (1)[5]	3 (3)[6]
Röntgen	Verdächtig	3			3 (3)[7]
	Unverdächtig	–			
Lymphszintigraphie	Verdächtig	5		5 (1)[8]	
	Unverdächtig	4	1[9]	2[10]	1 (1)[11]
Lymphographie	Verdächtig	1		1[12]	
	Unverdächtig	2		2[13]	

Erläuterungen	zu Tabelle 2	Patientenzahl
zu 1	Subkutane Metastasen	10
	Lymphknotenmetastasen	8
	Unspezifische Lymphadenitis	2
	Piläre Zyste (Rücken)	1
zu 2	Histolog. unauffälliger Lymphknoten	3
	Atypische Venektasie	1
	Subkutane Metastase ohne jegliche Begleitentzündungen	2
zu 3	Lymphknoten-Metastase (nekrotisch)	2
	Kutane Metastase ohne Begleitentzündung	1
zu 4	a) Muskelmetastase M. quadriceps	1
	b) Lebermetastasen (bioptisch gesichert)	1
	c) Subkutane Metastase (2 Monate später)	1
	d) Noch nicht exzidierter, klin. unverdächtiger Lymphknoten	1
zu 5	Erscheinungsfrei 5–10 Monate nach Ganzkörperthermographie	37
	Tiefe axilläre LK-Metastase nach prophylaktischer LK-Ausräumung	1
zu 6	Knochenmetastasen	
	Sternum bzw. Rippen	2
	Lungenmetastasen mit Teilatelektase	1
zu 7	Identisch mit 6	
zu 8	Histologisch unverdächtige Lymphknoten	4
	LK-Metastase: identisch mit 5	1
zu 9	siehe 4 d	1
zu 10	Histolog. unverdächtige Lymphknoten	2
zu 11	Nektrotische LK-Metastase, siehe 3	1
zu 12 + 13	Histolog. unverdächtige Lymphknoten	3

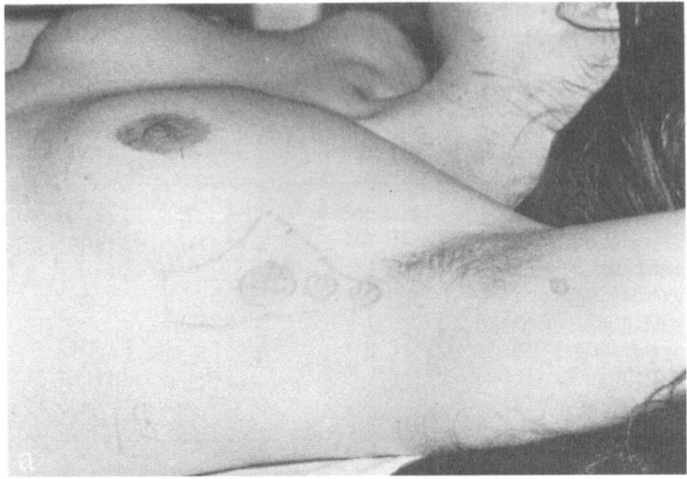

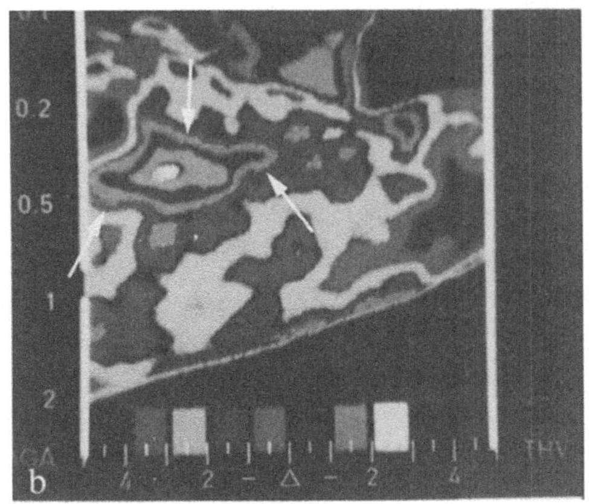

Abb. 3. Lymphknotenmetastase. **a** *eingezeichnet:* Hyperthermiezone und Palpationsbefund, **b** *Pfeile:* Hyperthermiezone

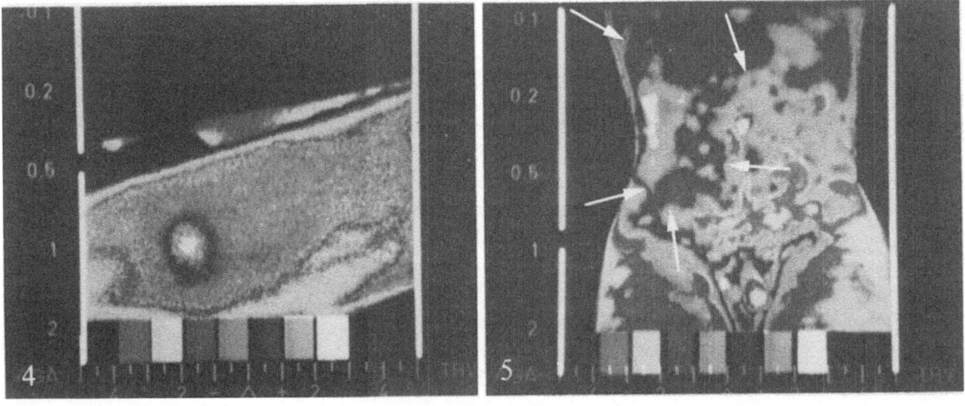

Abb. 4. Tiefliegende Muskelmetastase im Oberschenkel, Hyperthermie max. +1,5 °C
Abb. 5. Lebermetastasierung, *Pfeile:* Hyperthermiezone

Tabelle 3. Vergleich der Treffsicherheit diagnostischer Methoden

	Klinische Untersuchung n = 75	Thermographie n = 75	Lymphszintigraphie n = 9
richtig pos.	23	27	1
richtig neg.	38	41	3
falsch pos.	7	4	4
falsch neg.	7	3	1
Trefferquote	ca. 80%	ca. 90%	ca. 50%

sich der apparative Aufwand dieser Methode schon gelohnt, zumal sie für den Patienten in keiner Weise belastend ist.

Zusammenfassung

Die Telethermographie ist eine für den Patienten absolut harmlose Untersuchungsmethode. Es gibt sicher andere bedeutungsvollere differentialdiagnostische Kritierien zur Erkennung eines malignen Melanoms als die Thermographie, aber in einigen Fällen, wie z.B. an dem gezeigten subungualen Pigmenttumor, kann der Nachweis einer umgebenden Hyperthermie doch zu einem wesentlichen Beitrag für die Diagnosestellung eines Melanoms werden. Die wichtigste Einsatzmöglichkeit der Telethermographie bei der Diagnostik primärer Melanome liegt aber darin, daß sie eine entscheidende Information liefert zur Abschätzung des notwendigen Sicherheitsabstandes für den operativen Eingriff.

Die Ganzkörperthermographie stellt eine sinnvolle Ergänzung zu anderen bisher üblichen Untersuchungstechniken bei der Überwachung von Melanomkranken dar. In der Sichtbarmachung auffälliger hypo- oder auch hyperthermer Bezirke ist sie hilfreich zur Auffindung bislang unentdeckt gebliebener Metastasen und kann zur besseren Bewertung verdächtiger Befunde anderer Untersuchungstechniken beitragen.

Literatur

1. Amalric R, Calas E, Castelain P-Y, Altschuler C, Spitalier J-M (1975) La téléthermographie dynamique en dermatologie. Ann Dermatol Syphil Paris 102:158–164
2. Brachtel R, Schramm P (1978) Die Telethermographie in der Diagnostik maligner Hauttumoren. Klinikarzt 7:282–289
3. Brehm G, Seeberger K-E (1970) Wärmebestrahlungsmessung über Hauttumoren. Arch Klin Exp Dermatol 238:217–227
4. Bourjat P, Gautherie M, Großhans E (1975) Diagnosis, follow-up and prognosis of malignant melanomas by thermography. Bibl Radiol 6:115–127
5. Hartmann M, Kunze J (1979) Infrared-Thermography for diagnosis and surveillance of malignant melanoma patients. Arch Dermatol Res 264: 120
6. Hartmann M, Kunze J, Friedel S (1981) Telethermography in the diagnostic and management of malignant melanoma. J Dermatol Surg Oncol 7: 213 – 218

Das juristische Problem: Die Fehldiagnose

G. Krieger

Der 52. Deutsche Juristentag in Wiesbaden im Jahre 1978 hat sich eingehend mit dem Arztrecht befaßt. Im Mittelpunkt stand das Thema:
„Empfiehlt es sich, im Interesse der Patienten und Ärzte ergänzende Regelungen für das ärztliche Vertrags-, Standes- und Haftungsrecht einzuführen?"

Das Ergebnis, auf einen kurzen Nenner gebracht, lautete, daß die bisherigen Normen ausreichen und daß zur Vermeidung einer übertriebenen Kasuistik den Gerichten die Möglichkeit zur Angleichung und Ausgleichung der Interessen belassen bleiben soll. Die ärztliche Tätigkeit sollte nicht nur durch das von Juristen verfaßte Paragraphenrecht, sondern vor allem auch von ethischen Normen bestimmt werden. Die gesetzliche Festlegung des Arztrechtes stünde nach Ansicht des Juristentages der schnellen Weiterentwicklung der ärztlichen Kunst entgegen. Gerade auch im Bereich der Diagnostik eröffnen sich laufend neue Erkenntnismöglichkeiten, die es notwendig erscheinen lassen, sich mit den Folgen einer falschen Diagnose auseinanderzusetzen.

Die Diagnose

Der zwischen dem Patienten und dem behandelnden Arzt oder der Klinik abgeschlossene Behandlungsvertrag wird in aller Regel nicht nur die Anwendung einer bereits festliegenden *Therapie* beinhalten, sondern auch das Erkenntnisverfahren, die *Diagnose*, als Grundlage für die weitere ärztliche Tätigkeit.

Die Diagnose ist die methodische Erforschung der Merkmale eines Krankheitsbildes. Die Erkenntnisse des Arztes werden sowohl aus den Angaben des Patienten als auch dem Untersuchungsbefund gewonnen. Der Untersuchungsbefund kann sich aus eigenen Feststellungen, technischen Ergebnissen (Laboruntersuchungen usw.) und fremden Beurteilungen (z.B. Facharztuntersuchung, Konsilium) zusammensetzen. In allen genannten Erkenntnisbereichen können Fehlerquellen auftreten und dadurch zu unterschiedlichen rechtlichen Betrachtungen führen.

Die Fehldiagnose

Führen die dem Arzt zur Verfügung stehenden Erkenntnisquellen zu einer falschen Beurteilung des Krankheitsbildes, dann liegt eine fehlerhafte Diagnose vor. Diese Feststellung besagt noch nichts darüber, ob die Fehlerhaftigkeit dem behandelnden Arzt zugerechnet werden kann, d.h. ob ein vorwerfbares Verhalten gegeben ist.

Eine Fehldiagnose wird grundsätzlich nur dann rechtlich beachtlich, wenn auf ihrer Grundlage bei dem Patienten ein Schaden hervorgerufen wird. Im *Kausalverlauf* sind mehrere Fälle der Schadensverursachung zu unterscheiden. Wird beispielsweise entsprechend der fehlerhaften Beurteilung des Krankheitsbildes eine Behandlung gewählt, die nicht zu dem möglichen Heilerfolg der eigentlichen Krankheit führt, kann dies unterschiedliche Folgen haben. Hierzu sollen zwei Beispiele dargestellt werden:

a) Das LG Frankfurt hatte 1975 (zitiert nach Roesch [5]) der Klage einer Patientin stattgegeben, bei welcher nach vorangegangener Mammographie mit der Diagnose eines Mammakarzinoms mit axillarer Lymphknotenmetastase die rechte Brustdrüse, der Brustmuskel und die Lymphgefäße in der Achsel entfernt wurden. Die spätere histologische Untersuchung ergab jedoch lediglich eine Wucherung des Brustdrüsengewebes mit Zystenbildung (Mastopathia fibrosa) und keinen Anhalt für ein Karzinom. Das Gericht stellte fest, daß die Diagnose nach dem damaligen Erkenntnisstand durch eine Probeexzision (Schnellschnitt) hätte ergänzt werden müssen, und daß bei der sich daraus ergebenden richtigen Diagnose eine solch umfangreiche Operation nicht erforderlich gewesen wäre.

b) Eine perioale Dermatitis wird mit einem banalen Ekzem verwechselt und mit Cortison behandelt. Cortison ist nicht nur ungeeignet zur Behandlung des eigentlichen Krankheitsbildes, sondern kontraindiziert, d.h. es können cortisonbedingte zusätzliche Schäden auftreten.

Eine fehlerhafte Diagnose kann also eine Vielzahl von unterschiedlichen Schäden nach sich ziehen, z.B.

die vorhandene Krankheit wird nicht geheilt,

die vorhandene Krankheit verschlimmert sich, weil die gebotene Behandlung unterbleibt,

die gewählte Behandlung ist überflüssig und führt zudem zu einer weiteren Beeinträchtigung des Patienten, nicht nur durch die Behandlung selbst (z.B. cortisonbedingte Spätschäden, überflüssige Operation oder sogar Amputation), sondern auch eventuell weiteren mittelbaren Schäden (z.B. unnötige Bettruhe, Ausfall in Arbeitsprozeß o.ä.),

durch die an sich überflüssige Behandlung aufgrund falscher Diagnose entstehen Folgekosten, die unmittelbar mit der Behandlung zusammenhängen (Honorare, Pflegekosten u.a.).

Die Folgen einer Behandlung, die mit einer falschen Diagnose begonnen hat, sind oft nicht mehr zu beseitigen; auf alle Fälle bedarf es intensiver Arbeit des Arztes und auch der Aufklärung des Patienten. Nur dadurch können die eventuellen Folgen einer falschen Diagnose beseitigt oder gemildert werden.

Die Haftung des Arztes für seine Fehldiagnose

Die Fehldiagnose kann einerseits als *Vertragsverletzung* des zwischen dem Patienten und dem Arzt abgeschlossenen Behandlungsvertrages oder aber auch als Ausgangspunkt für eine sog. *unerlaubte Handlung* (z.B. Körperverletzung) erscheinen. Die Haftung wegen einer Verletzung des Behandlungsvertrages geht weiter, da sie auch die Haftung für alle Hilfspersonen, nicht nur das technische Personal und die Angestellten, einbezieht. Die Rechtsprechung hat inzwischen jedoch auch bei der unerlaubten Handlung die Haftung weitgehend der Vertragshaftung angeglichen, weil der bei der Deliktshaftung mögliche und auch notwendige Entlastungsbeweis, man habe die Hilfsperson gut ausgewählt und überwacht, zumindest für angestellte Hilfspersonen immer seltener gelingt.

Liegt eine vom Arzt zu vertretende *Vertragsverletzung* vor, muß er Schadensersatz wegen des dem Patienten entstandenen Schadens leisten. Bei der *Deliktshaftung* ist der Umfang der Schadensersatzleistung weiter, da zusätzlich noch Schmerzensgeld gefordert werden kann.

In jedem Fall muß jedoch zur Haftungsbegründung dem behandelnden Arzt eine *schuldhafte* Verletzung seiner *Sorgfaltspflichten* vorgeworfen werden können.

Stellt sich als Folge einer falschen Diagnose bei einem Patienten ein Schaden ein, dann erhebt sich die Frage nach der *Verantwortlichkeit.* Der Arzt hat dabei neben Vorsatz jede Fahrlässigkeit zu vertreten. Fahrlässig handelt, wer die *erforderliche* Sorgfalt außer acht läßt. Geschuldet wird nicht nur die übliche, sondern die in dem konkreten Fall erforderliche Sorgfalt. Der Arzt hat bei seiner Berufsarbeit von dem anerkannten Fachwissen und dem Standard in seiner Disziplin auszugehen [4]. Weicht er von generell geübten und nicht im Streit befindlichen Erkenntnisformen und Behandlungen ab, dann kann ein *Kunstfehler* vorliegen. Hierzu gehört z.B. das Unterlassen einer diagnostischen Untersuchung, obwohl diese den anerkannten beruflichen Regeln entspricht [1], wie beispielsweise das Unterlassen einer Probeexzision bei Verdacht auf Mammakarzinom. Wird nicht gegen allgemein anerkannte Einzelregeln der Wissenschaft verstoßen, weil solche Regeln für den konkreten Fall nicht oder noch nicht bestehen (z.B. Neuland oder umstrittene Sachgebiete), dann ist zu prüfen, ob die erforderliche Sorgfalt eingehalten wurde. Besteht in Fachkreisen keine Einigkeit darüber, was bei dem konkreten Krankheitsbild zu tun ist, bzw. wie dieses Krankheitsbild diagnostisch einzuordnen ist, dann ist der Arzt zu größter Vorsicht verpflichtet, wenn er nicht fahrlässig handeln will, denn der Kranke darf verlangen, daß der Arzt alle Möglichkeiten in seine Erwägungen einbezieht (BGH Z 8, 138). Er haftet, wenn er nicht den Standard der Behandlung gewährleistet, der von einem entsprechenden Facharzt zu erwarten ist. Die notwendige Sorgfalt kann nur der Arzt aufbieten, der sich laufend über die Fortschritte der Medizin unterrichtet und mit dem neuesten Verfahren vertraut macht [4], beispielsweise durch Fachliteratur oder Fachtagungen.

Ob sich der Arzt das gebotene Maß an Fachwissen angeeignet und das notwendige Maß an Fachkunde in die diagnostische Beurteilung des Krankheitsbildes eingebracht hat, bestimmt sich nach dem jeweiligen *neuesten Stand* der medizinischen Wissenschaft, und zwar zum Zeitpunkt der Behandlung. Der Arzt muß vor allem auch seine Grenzen erkennen und Fälle, die außerhalb seines Erkenntnis- und Wissensbereiches liegen, an einen kompetenten Kollegen und Diagnostiker überweisen oder jedenfalls Rat bei einem solchen holen. Die Fortschritte der Medizin und die zunehmenden Gefahren aggressiver diagnostischer Methoden erhöhen das Maß, verschärfen die Ansprüche, denen der Arzt gerecht werden muß.

Hat der Arzt nicht die gebotene Sorgfalt aufgewendet, d.h. führt die Fehldiagnose zu einer Therapie, die sich als Schädigung des Patienten darstellt, dann haftet der Arzt ohne Unterschied sowohl für die sich als Körperverletzung darstellenden therapeutischen Maßnahmen als auch dafür, daß durch die unterlassene richtige Diagnose, die eigentlich geschuldet war, die Gesundung des Patienten nicht oder nur mit Verzögerung eintritt.

Fehldiagnose und Aufklärungspflicht

Führt eine schuld- und fehlerhafte Diagnose zu einer Fehlbehandlung, dann hat der Arzt eine Körperverletzung begangen, ohne daß es dabei noch auf die Frage ankommen kann, ob eine Einwilligung des Patienten für den ärztlichen Eingriff vorlag [3]. Trotzdem stellt die Rechtsprechung häufig zur Begründung der Haftung für eine fehlerhafte Diagnose nicht auf die Verletzung der erforderlichen Sorgfalt oder den dadurch hervorgerufenen Kunstfehler ab, sondern darauf, daß die Behandlung nicht auf der wirksamen Einwilligung des Patienten beruhe. Der ohne diese Einwilligung vorgenommene Eingriff ist rechtswidrig und stellt eine Körperverletzung dar (vgl. Referat d. Verf. auf der Tagung 1978 [7]).

Eine wirksame *Einwilligung* des Patienten setzt voraus, daß dieser die Notwendigkeit, das Wesen, die Bedeutung und die Tragweite des ärztlichen Eingriffs in seinen Grundzügen erkannt hat (BGH NJW 1956, 1106). Hierzu gehört notwendigerweise die ärztliche Information über das Krankheitsbild und die sich daraus ergebende Therapie. Ist die Diagnose falsch, dann wird dem Patienten nicht der richtige Erkenntnisstand vermittelt. Die Folge ist, daß der Patient falsch motiviert wird, d.h. daß seine Einwilligung in die Therapie durch eine falsche Darstellung des Krankheitsbildes ausgelöst wird. Da eine wirksame Einwilligung jedoch auch einen richtigen Erkenntnisprozeß beim Patienten voraussetzt, ist die auf der Grundlage einer Fehldiagnose erteilte Einwilligung fehlerhaft und vermag einen im Rahmen der Therapie vermeintlich erforderlichen Eingriff nicht zu rechtfertigen.

Die Fehldiagnose als Folge Drittverschuldens oder technischer Mängel

In aller Regel wird die Diagnose die Summe mehrerer ergänzender oder selbständiger Beurteilungen sein, bei deren Zustandekommen sich der Arzt anderer Personen oder technischer Hilfsmittel bedient. Hätte der Arzt feststellen können und müssen, daß eine von ihm ergänzend berücksichtigte Erkenntnisquelle mangelhaft war, dann haftet er aus eigenem Verschulden wegen *eigener* Sorgfaltspflichtverletzung. Konnte beispielsweise der von einem Institut ermittelte Wert nicht richtig sein (beispielsweise Stellenverschiebung), muß der Arzt ggfs. eine neue Untersuchung anordnen. Das gleiche gilt für die unkritische Übernahme der Beurteilung eines Fachkollegen, wobei es auf den Beurteilungsmaßstab des behandelnden und nicht des lediglich diagnostizierenden Arztes ankommt. Lautet beispielsweise das Urteil des ergänzend beigezogenen Kollegen auf Mammakarzinom, kann aber nach dem sonstigen Erscheinungsbild der Krankheit auch eine Zyste vorliegen, dann darf der behandelnde Arzt das Ergebnis nicht ungeprüft übernehmen, sondern er wird ggfs. eine weitere Kontrolluntersuchung, z.B. Probeexzision, anordnen.

Ist die Diagnose das Ergebnis der Beurteilung nicht nur eines Arztes, sondern weiterer Ärzte, und von Untersuchungsergebnissen beispielsweise eines chemisch-technischen Institutes, erhebt sich die Frage der Haftung für diese Hilfspersonen.

Der lediglich mit der Erstellung der Diagnose beauftragte Arzt oder das mit der Anfertigung eines Befundes befaßte Institut haftet für jeden sich unmittelbar oder auch mittelbar aus einer schuldhaft herbeigeführten Fehldiagnose ergebenden Schaden. Damit sind auch alle Schäden zu ersetzen, die sich aus der Therapie ergeben, deren Grundlage die falsche Diagnose ist. Die Haftung wird nur durch die Vorhersehbarkeit begrenzt, d.h. ein außerhalb jeder Wahrscheinlichkeit liegender Schaden ist nicht zu ersetzen.

Bedient sich der behandelnde oder mit der Diagnose beauftragte Arzt des Rates und der Hilfe anderer *selbständiger* Ärzte oder Institute, dann haftet er aus dem abgeschlossenen Behandlungsvertrag auch für ein Verschulden dieser sog. Erfüllungsgehilfen, ohne daß ihn ein *eigenes* Verschulden trifft. Besteht kein eigener Vertrag zwischen dem beigezogenen Arzt oder Institut und dem Patienten, und beruht deren Tätigkeit nur auf dem internen Auftrag des behandelnden Arztes, dann handelt es sich um sog. Erfüllungsgehilfen, für die der behandelnde Arzt im Rahmen seines Behandlungsvertrages mit dem Patienten haftet. Es liegt eine sog. Haftung für fremdes Verschulden vor.

Bedient sich der Arzt des Rates eines bei ihm *angestellten* Arztes oder seiner *eigenen* technischen Angestellten, dann kann er sogar über die reine vertragliche Haftung hinaus unter dem Gesichtspunkt der Deliktshaftung verantwortlich sein, mit der Folge, daß die Verpflichtung zur Bezahlung von Schmerzensgeld bestehen kann. Aus dieser deliktischen Haftung kann sich der behandelnde Arzt u. U. dadurch befreien, daß er nachweist, daß er seine Hilfskräfte, die den Schaden eigentlich schuldhaft verursacht haben, ordnungsgemäß ausgewählt und überwacht hat (Entlastungsbeweis).

Die Diagnose als Eingriff

Kein Unterschied ergibt sich, wenn der Schaden nicht im Rahmen einer Therapie, die auf einer fehlerhaften Diagnose beruht, eingetreten ist, sondern wenn die Diagnose selbst einen schädigenden Eingriff darstellt, der nicht nach den Regeln ärztlicher Kunst geboten war. Ein an Nierenbeschwerden leidender Kläger (OLG Frankfurt NJW 1973, 1415) hatte als Folge einer kunstgerecht durchgeführten Renovasographie eine Querschnittslähmung erlitten. Außer der Renovasographie stand dem Arzt als diagnostisches Mittel noch ein weniger gefährliches Schichtverfahren zur Verfügung. Nach Ansicht des OLG Frankfurt hätte der behandelnde Arzt vor der Durchführung einer Renovasographie zunächst das Schichtverfahren anwenden müssen, das nicht das Risiko einer Querschnittslähmung in sich trägt. Die Haftung wurde schließlich auch damit begründet, daß der Kläger als Patient nicht ausreichend über die bestehende Alternative zu der Renovasographie aufgeklärt wurde, so daß eine wirksame Einwilligung fehlte. Die Art der Diagnose kann somit selbst zu einer fehlerhaften Behandlung und Schädigung führen, die zum Schadensersatz verpflichtet.

Das juristische Ergebnis

Die Fehldiagnose steht in ihrer rechtlichen Beurteilung sonstigen Behandlungs- und Kunstfehlern gleich. Hat ein Arzt durch eine fehlerhafte Diagnose die Gesundheit eines Patienten beeinträchtigt und ihm dadurch Schaden zugefügt, dann haftet er unter zivilrechtlichen Gesichtspunkten für den angerichteten Schaden wegen der Verletzung des Behandlungsvertrages und

aus deliktischen Gründen wegen der Verletzung der Gesundheit als absolutem Recht des Patienten, wobei auch Schmerzengeldansprüche gegeben sein können.

Die Haftung tritt nicht nur dann ein, wenn die fehlerhafte Diagnose auf eigenem Verschulden beruht, sondern auch dann, wenn sie durch dritte Personen wie Fachärzte und Institute verursacht wurde, deren Hilfe sich der mit der Diagnose befaßte Arzt bedient hat. Die Hilfspersonen selbst haften ebenfalls für die Folgen ihres fehlerhaften Beitrages zu der Diagnose.

Literatur

1. Deutsch E Medizinische Fahrlässigkeiten. NJW 1976, 2289
2. Deutsch E Reform des Arztrechtes. NJW 1978, 1657
3. Laufs A Die Verletzung der ärztlichen Aufklärungspflicht und ihre deliktische Rechtsfolge. NJW 1974, 2025
4. Laufs A (1978) Arztrecht. NJW-Schriftenreihe, Heft 29, 2. Aufl
5. Roesch H (1977) Arzthaftpflicht – eines Diagnosefehlers tragische Folgen. ZfV 1977, 623
6. Mitteilungen über den 52. Deutschen Juristentag. NJW 1978, 2185
7. Krieger in Operative Dermatologie, 2. Symposium für Dermatochirurgie Minden–Bad Salzuflen S 51 ff

Sachverzeichnis

Operative Dermatologie

Vorträge des 2. Symposiums für Dermatochirurgie Minden - Bad Salzuflen, 26. bis 28. Mai 1978

Herausgeber: K. Salfeld

1979. 155 Abbildungen, 17 Tabellen.
X, 265 Seiten
DM 98,-
ISBN 3-540-09497-0

1977 fand das 1. Symposium für Dermatochirurgie in München statt. Die Ergebnisse dieser Tagung sind in dem Buch „Dermatochirurgie in Klinik und Praxis“ (herausgegeben von B. Konz und G. Burg, Springer 1977) festgehalten. Im Mai 1978 folgte das 2. Symposium für Dermatochirurgie in Minden-Bad Salzuflen, zugleich als erste offizielle Tagung der neugegründeten „Vereinigung für Operative Dermatologie“ (VOD).

Der vorliegende Band ist nun das Ergebnis dieser 1. Tagung der „VOD“, die sich mit operativen Methoden (inklusive Weiterentwicklung und Effektivitätskontrolle), die zur Therapie krankhafter, aesthetisch oder funktionell beeinträchtigender Veränderungen der Haut, Hautanhanggebilde und sichtbaren Schleimhäuten dienen, befaßte.

Die Wahl der Themen des 1. Kongresses dieser Vereinigung waren Präliminarien, Methoden und Behandlungsverfahren im ersten Teil. Der 2. Teil befaßte sich mit den operativen Maßnahmen je nach Lokalisation und Erkrankung sowie der Effektivitätskontrolle. Die „Round-Table-Diskussion“ im 3. Teil diente der Standortbestimmung der operativen Dermatologie mit dem Ziel, eine partnerschaftliche Konfrontation innerhalb der operativ tätigen Fachdisziplinen zu erleichtern.

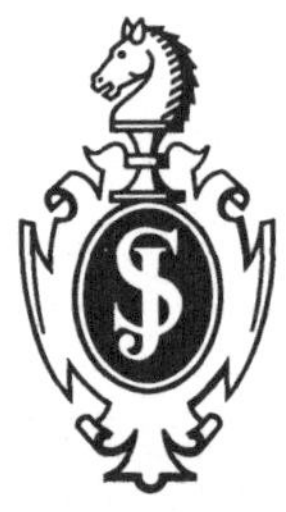

Springer-Verlag
Berlin
Heidelberg
New York